# 醫療社會史研究

Journal of the Social History of Medicine and Health

Vol.I, No.2, December 2016

第二輯

主　　編　張勇安

特約主編　趙　爭　張樹劍

中国社会科学出版社

圖書在版編目（CIP）數據

醫療社會史研究. 第 2 輯 / 張勇安主編 . —北京：中國社會科學
出版社，2017.6
ISBN 978 – 7 – 5203 – 0579 – 2

Ⅰ.①醫…　Ⅱ.①張…　Ⅲ.①醫學社會學—社會史學—研究
Ⅳ.①R – 05

中國版本圖書館 CIP 數據核字（2017）第 134134 號

| | | |
|---|---|---|
| 出 版 人 | 趙劍英 |
| 責任編輯 | 張　林 |
| 特約編輯 | 張冬梅 |
| 責任校對 | 王佳玉 |
| 責任印製 | 戴　寬 |

| | | |
|---|---|---|
| 出　　版 | 中国社会科学出版社 |
| 社　　址 | 北京鼓樓西大街甲 158 號 |
| 郵　　編 | 100720 |
| 網　　址 | http://www.csspw.cn |
| 發 行 部 | 010 – 84083685 |
| 門 市 部 | 010 – 84029450 |
| 經　　銷 | 新華書店及其他書店 |

| | | |
|---|---|---|
| 印　　刷 | 北京明恒達印務有限公司 |
| 裝　　訂 | 廊坊市廣陽區廣增裝訂廠 |
| 版　　次 | 2017 年 6 月第 1 版 |
| 印　　次 | 2017 年 6 月第 1 次印刷 |

| | | |
|---|---|---|
| 開　　本 | 710 × 1000　1/16 |
| 印　　張 | 21.5 |
| 插　　頁 | 2 |
| 字　　數 | 346 千字 |
| 定　　價 | 99.00 元 |

# 目　　錄

**文獻研究**

目　　錄

專題論文

# 作爲方法的中醫出土文物

## 李建民

**摘　要**　本文反思中醫史方法，以新近出土老官山西漢墓文物爲主。這具刻有文字的經穴俑幾項特徵顯示，對人體“區域”能量的想象史。同墓出土的扁鵲佚籍也須建立不同文本層級。文獻的“偽古”狀況是不能成立的；托古包括依託扁鵲有哪些形式？本文以爲扁鵲學派的式微約在西漢末年。東漢以降依託扁鵲文本大量增加。如何再思考早期中醫問題史的轉變及分期，是重寫扁鵲醫學文化史的第一步工作。

**關鍵詞**　成都老官山　扁鵲　方法　經穴俑

　　曾經是屬於歷史的，就像曾經是屬於真實的。①

　　不同的時代、不同的國家再現可見世界（visible world）時，爲什麼使用了這樣一些不同的方式？②

---

　　①　让·鮑德里亚（Jean Baudrillard）著，邱德亮等譯：《恐怖主義的精靈》，臺北：麥田出版社 2006 年版，第 118 頁。
　　②　贡布里希（E. H. Gombrich）著，林夕等譯：《藝術與錯覺》，長沙：湖南科學技術出版社 2000 年版，第 1 頁。

# 一　醫學東西說?

　　戰國傳說醫學的扁鵲及其後醫學的各種支裔的文本沒有遺失。唐代以前主要的幾部醫籍都保存扁鵲醫書。顧實（1878—1956）即以為："《千金方》《外台秘要》皆有引扁鵲法，或為此內、外經文遺文。"① 而其他《脈經》《甲乙經》等也引述扁鵲之語，如中醫李今庸所說皆 "不見於《難經》"。② 因此，顧實說："《難經》固非扁鵲書也。"③ 但嚴世芸所主編的學術史，由後世醫書輯出大量的扁鵲遺佚文。④ 扁鵲醫學因最近幾年新出土的醫書又被重新發現。⑤

　　西漢末年，宮廷醫生李柱國校醫書，扁鵲醫經如上述而有內、外之分別。余嘉錫（1884—1955）指出："凡一書之內，自分內外者，多出於劉向，其外篇大抵較為膚淺，或並疑為依託者也。"⑥ 可見扁鵲醫書在早在西漢末年前已有屢亂損益者。李零將漢代醫書析為兩大系統：以地域分為 "東土醫經" 與 "西土醫經"；後者即是大家所熟悉的《黃帝內經》一派。他強調司馬遷（前 145—前 90）講醫學以扁鵲學派為主流，而 "不講黃帝"⑦ 醫學。黃帝醫經後來居上。中國周秦學術的大趨勢，"文化革命，自東向西。"⑧ 而西土醫經也就是黃帝醫經徹底地壓倒扁鵲一支，同樣耐人尋味。

---

　　① 　顧實：《漢書藝文志講疏》，臺北：臺灣商務印書館 1980 年版，第 245 頁。

　　② 　李今庸：《〈難經〉成書年代考》，收入氏著《讀古醫書隨筆》，北京：人民衛生出版社 2006 年版，第 113 頁。

　　③ 　顧實：《漢書藝文志講疏》，第 245 頁。

　　④ 　嚴世芸主編：《中醫學術發展史》，上海：上海中醫藥大學出版社 2004 年版，第 76—79 頁。

　　⑤ 　黃龍祥著，岡田隆譯：《散佚扁鵲醫籍の識別‧收集‧連結》，《季刊內經》2016 年第 203 期，第 4—52 頁。

　　⑥ 　余嘉錫：《古書通例》，上海：上海古籍出版社 1985 年版，第 112 頁。

　　⑦ 　李零：《蘭台萬卷：讀漢書‧藝文志》，北京：三聯書店 2011 年版，第 203 頁。

　　⑧ 　李零：《先秦諸子的思想地圖》，收入氏著《何枝可依》，北京：三聯書店 2009 年版，第 111 頁。

　　有趣的是，第一次大批扁鵲醫書的出土在四川"非核心區"的西漢墓葬。2012 年 7 月至 2013 年 8 月間，成都市天回鎮老官山發掘四座西漢墓，其中 M3 出土大量醫簡及本文即將討論的"人體經穴俑"（以下即沿用此名）。俞偉超（1933—2003）將秦至西漢中期的人俑分為五種，[①] 不包括經穴俑。而 M3 同墓出土大量醫簡。M3 的年代在西漢景帝、武帝時期。墓主生前身份目前不清楚。據目前最權威的報告，2014 年由謝濤等人執筆以為："從出土九部醫書的内部分析，部分醫書極有可能是失傳的中醫扁鵲學派經典書籍，為中醫發展史研究的重大發現"。[②] 執筆者用"部分"表達審慎、不能讞定的態度。也表示這一類佚書有些沒有書題或篇名。我們不在"西土"一帶的墓葬群發現部分扁鵲醫書，同時是某種"對非核心地區的古文明失憶?"[③]

　　墓主為什麼在隨葬物從葬人體經穴俑等"偽物"?[④] 英國漢學家魯惟一（Michael Loewe）推測，漢代人的死後生活：墓中"其他書籍，例如有關醫學、占卜或兵法的論著，也許是供幽靈遇到實際困難時參考。"[⑤] 這一類人體經穴俑在漢墓並不多見。另外一具是四川雙包山西漢墓出土的經脈模型，時代也是西元前二世紀左右。[⑥] 雙包山木人同墓也沒出土醫書。我們不期待日後會有更多雷同的人體經穴俑出土。老官山漢墓群也有其他漢墓常見的隨葬品，例如倉、灶、井、廁等，如黃曉芬指出："與其說是為了給死者提供陰間生活之方便，便不如說是驅趕惡靈、辟邪鎮凶之靈物"。[⑦] 經脈俑是一種辟邪靈物? 這也是本文的重點所在。從葬醫學文

---

　　①　俞偉超：《先秦兩漢考古學論集》，北京：文物出版社 1985 年版，第 11 頁。
　　②　成都文物考古研究所、荊州文物保護中心：《成都市天回鎮老官山漢墓》，《考古》2014 年第 7 期，第 69—70 頁。
　　③　王明珂：《歷史文獻的記憶殘餘本質與異例研究》，收入《中華民國史專題論文集第四屆討論會》，臺北，1998 年版，第 22 頁。
　　④　楊樹達：《漢代婚喪禮俗考》，上海：上海藝文出版社 1988 年版，第 122 頁。
　　⑤　魯惟一著，郭淨等譯：《宇宙·神諭與人倫》，瀋陽：遼寧教育出版社 1991 年版，第 115 頁。
　　⑥　馬繼興：《出土亡佚古醫籍研究》，北京：中醫古籍出版社 2005 年版，第 30 頁。
　　⑦　黃曉芬：《漢墓的考古學研究》，長沙：嶽麓書社 2003 年版，第 226 頁。

物及古醫書抄本可能只是墓主的個別嗜好？

老官山人體經穴俑，體型不大，僅 14 釐米高。在人體上不僅描有經脈，還有高達 119 個孔穴。① 仔細反復觀看令人著迷。上述四川雙包山經脈模型並無任何孔穴。而且，老官山經穴俑在極為有限的人體空間刻有"文字"。這具首次帶有文字的醫學出土人像其價值不言而喻。

本文分兩部分。其一，討論老官山人體經穴俑的主要特徵，以及其在醫學或養生等方面的功用；其次，連繫同一墓葬內的扁鵲醫簡，暗示中醫出土文物給予早期中醫史的啟示。

## 二　人體經穴俑的特徵試析

老官山人體經穴俑又稱為"偶人"。這具偶人圓顱方趾，作為從葬品"有面目機發，似於生人。"復製生人之形貌，"為其象人而用之也"。② 老官山經穴俑的用途為何？我們初步分析其六個特徵。

經穴俑的第一個特徵：是在人體兩個部位有文字。一是鎖骨外側書寫一個"盆"字；一是背部正中有"心""肺""肝""胃""腎"臟腑的專門術語。③ 在只有 14 釐米大的人像，為什麼留下這些文字？李零論述中國早期三種不同的"書"。人體經穴俑上的文字並不是官方文書檔案，也與常見的記錄政務、商務等"書"的意含無關。前述人體兩處文字，有其醫療的實用性，同時也涉及中醫的身體觀。④ 先說俑肩的"盆"字之謎。

"盆"很具像，就是日常生活所用的盛器。盆又稱缶器，兼為原始樂器。⑤ 人體鎖骨附近何處稱"盆"？這個部位，就是中醫孔穴"缺盆"。

---

① 梁繁榮等：《成都老官山出土經穴髹漆人像初探》，《中國針灸》2015 年第 1 期，第 91—93 頁。

② 程樹德：《說文稽古篇》，上海：商務印書館 1930 年版，第 19 頁。

③ 梁繁榮等：《成都老官山出土經穴髹漆人像初探》，第 93 頁。

④ 李零：《三種不同含義的"書"》，《中國典籍與文化》2003 年第 1 期，第 4—14 頁。

⑤ 陳夢家：《郭沫若周易的構成時代書後》，收入《周易的構成時代》，長沙：商務印書館 1940 年版，第 76 頁。

約成書於西漢末至東漢延平年之間,《黃帝明堂經》:"缺盆,一名天蓋。在肩上橫骨陷者中。"又說:"肩【痛】引項,【臂】不舉"。① 缺盆來自對肩、臂病候的相關體驗。在老官山人體經穴俑之上,"盆"是唯一明顯標示的孔穴名稱。缺盆是核心區之一。老中醫周楣聲(1917—2007)解釋這個穴:"鎖骨上窩正如盆之無蓋,空虛如缺。"② 缺盆一穴同時出現在馬王堆房中養生書。③ 羅維前(Vivienne Lo)以養生的想象,認為缺盆與"炊具""爐灶"有關。她說:人體"火"(氣)的能量在這個部位,"不能忽視這是個煉丹術的意象"。④ 本文下一節中,我將會與一種以人體部位命名的呼吸技術,即所謂"肩息"連繫起來(詳見下節)。

缺盆最早的名稱也稱為"盆"。人體之盆加上缺字則有"空虛"的意思。⑤ 其部位手太陰經循行,由喉嚨即橫出腋下而經缺盆;至少有七條經脈交會於此。⑥《素問·水熱穴論》載二組類穴:水腧穴與熱腧穴;其中缺盆等,"以瀉胸中之熱"。⑦ 而缺盆下即連胸前骨("髑骬"),與肺臟密切。⑧ 早期中醫有一種"虛裡"(近人體乳房)之診,診胸腹宗氣之動:"虛裡之動,若按之應手,動而不緊,緩而不急者,是正常現象。"⑨

---

① 黃龍祥:《黃帝明堂經輯校》,北京:中國醫藥科技出版社 1988 年版,第 82 頁。

② 周楣聲:《鍼灸穴名釋義》,收入氏著,《周楣聲醫學全集·下冊》,臺北:啟業書局 2000 年版,第 1199 頁。

③ 李零:《中國方術考》,北京:東方出版社 2000 年版,第 412 頁。

④ 羅維前:《合陰陽:西漢養生文獻對醫學思想發展的影響》,收入艾蘭等編《中國古代思維模式與陰陽五行說探源》,南京:江蘇古籍出版社 1998 年版,第 412 頁。

⑤ 丁仲祐:《老子道德經箋注》,臺北:廣文書局 1998 年版,第 8 頁。

⑥ 於天源:《論缺盆經脈交會及其臨床意義》,《北京中醫大學學報》1999 年第 4 期,第 77—78 頁。

⑦ 趙京生:《熱俞水俞析》,《南京中醫藥大學學報》2004 年第 1 期,第 25 頁。

⑧ 傅海燕:《〈內經〉首載六個解剖學詞語考証》,收入《全國第 18 次醫古文研究學術年會論文集》,北京:中華中醫藥學會 2009 年版,第 71—72 頁。

⑨ 北京中醫學院編:《內經釋義》,上海:上海科學技術出版社 2012 年版,第 88 頁。

　　上述喉嚨、缺盆以下及虛裡部位，其中頸部可觸的動脈為胡脈或稱
"亢"。① 章太炎（1869—1936）說："乳房之診，即宗氣應衣；胡脈之
診，即結喉人迎。此則扁鵲亦不專主寸口，雖然，主寸口者，亦不自
《八十一難》始。"② 對不同部位的診察，如老官山出土醫書所示："逆順
五色脈臧（臟）驗精神"。③ 色脈、內臟、精神間體用相即。

　　人體正面的虛裡、宗氣部位，在兩乳之間還有"膻中"一詞；最早
見於《靈樞·經脈》。如戰文翔指出，這個部位是宗氣聚會處，同時也是
"任脈、足太陰、足少陰、手太陰、手陰經之交會穴"。④ 此部位具有補上
焦、理氣散瘀的功用。人體宗氣的核心性，形成十二經脈以手太陰肺經為
循行之動力。而中醫身體的"區域"史有逐步精確化、標準化的趨勢。
換言之，早期人體的核心區是接近"面"不是點。

　　經穴俑的第二個顯著特徵：人體的臍。據觀察者的描述，俑的正面有
三條白色環線，其一在臍下："位於軀體前面乳根水平、季肋水平和臍下
2—3 寸水平，皆大致繞身體一周。"⑤ 也就是三條橫線，將人體區分為三
大區域。人體部位，以臍為中央之地域。漢代曾將臍附近命名為"關"
（下一節）。蒙文通（1894—1968）以為："《爾雅》：齊，中也。高郵王
氏謂'臍居人中，故臍從齊。'"⑥ 經穴俑腹臍上下的三條環線，如趙京
生揭示的"穴位的另一種對稱現象，為腧穴的橫向部位對應關係"。⑦ 肚
臍四周的部位也可橫向分部。其中，俑的肚臍深而大，清晰可見。按
《難經·十六難》有肝、心、脾、肺、腎等五臟病候，分別可按壓這個中

---

　　① 韓健平：《馬王堆古脈書研究》，北京：中國社會科學出版社 1999 年版，第
27—29 頁。

　　② 章太炎：《章太炎全集》（八），上海：上海人民出版社 1994 年版，第 22 頁。

　　③ 《成都市天回鎮老官山漢墓》，第 65 頁。

　　④ 戰文翔：《膻中穴的古今研究》，《針灸臨床雜誌》2006 年第 7 期，第 59 頁。

　　⑤ 梁繁榮等：《成都老官山出土經穴髹漆人像初探》，第 92 頁。

　　⑥ 蒙文通：《古史甄微》，上海：商務印書館 1933 年版，第 34 頁。

　　⑦ 趙京生：《另一種對稱——論腧穴部位與主治關係的規律》，《中國針灸》
2005 年第 5 期，第 366 頁。

心部位"臍左"、"臍上"、"臍"（中）、"臍右"、"臍下"不同部位之動脈①為診斷。病人病証呼吸而臍氣有變。論者指出："臍中及上下左右分別對應脾心腎肝肺，在哪個部位出現動氣，按之有壓痛，可以確定相應的五臟有病"。②《淮南子・泰族》："所以貴扁鵲者，非貴其隨病而調藥，貴其壓息脈血，知病之所從生也。"什麼是"壓"？扁鵲以脈學聞名。東漢末經師高誘以為："言人之喘息，脈之病可知。"③ 高氏是熟知扁鵲醫學所做的解釋？而息是病人呼吸及喘息？壓（音葉）者，是醫者診脈的姿勢？壓《說文》作"擪"，按脈動。

人體經穴俑是裸體的，有性別（如陰器）特徵嗎？老官山漢墓 M3 有漆織工俑、漆侍立俑皆繪有衣服。④ 裸體為人揭露體表的孔穴及脈道。而女陰部位古作"也"字，亦可看作一大孔穴。黃生（1622—?）以為：也字《說文》訓為"女人陰也"。蓋指生人所從出之穴。⑤ 東漢道書曾有"男女陰陽孔也"的說法。⑥ 此部位也是核心脈道經過之處。中國極早即認識生殖器與精氣的密切關係。章太炎說："《老子》謂之全，別本亦或作朘，朘亦篡之俗";⑦ 而人體凡孔竅之處"各有所嗜，而男女為大欲。"⑧

經穴俑背正中多處文字：依序心、肺、肝、胃、腎五字；將"心"列為首是隨意？上述臟腑為五臟不涉六臟，其中"胃"後來被脾所代替。此為原始五臟說。黃龍祥說："先從'胃'到'胃脾'共主、'脾胃'連稱，最後再以'脾'取代'胃'"。⑨ 可見經穴俑的五臟學說處於最早期

---

① 王九思等：《難經集注》，北京：中國醫藥科技出版社 2011 年版，第 36—39 頁。

② 韓興軍：《〈難經〉"原氣"論淺析》，《現代中醫藥》2008 年第 3 期，第 5 頁。

③ 高誘注：《淮南子》，臺北：世界書局 1974 年版，第 356 頁。

④ 《成都市天回鎮老官山漢墓》，第 66—67 頁。

⑤ 田耕漁：《字詁考識》，成都：巴蜀書社 2011 年版，第 69 頁。

⑥ 朱越利：《〈老子想爾注〉的結精術》，收入鄭志明主編《道教文化的精華》，嘉義：南華大學宗教文化研究中心 2000 年版，第 17 頁。

⑦ 章太炎：《章太炎全集》（七），上海：上海人民出版社 1999 年版，第 223 頁。

⑧ 章太炎：《章太炎全集》（七），第 319 頁。

⑨ 黃龍祥：《經脈理論還原與重構大綱》，北京：人民衛生出版社 2016 年版，第 62 頁。

階段。而五行之說，"火"對應心或肺，其側性（lateralisation）為何，在出土文物並沒有顯示一定的生克變化關係。

經穴俑背部特別刻有銘文。這些部位是以臟腑命名的背腧穴。背腧是背部一組與臟腑有關而不與經脈密切的特定部位。背腧歸入足太陽膀胱經大約于唐代。① 背腧的重點在穴區，不在穴點。如崔承斌等指出的背區："背部區域為臟腑之氣之所輸注"；"輸注的當為一個區域而不是經絡上的單個穴點。"② 這一組從肩到背部腰間的孔穴，主要沿著脊椎而下排列的。例如，華佗《枕中灸刺經》："第六椎，名心窬。"又說："第十椎，名脾窬。"③ 背腧與挾脊穴平行排列，"《靈樞·背腧》中認背俞穴是在'椎之傍……皆挾脊相去三寸所'，而《扁鵲針灸經》④ 的定位卻是：'俠脊在左右各一寸半或一寸二分'。"⑤ 這些在背區的孔穴，都可以在穴區以壓痛方法去尋找，而"其穴點並不唯一確定，而是在一定的範圍內遊移變化"。⑥

中醫腧穴的主治病証，是與人體"特定的部位"的疼痛有所連繫。例如，大家熟知的足三里雖然部位遊移，其主治則"強調這些部位，不論表現為什麼具體的症狀，也不論引起這些症狀的病機"，⑦ 因此，身體的"部位"史及其變化，較之經脈學說更值得注意。讓我們再看一看背部區域。

早期背腧穴與足太陽膀胱經並不重合。我們也不能確定老官山經穴俑背部脊椎幾條側線是否為膀胱經脈。也就是，我不同意以定型化的《靈

① 趙京生：《臟腑背俞穴與十二經脈關係再識》，《中國針灸》2015 年第 8 期，第 795—799 頁。

② 崔承斌等：《從背俞穴與夾脊穴的關係論背俞功能帶》，《中國針灸》2005 年第 7 期，第 484 頁。

③ 尚啟東：《華佗考》，合肥：安徽科學技術出版社 2005 年版，第 33 頁。

④ 郭世餘：《中國針灸史》，天津：天津科學技術出版社 1989 年版，第 67 頁。

⑤ 趙文麟等：《試論〈黃帝內經〉背俞》，《世界中醫藥》2015 年第 7 期，第 1003 頁。

⑥ 崔承斌等：《從背俞穴與夾脊穴的關係論背俞功能帶》，第 486 頁。

⑦ 黃龍祥：《腧穴主治的規範化表述》，《中國針灸》2007 年第 11 期，第 825 頁。

樞・經脈》一篇比對出土人體經穴俑。正如梁繁榮已觀察到的各種奇怪的差異："上肢前面（內側）分佈的兩條紅線與《靈樞・經脈》中的肺手太陰之脈、心主手厥陰心包絡之脈、心手少陰之脈中的任何兩條都有較明顯的差別。"① 又說出土文物與傳世文獻的不同："下肢右側缺少的形似脾足太陰之脈的白線是否為紅線掩蓋還是本身缺如還有待考証。"② 有意思的是，這具出土人像的脈線，以紅、白二色交錯描繪。本件經穴俑不是墓主生前用物，而是一種明器。如觀察者所說："這些縱行分佈的白線有一部分與紅色線條重合"。③ 也就是漆匠製作陪葬品用白線、紅線重復製作產生的差錯？我們注意縱行線的不連續，也只是"一部分"的實線；或者與傳世文獻間的"缺如"不全，同時也是內史眼光的斷裂。

人體經穴俑的第三個特徵即是：經絡、穴點以白色、紅色、黃色等不同顏色來表現。其中，119 個穴為黃、白色。經脈為白、紅色。中醫以不同顏色繪製經脈的圖例多樣化。例如，孫思邈的《明堂三人圖》："人體用肉色，十二經脈分別用青、黃、赤、白、黑五色，督、任脈用綠色"，而所有的孔穴全以墨筆圈繪。④

119 個穴不是分散不規則的，而是集中分佈在人體經穴俑的四大區域，即頭頸部、軀幹部、上肢、下肢。上述四區用中醫的術語為"標—本"。也就是不同的人體部位有不同的氣血功用。趙京生解釋："'標'是頭面胸背等上部，是經氣擴散的區域；'本'是指四肢肘膝以下部位，是經氣匯聚的中心。"⑤ 因此，中醫身體史的核心一開始並不在明確的脈、穴，而在標、本身體部位相關的"區域"史。將目光注意人體不同"標"的部位，如卡洛・金茲伯格（Carlo Ginzburg）指出的由不熟悉的角度入

① 梁繁榮等：《成都老官山出土經穴髹漆人像初探》，第 92 頁。
② 梁繁榮等：《成都老官山出土經穴髹漆人像初探》，第 92 頁。
③ 梁繁榮等：《成都老官山出土經穴髹漆人像初探》，第 92 頁。
④ 孫忠年、王學禮：《復繪孫思邈〈明堂三人圖〉述要》，《陝西中醫》1992 年第 8 期，第 381 頁。
⑤ 李鋤、趙京生、吳繼東編：《針灸經論選》，北京：人民衛生出版社 1993 年版，第 26 頁。

手，而“避免為智性設計捕獲而失去自由思考”。① 黃龍祥也在他的新書中指出中醫經脈的“線”是虛構的。他說：脈在一定時間内“不斷更新、無定形的線”，並且無從“尋找相對應的實體結構”。② 因為經脈是各種想象的線，黃龍祥又說：“將十二經脈循行線都用虛線來表示，經脈學說的價值不減！”③

我們注意的不是個別孔穴，而是 119 個孔穴的集中區域。“標—本”身體部位的目光，是重看中醫身體史的第四個特徵。以下我將 119 個孔穴分佈人體部位製成四表。

表一　　　　　　　　　　　　　　　　頭頸部穴

| | 部位 | 數量 | 雙穴 | 單穴 | 總數 |
|---|---|---|---|---|---|
| 1 頭頸部 | 前面 | 2 | ▲ | | 二十七穴 |
| | 後面 | 3 | ▲ | | |
| | 側頭部 | 4 | ▲ | | |
| | 頸部 | 2 | ▲ | | |
| | 眉心 | 1 | | ▲ | |
| | 人中溝 | 1 | | ▲ | |
| | 左側耳上 | 1 | | ▲ | |
| | 右側耳前 | 1 | | ▲ | |
| | 右側耳後 | 1 | | ▲ | |

表二　　　　　　　　　　　　　　　　軀幹部穴

| | 部位 | 數量 | 雙穴 | 單穴 | 總數 |
|---|---|---|---|---|---|
| 2 軀幹部 | 胸腹部 | 6 | ▲ | | 三十三穴 |
| | 肩背腰部 | 8 | ▲ | | |
| | 胸腹部 | 4 | | ▲ | |
| | 背部 | 1 | | ▲ | |

---

① 卡洛·金兹伯格（Carlo Ginzburg）著，文濤譯：《孤島不孤》，上海：華東師範大學出版社 2014 年版，序言，第 5 頁。

② 黃龍祥：《經脈理論還原與重構大綱》，第 183 頁。

③ 黃龍祥：《經脈理論還原與重構大綱》，第 172 頁。

表三 　　　　　　　　　　　　　　　上肢穴

| | 部位 | 數量 | 雙穴 | 單穴 | 總數 |
|---|---|---|---|---|---|
| 3 上 肢 部 | 前面 | 5 | ▲ | | 二十三穴 |
| | 後面 | 4 | ▲ | | |
| | 側面 | 1 | ▲ | | |
| | 左上臂 | 1 | | ▲ | |
| | 左側肘部 | 1 | | ▲ | |
| | 右側腕關節 | 1 | | ▲ | |

表四 　　　　　　　　　　　　　　　下肢穴

| | 部位 | 數量 | 雙穴 | 單穴 | 總數 |
|---|---|---|---|---|---|
| 4 下 肢 部 | 前面 | 5 | ▲ | | 三十六穴 |
| | 後面 | 8 | ▲ | | |
| | 側面 | 2 | ▲ | | |
| | 足底 | 1 | ▲ | | |
| | 左足部 | 4 | | ▲ | |
| | 右足部 | | | | |

　　以上四表，合計：雙穴 51 個與單穴 17 個。另外下肢左右兩側疑有孔穴 1 個，待考。其中上述雙穴為人體左右對稱的孔穴。

　　人體經穴俑大約 119 穴，略同於今本《内經》的腧穴總數。《内經》以穴數為 365 個，符合一歲之數目是不正確的。《内經》有具體穴名者 "共計一百有余"；"其余諸篇零散穴名，全部穴名亦僅一百多名"。①

　　前述四表各穴，分標本四區分佈，是否有按三陰三陽手足六部排列？夏曾佑（1863—1924）說："術數方技，事等陰陽，皆老子以前之舊教。"② 陰陽分太、少二陰二陽，中醫多厥陰、陽明合計為三陰三陽，③ 而自成一格。其應用，例如手、足，乃軀幹分割，六分人體。薛振斌說：

<hr />

　　① 張燦玾：《〈素問〉俞穴總數考析》，收入《山東中醫藥大學中醫文獻研究所建所二十周年紀念文集》，濟南，2005 年版，第 63 頁。

　　② 夏曾佑：《中國古代史》，上海：商務印書館 1933 年版，第 177 頁。

　　③ 王玉川：《運氣探秘》，北京：華夏出版社 1993 年版，第 4—36 頁。

"人體部位若以脈循劃分，在外有胸、背、側之分，在內也有三部之別。"① 三陰三陽對人體"分部"，如陽明在"正面部、軀幹前面、下肢前面"；厥陰在"軀幹側面之裡、下肢內側面中部"等。黃龍祥認為這是中醫借用陰陽法則以對身體行"區域劃分"② 人體的脈及穴，在三陰三陽固定化之前其循行是縱向且多變不居的。黃龍祥說："在人體'三陰三陽分部'確立之前，同一條脈從不同路徑——甚至可以陰陽相反的路徑，以不同的方式連接相關聯各點，是允許的，也是正常的"。③ 而脈上"各點"值得注意的是較大範圍的人體部位或區域，而不是針刺的穴點。例如，《素問·刺腰痛篇》："肉里之脈令人腰痛，不可以咳，咳則筋縮急"。④ 唐代王冰（710—804）以為"肉里之脈"即為分肉穴，也就是位於小腿部的肌肉縫穴中，接近陽輔二穴。《素問》各篇孔穴，如論者所說："多稱部位而無具體穴名"，而王冰注釋古孔穴之名亦多不見今本《內經》及其他醫書。⑤ 因此，早期孔穴是類似缺盆、背腧等相關區域，而不是一個明確固定的針刺點。

　　較大範圍的人體區域，可以六分，也可以九分。《說苑·辨物》："炊灼九竅，而定經絡"。⑥ 什麼是九竅？何處？其與定經絡有何關係？先有腧穴部位對遠端病症的治療效應，早期中醫才嘗試接連各種經絡的循行。例如，趙京生以為："心痛，從《靈樞·雜病》取經脈，到《靈樞·厥病》取該經的兩個腧穴，是經脈名與四肢遠端穴之間關係"，⑦ 也就是經穴的特性依據其遠端穴位而決定。東漢末《太平經·灸刺訣》解釋所謂

① 薛振斌：《〈內經〉三陰三陽經脈定名考》，《陝西中醫》1984 年第 3 期，第 5 頁。

② 黃龍祥：《經脈理論還原與重構大綱》，第 173 頁。

③ 黃龍祥：《經脈理論還原與重構大綱》，第 317 頁。

④ 山東中醫學院、河北醫學院：《黃帝內經素問校釋》上冊，北京：人民衛生出版社 2009 年版，第 433—434 頁。

⑤ 喬海法、李紅芹：《王冰注釋腧穴成就及特點探討》，《南京中醫藥大學學報》2002 年第 4 期，第 183—185 頁。

⑥ 向宗魯：《說苑校證》，北京：中華書局 1991 年版，第 471—472 頁。

⑦ 趙京生：《頭痛心痛刺治對認識腧穴主治規律的啟示》，《針刺研究》2008 年第 5 期，第 347 頁。

的脈："人有小有大，尺寸不同，度數同等，常以窨穴分理乃應也。"① 這裏的 "窨" 見於易坎卦，意思是坎阱。② 也就是人體的主要凹陷之處包括穴位。姜守誠以為脈理 "可借助穴位驗証其準確性"。③

老官山 M3 出土各類隨葬品計 160 余件。其中不包括任何的針具，或醫療用具如砭。④ 合理的推測：人體脈穴俑的脈穴與針刺實踐沒有關係。這是脈穴俑第五個特徵。對於 M3 墓主而言，其與脈穴俑的關係不只是墓葬儀式的，而是領受的（sacramental）。

老官山風格的脈是實線，未必是實相。黃龍祥說各種的脈只是一種解釋："在漢以前，任何人任何時候都可為解釋任一表現為遠隔關聯的病症，或針灸治療經驗，構建一條新脈。"⑤ 因此，拿陸瘦燕（1909—1969）、朱汝功所編《針灸腧穴圖譜》的現代人標準化的圖像去比對出土文物的方法是徒勞的。⑥ 借用貢布里希（E. H. Gombrich，1909—2001）的說法："圖式代表那首次近似的、鬆散的類目（category）。"⑦ 經穴俑的脈穴只是暫時的集合，而有多種表達。扁鵲學派長期流傳不絕的想象同時如李孝悌所說的是否 "隱藏在敘述之後的利益、權力關係等長久存在的問題"？⑧ 即內史學者主觀的話語獨占及隱藏的權力形式。

最後一個疑點，這具站立的經穴俑雙臂姿態為何下垂向外展？而兩腳尖向前？這種姿勢不一定是理所當然的。孟慶云說："中醫有兩個姿勢，其中有一個是立正，兩臂下垂而兩手心相對，而另一個則是雙側上肢下肢

---

① 王明：《太平經合校》上冊，北京：中華書局 1992 年版，第 180 頁。

② 高亨：《周易古經今注》，臺北：裡仁書局 1982 年版，第 100 頁。

③ 姜守誠：《〈太平經〉中的針灸與經脈學說》，《遼寧醫學院學報》2007 年第 1 期，第 56 頁。

④ 馬繼興：《針灸學通史》，長沙：湖南科學技術出版社 2011 年版，第 3—29 頁。

⑤ 黃龍祥：《經脈理論還原與重構大綱》，《問題及解題方式》，第 8 頁。

⑥ 陸瘦燕、朱汝功：《針灸腧穴圖譜》，臺北：文光圖書有限公司 2015 年版。

⑦ 貢布里希（E. H. Gombrich）著：《藝術與錯覺》，第 51 頁。

⑧ 《李序》，收入喬伊斯・阿普雷比（Joyce Appleby）等著，薛絢譯：《歷史的真相》，臺北：正中書局 1996 年版，第 5 頁。

皆開展，手足三陰經皆朝前，全身如 X 狀，便於展示十二經脈分佈。"①
而老官山俑兩手心沒有相對、足部也沒有向外開展表現三陰經所在位置。
下垂的雙臂展示胸腹部位三條白線的相對位置。定型化 X 脈線，不同於
出土經穴俑的坐標。也不同於雙包山脈俑。這是經穴俑的第六個特徵。老
官山經穴俑共有紅線 22 條、白線 29 條，不同於定型的十二經脈分佈。

　　以上經穴俑的六個基本想象片斷。本文所說的研究取徑為迈克尔·波
兰尼（Michael Polanyi，1891—1976）所指的 "從想像所發動的片斷裡選
取有希望成為一部分解決之道的片斷。"② 脈不是主要特點，經穴俑正反
面的區域特別以銘文來表現。經穴俑的兩眉之間，有一個明顯的、可見的
凹陷（眼），與肚臍位於同一中軸線之上。西漢墓老官山俑具有內視
（within vision）的人體圖像。借用蘭克（Leopord von Ranke，1795—
1886）自己理想（eigenes Ideal）的說法，在中醫官方醫學主流（見下一
節）之外，老官山出土文物為 "不加任何修飾的赤裸的真相、對個別事
物進行徹底研究"，③ 提供一個新的證據。

## 三　扁鵲書與學術式微——從戰國到西漢末年？

　　扁鵲醫書一直存在著。如筆者本文第一節提到的問題。新出土的文物
往往帶來一連串歷史的重寫與反思。但巴森（Jacques Barzun，1907—
2012）說："歷史並非從海底打撈上來的一件鐵達尼號陶器；先有鐵達尼
號船難，然後有人將該事件記載下來，這才是歷史。"④ 隨著毀滅的船難，
從海底出土陶器的歷史因而部分消逝。關於扁鵲的事件史不多。例如劉仁

---

① 孟慶云：《孟慶云講中醫基礎理論》，北京：中國中醫藥出版社 2013 年版，
第 180 頁。

② 迈克尔·波兰尼（Michael Polanyi）、哈利·普洛西（Harry Prosch）著，彭
淮棟譯：《意義》，臺北：聯經出版社 1984 年版，第 118 頁。

③ 蘭克（Leopord von Ranke）著，孫立新譯：《近代史家批判》，北京：北京大
學出版社 2016 年版，第 39—40 頁。

④ 巴森（Jacques Barzun）著，陳榮彬譯：《文化的衰頹》，臺北：橡實文化出
版社 2016 年版，第 82 頁。

遠主編《扁鵲匯考》輯出約 29 條史料。① 這些史料，扁鵲事件史時間相隔數百年，充滿神奇色彩。扁鵲有二：衰周扁鵲與漢初扁鵲，前者像一位巫師，後者則反對巫術（"信巫不信醫，六不治也。"或是司馬遷的意見②）。扁鵲的事件史多反復、雷同。然金人趙秉文指出扁鵲故事可怪處不在神怪："予嘗怪太史公傳扁鵲、倉公行事並載其治法之詳如此，而王公大夫功業無聞者"。③ 史遷所載扁鵲醫案不只詳盡，在李伯聰的研究，扁鵲學派更持續長達一千六百年（直至南宋），而"在西漢初期多數人的心目中，醫學之祖不是岐黃，而是扁鵲"，④ 應如何理解？

扁鵲醫書的製作約有兩期：戰國東周是活動期，大部分的扁鵲故事傳說在此時；而漢代（特別是漢初）是創作期。讀《漢書・方技略》錄七家醫經，除了《黃帝內經》，如魯兆麟等《中醫各家學說》指出"這六部書均已無存"。⑤ 為什麼只剩黃帝一家？其中有《白氏內經》、外經、旁篇的卷數、數量遠遠超過黃帝、扁鵲兩家。可見西漢末的各種醫書已有無從歸入黃帝、扁鵲二家之學。揚雄（前53—18）《法言・重黎》："或問：'黃帝終始？'曰：'托也。昔者姒氏治水土，而巫步多禹。扁鵲，盧人也（齊國按盧邑），而醫多盧。夫欲讎（即售）偽者必假真。'"⑥ 禹步是一種巫術，⑦ 托為禹所創作。禹步曾是導引術式之一。⑧ 兜售假貨的多冒用他人真名。依託扁鵲的醫書亦多相似。杜正勝先生以為西漢初名醫淳于意

---

① 劉仁遠主編：《扁鵲匯考》，北京：軍事醫學科學出版社 2002 年版，第 14—16 頁。

② 蕭璠：《先秦史》，臺北：眾文圖書 1984 年版，第 142 頁。

③ 趙秉文：《滏水集》，收入《九金人集（一）》，臺北：成文出版社 1969 影印版，第 211 頁。

④ 李伯聰：《扁鵲和扁鵲學派研究》，西安：陝西科學技術出版社 1990 年版，第 117 頁。

・⑤ 魯兆麟、陳大舜主編：《中醫各家學說》，北京：中國協和醫科大學出版社 2000 年版，第 2 頁。

⑥ 紀國泰：《揚子法言今讀》，成都：巴蜀書社 2010 年版，第 259—260 頁。

⑦ 臧克和：《祝由與治療》，收入氏著《簡帛與學術》，鄭州：大象出版社 2010 年版，第 186—187 頁。

⑧ 饒宗頤：《劍珌行氣銘與漢簡〈引書〉》，《中華文史論叢》第 51 輯，上海：上海古籍出版社 1993 年版，第 230 頁。

所引用之醫論，其中"所謂《扁鵲》應是託名扁鵲的戰國醫書"，① 是為的論。北京大學藏西漢醫方簡有題為"秦氏方"者，"或即戰國名醫扁鵲"② 之託。西漢初陸賈《新語·資質》有一則別無所見的扁鵲故事。王利器以為："蓋善醫之人，古皆稱為扁鵲，猶善射之人，古皆稱為羿矣。"③ 羿亦非一人，其事正可相比。劉向《新序·雜事》再一次重述扁鵲醫治齊桓侯的舊事。趙仲邑解釋劉氏的重編："按扁鵲的傳說，正如巧匠魯班的傳說一樣，不必都是實事。"④ 羿、魯班、扁鵲等都是技藝之人。班固撰《漢書·藝文志》時，所讀到的扁鵲故事與戰國時代的傳說相似。⑤

　　孰可依託？扁鵲人及文本，如張爾田（1874—1945）所說有可與不可依託者二類。張氏論周秦學術傳授立《口說》一篇，強調口說尤重著書，醫藥之學尤然。張氏說："雖然，書可依託，而學術則不可依託，古有不出一手之書而必無不成一家之學術，其故何哉？"⑥ 書可以不成一人之手，學術傳承未必有書。漢以前之醫書，為口說之書。戰國扁鵲必有義法口傳而不與他人共之。桓譚（前40—30）《新論·辨惑篇》以技術不可教人："道必當傳其人。得其人，道路相遇輒教之；如非其人，口是而心非者，雖寸斷支解，而道猶不出也。"⑦ 此說與《內經》完全相同。這裡的"教"不是書。技術口說，不只醫學傳統，例如曹丕（187—226）自述學劍經歷引述淳于意之例："昔陽慶使淳于意去其故方，更授以秘術，今余亦願鄧將軍（按鄧展）捐其故技，更受要道也。"⑧ 劍術造詣不可能只通過閱讀文本而得；要道者口說也。故方、故技相似而可去之。黃

①　杜正勝：《從眉壽到長生》，臺北：三民書局2005年版，第118頁。
②　駢宇騫：《簡帛文獻綱要》，北京：北京大學出版社2015年版，第323頁。
③　王利器：《新語校注》，臺北：明文書局1987年版，第110頁。
④　趙仲邑：《新序詳注》，臺北：中華書局1997年版，第55頁。
⑤　章太炎：《七略別錄佚文徵》，收入氏著《膏蘭室劄記》，臺北：學海出版社1983年版，第377頁。
⑥　張爾田：《史微》，上海：上海書店出版社2006年版，第171頁。
⑦　朱謙之：《新輯本桓譚新論》，北京：中華書局2009年版，第58頁。
⑧　夏傳才、唐紹忠：《曹丕集校注》，鄭州：中州古籍出版社1992年版，第253頁。

竹齋（1886—1960）《秦越人事跡考》即以為技術秘授："非秘密其術以專利也，蓋尊重其道不得不爾。"① 而漢代扁鵲學派必有可依託之書。有沒有可能找到扁鵲學派 "用戰國文字書寫"② 的斷簡殘篇？而張爾田又說："僅據古人之遺書辨別真偽，焉能不為識者所竊笑哉？"③ 扁鵲遺文未必出自其人及後學，亦有後師所籀衍者。甚至如《黃帝終始》，只不過是假託之書。葛洪（283—364）《肘後方》為常用方書。其急救方："扁鵲治忤有救卒符並服鹽湯法，恐非庸世所能，故不載。"④ 扁鵲用符，並無所本。葛氏又說："華佗治霍亂已死，上屋喚魂" 之法術。⑤ 華佗另以灸術傳子孫，代代秘之。此皆書可依託名醫，然 "一家之學術" 必有不可依託。

　　一家之學有時而亡，而書可依託則不斷託之名醫。如鄭樵（1104—1162）《通志略・藝文志》的 "醫方" 依託扁鵲書有《扁鵲脈訣一卷》、《扁鵲鍼傳一卷》、《扁鵲偃側針灸圖三卷》、《扁鵲陷冰丸方一卷》、《扁鵲肘後方三卷》、《扁鵲秘訣一卷》、《扁鵲療黃經一卷》，等等。⑥ 這些各種扁鵲書並不同于西漢扁鵲學術。

　　與上一節人體經穴俑一起出土的有 920 醫簡多種醫書。目前公佈的部分醫簡釋文，《五色脈診》、《敝昔醫論》、《脈死候》等，⑦ 有多少是依託扁鵲之名？有多少是 "欲讎偽者必假真"？這些醫簡是別本扁鵲醫經？惲鐵樵（1878—1935）質問："若《內經》與扁鵲不同，將病異邪？《內經》誤邪？抑扁鵲所受於長桑者（扁鵲之師），《內經》之別本耶？"⑧ 中醫早期有多種《內經》。

---

①　黃竹齋：《難經會通》，西安：陝西省中醫研究所 1981 年版，第 141 頁。

②　李學勤：《李學勤卷》，合肥：安徽教育出版社 1998 年版，第 12 頁。

③　張爾田：《史微》，第 171 頁。

④　葛洪：《葛洪肘後備急方》，北京：人民衛生出版社 1996 年版，第 6 頁。

⑤　葛洪：《葛洪肘後備急方》，第 29 頁。

⑥　鄭樵：《通志略》，臺北：裡仁書局 1982 年版，第 678—687 頁。

⑦　張雷、劉志梅：《老官山漢墓醫簡選釋》，《中醫藥臨床雜誌》2015 年第 3 期，第 354—356 頁。

⑧　惲鐵樵：《群經見智錄》，福州：福建科學技術出版社 2005 年版，第 49—50 頁。

　　扁鵲學派的特徵，按黃龍祥先生的說法是所謂的"獨"診之脈法。第一，以診察單一部位及其他診脈處而比較。第二，脈象單一（如大、小）而強調基本的復合脈象。第三，診察脈形同時人體部位皮膚寒、熱常變。① 黃氏將扁鵲脈法命名為標本診法，也就是診察人體上下相關部位，以及浮絡、皮膚、脈動的診法。依此特徵，今本《內經》有一批文本被黃氏歸為扁鵲學派：例如《素問》有《大奇論》、《刺瘧》、《金匱真言論》、《五藏生成篇》、《移精變氣論篇》、《湯液醪醴論》、《脈要精微論》、《玉機真臟論》、《三部九候論》、《厥論》、《陰陽別論》、《五臟別論》、《經脈別論》、《玉版論要》等；也包括《素問》的《著至教論》、《示從容論》、《疏五過論》、《徵四失論》、《陰陽類論》、《方盛衰論》、《解精微論》等。而《靈樞》包括《五色》、《脹論》、《五十營》、《根結》、《癲狂》、《寒熱病》、《論疾診尺》等。甚至《靈樞》代表名篇《經脈》、《禁服》、《玉版》等都保留扁鵲學派斷文。② 上述有三十余篇黃帝《內經》的內容，可說是扁鵲醫學的一種復寫。黃龍祥的考證活化了扁鵲學派。不過，黃龍祥也說："你可從一種脈法抽出諸法元素，或容易地從舊法類推出新法。"③ 什麼是扁鵲舊法及其變化？文本雷同，元素相似，它們全都是扁鵲學派？對亡佚的歷史世界，我們往往有一種史料填補（filling in）的心理。有的歷史空白可以小心填補。什麼歷史事件卻不能強行填補？范行準（1906—1998）即以為扁鵲技術為禁咒，不是脈診："蓋扁鵲受於長桑君者，乃禁方與上藥，所謂禁方實禁咒之術。"④ 西漢各種脈診託之扁鵲之名。莫枚士（1837—1907）說："扁鵲脈法，具載《脈經》，果以診脈為名，豈其言皆虛節耶？"⑤ 也就是扁鵲不以診脈為名。《脈經》扁鵲脈法也只是虛文？《素問·徵四失論》即批評當時醫學之風："受師不卒，妄作雜術，謬言為道，更名自功"（龍伯堅的翻譯："從師還沒有畢業，自己胡亂創造一些治療方法，把它作為正規的醫道欺騙病家，

---

① 黃龍祥：《經脈理論還原與重構大綱》，第 68 頁。
② 黃龍祥：《經脈理論還原與重構大綱》，第 391—399 頁。
③ 黃龍祥：《經脈理論還原與重構大綱》，第 59 頁。
④ 范行準：《範行準醫學論文集》，北京：學苑出版社 2011 年版，第 254 頁。
⑤ 莫枚士：《研經言》，上海：上海浦江教育出版社 2011 年版，第 32 頁。

要立功業"），上述的扁鵲文本有無這種自功的情況？①

　　雖然《內經》輯出大量扁鵲學派佚文，但如論者指出："'扁鵲'這個稱號並無具體醫學學派可指。根據《左傳》及《史記·扁鵲倉公列傳》的記載，有兩個醫學學派確有內容所指。一是秦國醫學學派，一是西漢時公乘陽慶、淳于意之醫學學派。"② 這兩支東土、西土醫派，皆"傳黃帝、扁鵲之脈書"。③ 早期醫學文獻篇卷未定，或有重復。淳于意自述由其師公孫光"受方《化陰陽》及傳語法"，④ 其內容涉及"陰陽"脈法及口說之書。

　　黃氏的考証方法，主要是比對不同醫書或文獻相似的短語（phrase）。舉例來說：《鹽鐵論·大論》有"聖人從事於未然，故亂原無由生。"而《靈樞·玉版》類似的句子："聖人自治於未有形也；愚者遭其已成也。"兩者都提到的"聖人"，前者引述為扁鵲之言，因此，此類醫書雷同短語的來源可能即來自扁鵲遺文。⑤ 聖人不是特指哪一位名醫，如朱維錚（1936—2012）認為司馬遷寫扁鵲因醫術高明而遭不幸，其中引述的聖人是"指在位的漢武帝"。⑥ 在《史記》中的句子與上述兩段文字雷同。這樣例子其實很多，相似的短語有時是虛的（null）。

　　試舉一例，《素問·大奇論》據說是其各篇之中最古⑦之篇。內容涉及各種死脈如"寒熱獨"等。根據曹東義等考證："《素問·大奇論》全文見於《脈經》所載的《扁鵲診諸反逆死脈要訣第五》，而且《素問》這一篇自首至尾不見黃帝、岐伯問答字樣，也說明其別有所本。"⑧ 按

---

　　① 龍伯堅、龍式昭：《黃帝內經集解素問》，天津：天津科學技術出版社 2004 年版，第 1125 頁。

　　② 周海平、申洪硯：《黃帝內經書名與成書年代考証》，北京：中醫古籍出版社 2009 年版，第 79 頁。

　　③ 王利器主編：《史記注譯》（四），西安：三秦出版社 1988 年版，第 2219 頁。

　　④ 王利器主編：《史記注譯》（四），第 2235 頁。

　　⑤ 黃龍祥：《經脈理論還原與重構大綱》，第 396 頁。

　　⑥ 朱維錚：《歷史觀念史：國病與身病——司馬遷與扁鵲傳奇》，收入《朱維錚史學史論集》，上海：復旦大學出版社 2015 年版，第 71 頁。

　　⑦ 小曾戶洋：《〈脈經〉總說》，收入《東洋醫學善本叢書》，1981 年版，第 374 頁。

　　⑧ 曹東義等：《扁鵲著作考》，《中醫雜誌》1994 年第 8 期，第 497 頁。

《脈經》卷五，一開始即引"扁鵲曰"，結束二度引"問曰"及師回答，其實有大段落文句皆不見《素問·大奇論》。① 《脈經》在此篇尚有"華佗做此"，意思為何？執方柄而納圓鑿？所謂"大奇"為漢代人習語。《說文》作"大殶"即是。劉盼遂（1896—1966）引用醫書以大奇為死證之語："亦通作奇。《黃帝素問》有《大奇篇》，皆言人之死證。"② 有短語如《大奇論》"暴厥者，不知與人言"③，亦見於《素問·厥論》厥症"令人暴不知人"。④

五色診法是扁鵲學派獨一無二的技術。黃龍祥說："'五色診'實屬於扁鵲醫學的'專利'。"⑤《周禮·疾醫》載五色診法，與五氣、五聲並舉。鄭玄（127—200）以為五色診："審用此者，莫若扁鵲、倉公。"⑥黃龍祥在《脈經》從卷一至卷六找出不少扁鵲五色診遺文。⑦ 按五色在中醫多與"五臟"有關。⑧《左傳·昭公二年》："五色比象，昭其物也。"⑨五色往往與其他事物如季節、方位等配屬。⑩ 而人面部五色，可測臟腑、肢節相關病候（詳下）。《靈樞·五色》與《千金翼方·色診》大量引述"扁鵲曰"的佚文，如"四墓當兩眉坐直上至髮際，左為父墓，右為母墓，從口吻下極頤名為下墓，於此四墓上觀四時氣"⑪ 等，全部都是扁鵲學派的不同傳本？不同的醫學流派，術語雷同，如黃龍祥所說都是同一酒瓶嗎？他說醫書改動的過程："不只是換一個標籤，改一個包裝，有時連酒瓶也換了。"⑫ 或者說瓶子是黃帝的標籤，瓶裡多少還是扁鵲的酒？

① 王叔和：《脈經》，北京：學苑出版社 2014 年版，第 97—102 頁。
② 劉盼遂：《文字音韻學論叢》，北平：人文書店 1935 年版，第 158 頁。
③ 山東中醫學院、河北醫學院：《黃帝內經素問校釋》上冊，第 507 頁。
④ 山東中醫學院、河北醫學院：《黃帝內經素問校釋》上冊，第 473 頁。
⑤ 黃龍祥：《經脈理論還原與重構大綱》，第 74 頁。
⑥ 孫詒讓：《周禮正義》，北京：中華書局 2013 年版，第 328 頁。
⑦ 黃龍祥：《經脈理論還原與重構大綱》，第 380—386 頁。
⑧ 範行準：《中國醫學史略》，北京：中醫古籍出版社 1986 年版，第 23 頁。
⑨ 楊伯峻：《春秋左傳注》，北京：中華書局 1990 年版，第 88 頁。
⑩ 小林信明：《中國上代陰陽五行思想の研究》，東京：講談社 1951 年版，第 187—192 頁。
⑪ 孫思邈：《千金方》，北京：華夏出版社 1993 年版，第 231 頁。
⑫ 黃龍祥：《經脈理論還原與重構大綱》，第 398 頁。

　　例如，《脈經》卷三有五段，主要講四時之脈，析分肝、心、脾、肺、腎①五節。本卷全抄一部古書《四時經》。如春脈"其色青"：以下依次各時為赤、黃、白、黑等有五色之診。被黃龍祥列入扁鵲學派的《素問・移精變氣論篇》"夫色之變化，以應四時之脈"。② 四時脈即與五色相應。《隋志・醫方》錄有《三部四時五藏辨論色訣事脈》一卷。《四時經》應即此類色診佚文。森立之1863年著有《四時經考注》。③《四時經》佚文，夾有雙行小字注解，作者不詳。而此書各篇後，皆有體例"《素問》、《鍼經》、張仲景"等新增附加文本。足證色脈學說派生為各家，依託方式不一。《四時經》亦扁鵲學派衍變之斷文？錢熙祚《脈經跋》即以為"西晉去古未遠，所據醫書皆與今本不同"；而《脈經》"引扁鵲脈法，並不見於難經，而書中引難經之文，又不稱扁鵲曰"。④ 統稱扁鵲脈法不知其誰始歟？

　　同樣涉及五色診，《中藏經・五色脈論》也不在黃氏的扁鵲學派書單之列。⑤《脈經》曾引用《中藏經》。《中藏經》的部分內容有些疑出自六朝之人。⑥《五色脈論》講的是診死脈；其內容在《中藏經》中篇幅非常短：

　　　　面青，無右關脈者，脾絕也；面赤，無右寸脈者，肺絕也；面白，無左關脈者，肝絕也；面黃，無左尺脈者，腎絕也；面黑，無左寸脈者，心絕也。五絕者死。夫五絕當時即死，非其時則半歲死。然五色雖見，而五脈不見，即非病者矣。⑦

---

① 　王叔和：《脈經》，第39—55頁。

② 　山東中醫學院、河北醫學院：《黃帝內經素問校釋》上冊，第144頁。

③ 　森立之：《四時經考注》（大阪杏雨書屋藏本），郭秀梅教授有點校本。

④ 　錢熙祚校本：《脈經》，臺北：五洲出版社1987年版，第1—2頁。

⑤ 　譚春雨整理：《中藏經》，北京：人民衛生出版社2007年版，第10頁。

⑥ 　李伯聰：《關於扁鵲、扁鵲學派和中醫史研究的幾個問題》，《醫學與哲學》1994年第3期，第52頁。

⑦ 　相關校釋說明，見高文鑄主編《華佗遺書》，北京：華夏出版社1994年版，第28頁。

上文論色脈互見以及色脈不互見。"關"、"寸"、"尺"的部位在何處？其原理是五行（色）相克：木→土；火→金；金→木；土→水；水→火？這是扁鵲五色診贗鼎？或是駢枝？之前有無扁鵲雷同的文本？誰曾操作這種五色診？《中藏經·五色脈論》較接近的有《素問·藏氣法時論》。① 可惜後者一篇並不在黃氏前述的扁鵲學派的 "醫籍" 書單中。五色診各種文本或有抵牾，亦未可知，暫不具論。東漢以下，五色診是否為扁鵲學派的獨家專利是存爭議的。公元 6 世紀的蕭吉《五行大義·論配五色》引用《黃帝素問》"草性有五"，② 不見於今本《黃帝內經》。蕭氏進一步發揮 "五常之色，動於五藏而見於外"，③ 託名黃帝而踵事增華。看似一書，有似兩樣。

　　扁鵲有時書存而技術亡？何時？黃龍祥以為："已知扁鵲醫學有'六絕'、'六極'學說。"④ 相關佚文多見於六朝人謝士泰《刪繁方》。其中有 "襄公問扁鵲曰" 長篇問答，可與《靈樞·五色》扁鵲之文合看。⑤ 按 "六極" 學說，在《外台秘要》、《千金要方》各卷編排順序不同。《外台》"扁鵲曰" 各文皆編入 16 卷《虛勞》中。而《千金要方》分別編入卷 11、卷 13、卷 15、卷 17、卷 19 等⑥各卷。其中，蘇禮、王怡《〈千金要方〉所引扁鵲佚文及其學術價值》分析扁鵲佚文一共有 121 條之多，包括 "《千金要方》卷十一有一段扁鵲與襄公的對話就很有意思"。⑦ 這裡的襄公，類似《史記·扁鵲傳》的虛構人物齊桓侯。另外，黃龍祥引用《千金》卷 13 "襄公、扁鵲問答"，但該書並無明確標示襄公問答之體例。⑧ 黃氏甚至進一步改動《內經》問答體例經文，如 "'黃

---

①　山東中醫學院、河北醫學院：《黃帝內經素問校釋》，第 251—264 頁。

②　蕭吉：《五行大義》，上海：上海書店出版社 2001 年版，第 58 頁。

③　蕭吉：《五行大義》，第 60 頁。

④　黃龍祥：《經脈理論還原與重構大綱》，第 391 頁。

⑤　黃龍祥：《經脈理論還原與重構大綱》，第 386—388 頁。

⑥　閻曉宇：《古代虛勞 "六極" 病辨治學術思想研究》，《中國中醫基礎醫學雜誌》2008 年第 2 期，第 95—96 頁。

⑦　蘇禮、王怡：《〈千金要方〉所引扁鵲佚文及其學術價值》，《醫古文知識》1997 年第 3 期，第 30 頁。

⑧　黃龍祥：《經脈理論還原與重構大綱》，第 395 頁。

帝'改作'扁鵲'"。① 原來《內經》問答體例中的黃帝都是指扁鵲？有哪些文本清楚原是以扁鵲醫書而存在經後人改動？余嘉錫以為從他書引書之文："援群書所引用，以分真偽之法，尚非其至也。"② 朱紫難分，佚文什百於今，或有附益之文；望文歸類，治之益駁？

技術書依託有不同形式，其心理即"信古"特別是周代。例如，六朝至隋唐間敦煌寫本《備急單驗藥方》序，批評一般人不喜葛洪氏藥方，而"人之重？信古疑今，如立（幸）黃帝、倉公、和、緩、扁鵲之能，依用自耴（取）也。"③ 這種疑今之風，漢代亦然。現存敦煌寫本診經如《平脈略例》、《五臟脈候陰陽相乘法》、《占五臟聲色源候》等，其專門術語及語篇，也與扁鵲學派雷同？《論》、《孟》二書成書有什麼具體關係？雖然它們都是不同的儒學。而戰國到西漢末不同時期扁鵲遺文是否建立可靠、不斷變化（generative）的深層語料庫：重新界定在特定的歷史時間範圍內的史料，而不是不斷地擴大應用不同傳本中特定短語的語義（semantics）

上一節的人體經穴俑，屬於大家熟悉的 10 脈、11 脈或 12 脈等系統？經穴俑與上述的扁鵲大量醫文有何關係？老官山即將發表的扁鵲學派釋文斷爛訛脫，是否某一扁鵲支裔後學的若干斷簡？金發根討論漢代私人書籍的收藏狀況，有以書籍陪葬者。如後漢周磐以《堯典》陪葬。④ 老官山漢墓 M3 墓主隨葬多種藏書包括獸醫書（按首次出土獸醫文本），應有周秦古書在其間。石田秀實認為這一類出土醫書的形態即為"家庭醫學書"。⑤

從 11 脈衍化為 12 經脈定本醫籍的動力為何？五臟六腑加起來數目是 11；因此脈與臟腑配合應該也是 11 脈，為何最後以 12 經脈為定本？原因

---

① 黃龍祥：《經脈理論還原與重構大綱》，第 396 頁。

② 余嘉錫：《古書通例》，第 6 頁。

③ 王淑民編：《英藏敦煌醫學文獻圖影與注疏》，北京：人民衛生出版社 2012 年版，第 212 頁。

④ 金發根：《漢代的書籍——兩漢遺書的搜求、校定、敘錄、鈔寫、庋藏和傳布》，《簡牘學報》2006 年第 19 期，第 184—187 頁。

⑤ 石田秀實：《〈黃帝內經〉の形成と變遷》，《九州國際大學論集》1989 年第 1 卷第號，第 61 頁。

有二：其一，五臟化"六臟"，《難經·39難》即有"六臟者"。① 腎臟一分為二。而12經脈即與六臟、六腑配屬，心臟二而一，有心與心包。② 也就是產生十二臟學說。

在完成三陰三陽12經脈循環學說的過程，從技術上補充"側支循環"③ 以外，原因之二是形成"十二"數字的圓滿的經脈循行。趙京生主編的大作《針灸學基本概念術語通典》的《十二經脈》詞條下，輯錄大量"十二"經脈史料並明確地表達十二經脈體系的成立，"不能不說與'十二'這個數字背後的文化思想有關。"④ 而"十二"數術的崇拜涉及當時政教意識形態。

《史記·扁鵲傳》佚聞，扁鵲逆方，最後一地是秦國咸陽。秦太醫令李醯使人刺殺。秦地（西土）醫學諸子滅其人並存其書？大部分的人會同意陳邦賢（1889—1976）的說法："戰國時扁鵲雖死，而秦醫獨盛。"⑤ 秦醫之說也收入同一時期的呂學。呂不韋《春秋》之書為"雜家"，一統各家，其說以"十二"紀為主軸："凡十二紀者，所以紀治亂存亡也，所以知壽夭吉凶也。"內容多論貴生、養生。《圜道》所論天道運行即人身之道：

> 何以說天道之圜也？精氣一上一下，圜周復雜（雜，通匝，循環），無所稽留。……人之有形體四枝，其能使之也。為其感而必知也。感而不知，則形體四枝不得而使矣。⑥

精氣一上、一下縱向持續運動（即"能使"的推動力），而人體的經脈同

---

① 淩耀星：《難經校注》，北京：人民衛生出版社2013年版，第65頁。
② 陳業興：《心包絡、胞絡與心包辨》，《秦漢醫學學刊》2006年第3期，第83—85頁。
③ 黃龍祥：《經脈理論還原與重構大綱》，第102頁。
④ 趙京生主編：《針灸學基本概念術語通典》，北京：人民衛生出版社2014年版，第949頁。
⑤ 陳邦賢：《中國醫學史》，上海：商務印書館1955年版，第26頁。
⑥ 尹仲容：《呂氏春秋校釋》，臺北：中華叢書委員會1958年版，第188—189頁。

樣的是縱向的遠隔部位連繫線，而理想的經脈也是"闤道"循環的模式。呂學之後，董仲舒為一統思想而有的創造與內在活力，也名為《春秋》的帝王書：《人副天數》成人之身"大節十二分，副月數也"。① 全書"十二"術數，幾乎無處不在。《官制象天》"人生於天而體天之節"；此"體"亦人之體，"天以四時之選十二節"。② 類似的天人比附感應見於今本《內經》。董子之後，《易緯·通卦驗》亦有"人之四支（肢）二十四脈"之說，也就是十二經脈。③《通卦驗》不晚於西漢末年。④ 從戰國到西漢末，有各種經脈流派，其中十二脈一系的確立不晚於西漢末年。鍾泰（1888—1979）論周秦百家之學"至秦而絕。猶王官六藝之學，至春秋、戰國而分。"⑤ 醫術之為天下裂。扁鵲、黃帝兩分，在西漢末年，後者後來居上。如論者所說："《靈樞·經脈》的形成也存在某種文本整合方式，而不全然是經脈學說自然演變的結果"。⑥ 十二經脈經此整合過程的改造，成為具有向量、分量的十二經脈主導學說。

扁鵲學派已有脈氣循環的思想。例如《脈經·診損至脈》有"一刻百三十五息"；"二刻為一度，一度氣行一周身，晝夜五十度"。⑦ 此篇論損脈及至脈，即過緩、過快的脈象，並各分為五等脈。篇中收錄不同流派的診法，包括"岐伯曰"的損至脈（不見於今本《內經》）記錄。曹東義以為："《靈樞》的《根結篇》與《營衛生會篇》中，把扁鵲'晝夜五十度'的脈氣循環學說發展成'五十營'，並且確定了十二經脈先後交接的次序。"⑧

而在各種循環學說，以《靈樞·經脈》為眾人所公認的十二經脈版

---

① 袁長江等：《董仲舒集》，北京：學苑出版社 2003 年版，第 283 頁。

② 袁長江等：《董仲舒集》，第 173 頁。

③ 《易緯通卦驗》，臺北：新文豐出版公司 1987 年版，第 32—52 頁。

④ 易緯起於西漢末。馮友蘭：《三松堂全集》第 9 卷，河南人民出版社 1991 年版，第 203 頁。

⑤ 鍾泰：《鍾泰學術文集》，上海：上海人民出版社 2012 年版，第 190 頁。

⑥ 趙爭：《古脈書〈足臂十一脈灸經〉與〈陰陽十一脈灸經〉相對年代問題考論》，《出土文獻》第 7 輯，2015 年版，第 215 頁。

⑦ 王叔和：《脈經》，第 75 頁。

⑧ 曹東義等：《扁鵲脈學成就研究》，《中國中醫基礎醫學雜誌》1997 年第 1 期，第 58 頁。

本。此篇的編次，與上書《經別》編次先後相連。經別主要是討論經脈（陽經）與内腑的連繫。成書西元七世紀的楊上善《太素》解釋別經："別，謂六經大經別行，合於府經"；而歸為 "黃帝以後撰之人"。① 趙京生《經別求是》認為中醫發展趨向表現於經別理論，其重心由經脈至臟腑："人體生命活動及疾病原理，主導觀念轉向臟腑理論。"② 經別理論的完成應該不晚於西漢末年。

西元五年，王莽（前 45—23）徵求全國知曉醫藥、方技等各種 "異能之士"，多達數千人，由地方優禮至京，在殺庭論記所學。而此時劉歆襄校書籍，除了取自中秘書籍以外，應該也有地方來的各種秘本包括私家醫書。在西漢也唯有這次整理圖書大規模運動，其工作被勞貞一先生（1907—2003）形容是 "急進" 的。③ 《漢志》有七家 216 卷醫經之多，黃帝内經列為第一。同樣關注王莽時期醫學活動的山田慶兒，將《内經》内文區分為五個分派；其中西漢末年的《内經》"是黃帝派與少師派作品的簡編"；④ 而西漢初扁鵲醫說此時是否業已式微？

東漢初思想家王充（27—97），在其《論衡》中提及扁鵲有七次。扁鵲以一般人熟知的醫生形象出現。《論衡·別通篇》扁鵲亦同眾醫之一技之方？⑤ 在《紀妖篇》更質疑扁鵲故事。⑥ 而黃帝被稱 "帝仙"，一副養生得道形象："心意調和，形體肥勁，是與堯、舜異也。"⑦ 東漢末徐幹（171—218）《中論·考偽》"以盧醫不能別，遘之者不能攻也"。⑧ 扁鵲也不再能任何病都可起死回生。

十二經脈體系組成的底層之一是絡脈診，而且最終也是以十二絡脈與

---

　　① 李克光、鄭孝昌主編：《黃帝内經太素校注》上册，北京：人民衛生出版社 2003 年版，第 225 頁。

　　② 趙京生：《經別求是》，《中國針灸》2008 年第 9 期，第 695 頁。

　　③ 勞貞一：《秦漢史》，上海：中國文化服務社 1946 年版，第 105 頁。

　　④ 山田慶兒：《中國古代的計量解剖學》，《尋根》1995 年第 4 期，第 41 頁。

　　⑤ 張宗祥：《論衡校注》，上海：上海古籍出版社 2010 年版，第 273 頁。

　　⑥ 張宗祥：《論衡校注》，第 438—440 頁。

　　⑦ 張宗祥：《論衡校注》，第 144 頁。

　　⑧ 徐幹：《中論》，收入《中國子學名著集成》，臺北：中國子學名著集成編印基金會 1978 年版，第 230 頁。

之配合。廖平（1852—1932）認為"診絡"法，包括"視絡色與面色"。① 體表絡脈與經脈的主要差別，是後者"顏色無常"② 可用以診斷。西漢初名醫淳于意的醫案不少涉及絡脈診。例如，"肝—絡連屬結絕乳下陽明，故絡絕，開陽明脈"（中醫師彭堅的解釋：肝絡有損，引起陽明脈致病）。而淳于意教授醫學，有所謂"奇絡結"③ 之法。診察奇絡脈在人體部位，主要稱之"色部"。扁鵲、黃帝學派都有雷同的技術。廖平說："大定本圖經曰：扁鵲所謂經脈十二、絡脈十二者，皆因其原如環之無端，絡以十二計之"。④ "圖經"即王惟一（約987—1067）的《銅人腧穴針灸圖經》；前述引文出自《手太陰肺經》。⑤ 十二絡脈系統應該是隨著十二經脈的成立而完成，佐翼完經。

中醫早期針刺的重點不在非常精確的腧穴部位。在十二經穴完備之前，有"五體⑥刺法"包括刺肉、刺筋等部位，並"不必拘泥於腧穴的針刺深淺標準"；病變部位即有相應刺法。⑦ 黃龍祥說："《內經》刺法專篇《官針》所載各類針術中，'五體刺法'占據了壓倒性的多數"。⑧ 而在五體刺法流行階段，其實"經脈學說還遠未誕生"。⑨ 與十二經穴同時完成的是十二"經筋"學說，如梅健寒（1924—2004）先生指出，經筋病候不同於經脈；而腧穴主治即為本經循行部位。⑩ 經穴互動最後標準化

① 廖平：《廖平醫書合集》，天津：天津科學技術出版社2010年版，第153頁。
② 郭現輝、程艷婷：《淺談經脈、絡脈、血脈的區別及脈診的關係》，《山西中醫學院院報》2016年第1期，第4頁。
③ 王利器主編：《史記注譯》（四），第2225、2236頁。
④ 廖平：《廖平醫書合集》，第173頁。
⑤ 王惟一：《重訂銅人腧穴針灸圖經》，收入《中華醫書集成》第18冊，北京：中醫古籍出版社1999年版，第3頁。
⑥ 林克：《五體考》，《大東文化大學漢學會誌》1997年第36號，第98—125頁。
⑦ 劉金洪：《淺談〈內經〉五體刺法》，《四川中醫》1997年第6期，第14—15頁。
⑧ 黃龍祥：《經脈理論還原與重構大綱》，第372頁。
⑨ 黃龍祥：《經脈理論還原與重構大綱》，第77—78頁。
⑩ 張建斌：《梅健寒老師對現代針灸學術的貢獻》，《中國針灸》2008年第9期，第697—701頁。

中間經過漫長的時期。

在整個《經脈》最後完成的過程，還存在一個針具技術因素。扁鵲學派所有史料都顯示其恆用砭針。《鶡冠子·世賢》的扁鵲故事，提及砭石治療"創深股維（股維即身體）"。① 而微針新工具配合"補瀉"的觀念，導致砭石學派的式微。如張樹劍所說金屬針補瀉手法："是在'損有余益不足'思想影響下，古代醫者才會去探求脈的虛實，後又借助金屬針具的發明，才漸漸形成了針刺補瀉的操作術式。"② 而金屬微針學派的治療代表正是東漢以降的黃帝學派。

金屬針具使用的大變化，見於南朝齊、梁間的侍郎全元起的《素問》注本。全氏保留的黃帝書的傳本之一《素問》九卷本，已失卷七，僅存八卷。目前保存全氏注文約有 40 條。其中，全元起討論砭石有三種名稱皆同。黃帝造新針具代砭石：

> 黃帝造九針以代鑱石。上古之治者，各隨方所宜，東方之人多癰腫聚結，故砭石生於東方。③

以上全氏之注，"鑱石"即是"砭石"。他認為是"上古之治"，也是扁鵲時代使用針具。而"九針"學派依託黃帝造九針之名，取而代之。金屬針的普遍流行，不在黃帝時代。

如果說扁鵲學派有前述幾項特徵，那什麼是"黃帝"學派？作為"權威"的黃帝，如史華慈（Benjamin Schwartz，1918—1999）指出"與在位者的道德品質"密不可分。④ 我們閱讀《內經》中的方技家黃帝，其形象恬淡虛無而具有社會—宇宙（socio‑cosmic）的權威。⑤ 東漢王符

---

① 黃懷信：《鶡冠子彙校集註》，北京：中華書局 2004 年版，第 339 頁。

② 張樹劍、趙京生：《損益思想與針刺補瀉》，《中華醫史雜誌》2009 年第 5 期，第 290 頁。

③ 全元起：《素問注》佚文，收入嚴世芸、李其忠主編《三國兩晉南北朝醫學總錄》，北京：人民衛生出版社 2009 年版，第 1156 頁。

④ 史華慈（Benjamin Schwartz）著，王中江編：《思想的跨度與張力》，鄭州：中州古籍出版社 2009 年版，第 85 頁。

⑤ 史華慈著，王中江編：《思想的跨度與張力》，第 82 頁。

《潛夫論·思賢》並論醫及國："治身有黃帝之術，治世有孔子之經。"①
這裡的黃帝之術，不是《漢書·藝文志》的《黃帝內經》及傳本。各種
技術書創作依託黃帝，如羅焌所說："自秦、漢以來方士者流造為神仙之
說悉附會諸黃帝者"。② 附會黃帝之醫學文本東漢以降亦然。現存《靈
樞》與《素問》兩種不同的黃帝書並不是《漢志》原來所載之黃帝書。

《靈樞》尚是真古書。雖然"皇甫謐所見之《針經》，王冰所見之
《靈樞》"③ 不盡相同，以後世改編求古本而庸人自擾。全氏本黃帝醫書，
如于鐵成所說："保持了自劉向編校以來的舊貌"。④ 然劉向同時編校的扁
鵲醫書卻流傳不明。何愛華（1926—1993）考證，《靈樞》來源其實比
《素問》更早，各自獨立。其中"《素問》的某些論篇，似為《倉公傳》
所載《黃帝脈書》、《扁鵲脈書》等二十二種古代醫籍"⑤ 的不同傳本。
合理的推論，東漢的不少新增篇文後來成為今本《內經》的主要內容。
《素問》散亂變動在各本黃帝書最甚，同時也保存了較多扁鵲佚文。

《扁鵲內經》九卷早已佚。佚文不等於原"書"。例如，蔣維喬
（1873—1958）等《呂氏春秋佚文輯佚》不等於《呂子》之書。⑥ 扁鵲九
卷並不存篇第之舊目，只在其他醫書保留一些佚文。章學誠（1738—
1801）以為輯佚與偽書同源："夫墳、典既亡，而作偽者之搜輯補苴，亦
未必無什一之存也。"⑦ 依託扁鵲之醫書，如龐安常（1042—1099）習扁
鵲之術。⑧ 或戴良（1317—1383）所述"謂扁鵲為秦越人，則傳中無太玄
君之號。醫門倣託，率多類此。"⑨ 李時珍（1518—1593）《本草綱目》

---

① 汪繼培：《潛夫論箋》，臺北：漢京文化事業有限公司1984年版，第78頁。
② 羅焌：《諸子學述》，長沙：嶽麓書社1995年版，第273頁。
③ 傅景華、傅景春：《〈內經〉敘錄》，收入王琦主編《黃帝內經專題研究》，
濟南：山東科學技術出版社1985年版，第25頁。
④ 于鐵成：《〈素問〉全元起本與新校正王冰注本互勘研究》，《天津中醫學院
學報》1986年第1期，第42頁。
⑤ 何愛華：《黃帝內經書証》，哈爾濱：黑龍江中醫學院1984年版，第54頁。
⑥ 載入尹仲容：《呂氏春秋校釋》，第261—266頁。
⑦ 章學誠：《文史通義》，上海：上海古籍出版社2012年版，第57頁。
⑧ 俞鼎芬等：《李濂醫史校注》，福州：廈門大學出版社1992年版，第76頁。
⑨ 戴良：《戴良集》，長春：吉林文史出版社2009年版，第312頁。

引書中，包括《扁鵲方三卷》，① 未知來源為何？後世做託之扁鵲各書不是西漢《扁鵲內經》原文。

　　扁鵲學派式微約在西漢末年。從戰國到這段時期可以有多種"分期"。勒高夫（Jacques Le Goff，1924—2014）歷史的核心"是對各種有價值的變遷的一種學習研究"。② 歷史分期有不同的可能。其間有價值的幾微變遷並不多。有人以為中醫史"自上古至漢末（按東漢）為一期"，③ 並不適用扁鵲學派的分期。李零讀《漢書·藝文志》以為，其中載錄的"技術書，都是不斷更新，淘汰很快"。④ 技術持續更新，在醫學實作仍沿用舊有術語、概念。東漢以降，依託形式隨著技術更新而變。張爾田力主疑古可而"偽古"之不可能。漢代以前無造假的醫書。技術者無意偽造黃帝製器的光輝時代。舊有技術淘汰，後出技術仍是黃帝之學。⑤ 因此，留下許多時代不清的"類似文本"與"關聯文本"。⑥ 類似醫學主題可以有各種論述。例如張家山《脈書》的氣絕面色發黑"面黑目環視衷，則氣先死。"⑦ 在六朝引述扁鵲佚文的《刪繁方》為："氣絕不療，喘而冷汗出，二日死，氣以應手太陰，手太陰氣絕則皮毛焦。太陰者，行氣溫皮毛者也。"⑧ 扁鵲學派衰亡，錯文紛出，僅詞氣間略存類似。

　　與扁鵲相關醫文，最密切者為《八十一難》或《難經》。李茂如（1917—2001）指出："其書曾有吳呂廣（或禰呂博望）作注，信在東漢時期已見重於世矣。"⑨ 此書較早標示黃帝之書，而非越人之學。張驥以為："俞跗、扁鵲皆黃帝時人，《內經》即《難經》，謂之《扁鵲經》，猶

① 李時珍：《本草綱目》，北京：人民衛生出版社1991年版，第12頁。
② 勒高夫（Jacques Le Goff）著，方仁傑等譯：《歷史與記憶》，北京：中國人民大學出版社2010年版，第143頁。
③ 呂思勉：《先秦學術概論》，上海：東方出版中心1985年版，第148頁。
④ 李零：《蘭台萬卷》，第1099頁。
⑤ 張爾田：《論偽書示從遊諸子》，收入氏著《遯堪文集》上海刻本，1948年，卷2，第8—9頁。
⑥ 黃龍祥：《經脈理論還原與重構大綱》，第292頁。
⑦ 《張家山漢墓竹簡》，北京：文物出版社2006年版，第128頁。
⑧ 王燾：《外台秘要方》，北京：華夏出版社1993年版，第304頁。
⑨ 李茂如：《醫籍敍錄集》，北京：中醫古籍出版社2009年版，第54頁。

隋、唐《志》稱《岐伯經》也。"① 也就是，東漢醫書多附之黃帝名。東漢末年宋均、宋衷等，將二十多種發明全歸給黃帝，② 弘壤流以納異說。東漢各種方技依託黃帝之風俗，如葛洪（283—363）《抱樸子・極言》論各種技術的來源："精推步則訪山稽、力牧，講占候則詢風後，著體診則受雷、岐"；這裡的山稽、力牧、風後、雷公、岐伯等皆是黃帝臣。③ "體診" 即醫藥之術。

"黃老" 連稱，但偏重黃帝；在宋以前依託老子的醫學文本，只有《老子禁食經》、《老子養生要訣》、《老子黃庭內視圖》、《老子石室蘭台中治癩符》 等，④ 不過少數幾種。道書更多依託老子。

一個佐證：成書於三世紀的《吳氏本草經》，引用 "扁鵲" 等九家藥性書。尚志鈞（1918—2008）說："按神農、黃帝、岐伯、雷公、扁鵲、醫和都是先秦醫家，若這些醫家在那個時代果真著有藥書，為何在先秦各種文獻（包括先秦出土資料）中不見其蹤跡？" 而且 "漢代出現很多託名的本草"。⑤ 既有託名扁鵲的本草書，為何不可能有漢人託名扁鵲的相關醫論？扁鵲學術式微與其書依託大量增加是並行現象。

老官山經穴俑的脈，不屬於 11 脈或 12 脈系統。在西漢末年前，為什麼人體的脈以 "不同的方式" 來表達？如果東漢的墓葬群日後出土經穴俑，會以何種方式呈現經穴？脈的各種養生利用，並不只針灸治療一端。借用羅維前的提問："它是否是單單用來表達人們對身體的迷信以及認識"？⑥ 俞正燮（1775—1840）論道家脈書各人可以偏行："以經（按經

---

① 張驌：《漢書藝文志方技補注》，收入《二十五史藝文經籍志考補萃編》第 5 卷，北京：清華大學出版社 2012 年版，第 338 頁。

② 王玉德：《〈世本・作篇〉與先秦發明創作考》，收入《三網集》，武漢：武漢出版社 1991 年版，第 239 頁。

③ 王明：《抱樸子內篇校釋》，北京：中華書局 1996 年版，第 248 頁。

④ 岡西為人：《宋以前醫籍考》，臺北：古亭書屋 1969 年版，第 1432 頁。

⑤ 尚志鈞：《〈吳普本草〉引書有漢人託名之作》，收入氏輯校《吳氏本草經》，北京：中醫古籍出版社 2005 年版，第 148 頁。

⑥ 王淑民、羅維前主編：《形象中醫》，北京：人民衛生出版社 2007 年版，前言，第 7 頁。

脈）治療，但合其所好，亦可偏行之。"① 經穴俑多達 119 穴，而缺盆一穴最為醒目並有銘文。此經穴俑之功能或曾為"肩息"（按息，呼吸）或"關息"之術？東漢荀悅《申鑒·俗嫌》提及兩種部位命名的呼吸方法：

　　　夫善養性者無常術，得其和而已矣。鄰臍二寸謂之關。關者，所以關藏呼吸之氣，以稟授四體也。故氣長者以關息，氣短者其息稍升，其脈稍促，其神稍越。至於以肩息而氣舒，其神稍專。②

在老官山經穴俑身上也有顯著的"臍"。上述兩種呼吸法關息與肩息，也涉及精神狀態。關息之法致脈促、神越，而肩息之法則"氣舒"同時神專。經穴俑亦是養生內術之一縱？

老官山扁鵲醫書是抄寫本。如朱德熙（1920—1992）先生以為，出土古書與相同書籍在宋以後"刻本"差別較大。醫書刻本如黃帝書在宋代出現以後，③ "增加了比較劇烈地改變古書面貌的可能性。"④ 而相對《黃帝內經》一系保存較好，《扁鵲內經》散佚，因此老官山扁鵲古醫書的珍重自然不言而喻。

本文標題所說的出土文物（survivals）是過時的，包括經脈俑及部分扁鵲殘簡。其在墓中的功能是多樣的？保存文物，墓主想保持生前的興趣。或者墓主的家人在墓葬的"需要之處"佈置具保護之物（amulet／mascot）。⑤ 古墓派扁鵲不是起死回生的那位扁鵲。

---

　　① 俞正燮：《癸巳存稿》，瀋陽：遼寧教育出版社 2003 年版，第 100 頁。
　　② 孫啟治：《申鑒注校補》，北京：中華書局 2012 年版，第 126 頁。
　　③ 岡西為人：《古醫學復興の歴史（中國編）》，收入《漢方醫學の源流》，東京：千金要方刊行會 1974 年版，第 71—94 頁。
　　④ 朱德熙：《七十年代出土的秦漢簡冊和帛書》，收入《朱德熙文集·第 5 卷》，北京：商務印書館 1999 年版，第 144 頁。
　　⑤ 江紹原編譯：《現代英國民俗與民俗學》，上海：上海文藝出版社 1988 年版，第 168—175 頁。請注意江紹原的注釋。

# 結　語

如何是"扁鵲"的？對各種出土、傳世本應有不同等級、時期的分類。塗爾幹（Émile Durkheim，1858—1917）以為，從事"分類是通過找回事物被指定達至的目的來找回事物的秩序的。"① 什麼是扁鵲醫籍的秩序？又如何評估老官山中醫出土文物？經穴俑上有脈、穴，特別值得注意的人體幾個"部位"。俑上的文字是一種簡字形式（syncopated）的表達，提供墓主生前養生學習之用。而出土文物也使醫史學者有信心從《內經》尋出三十多篇扁鵲學派的可能佚文。"'逝者已矣！'（What is past is past!），後人已無法再知曉真實的過去。"② 扁鵲醫學歷史的真實何從知曉？

[李建民，臺灣"中研院"歷史語言研究所研究員]

---

① 涂爾幹（Émile Durkheim）著，渠東敬等譯：《哲學講稿》，北京：商務印書館 2012 年版，第 201 頁。

② 黃進興：《後現代主義與中國新史學》，高雄：中山大學出版社 2015 年版，第 27 頁。

# 簡帛脈學文獻對經脈認識的意義*

趙京生

**摘　要**　本文梳理和探討出土簡帛醫書中脈學文獻對經脈及其理論認識的意義。研究以"脈"的概念、經脈走向和足六脈為分析要點，①闡述經脈的形成、內涵及其演變，與脈診的密切關係及由此積累的刺法經驗；②認為經脈走向取決於認識觀念，經脈理論發展過程中先後出現箭形與環形兩種描述，體現了不同的理論指向，影響腧穴與經脈關係的表現形式；③十二經脈中足六脈似最先成熟，其廣泛臨床意義的影響及至六經辨證。針灸理論概念主體內容具有歷史性特點，簡帛醫書提供的大跨度歷史視野，對理解與詮釋針灸理論具有直接價值，並有著長久的文獻研究生命力。

**關鍵詞**　簡帛醫書　脈學　經脈　足脈　脈診　氣至腧穴　六經辨證　黃帝內經　針灸　甲乙經

千百年來，人們所能見到的最早醫籍只有《黃帝內經》，今人印象中的經脈理論內容源自於此，而其更為早期、原始的面貌則不得而知，這給理解和研究經脈帶來相當大的困難。近幾十年出土的簡帛醫學文獻，特別是其中以馬王堆帛書為代表的有關脈學文獻，其發現"填補了我國早期醫學史上的一大空白，對於研究我國古代醫學理論特別是對經脈學說的起

---

*　國家重點基礎研究發展計劃（"973"計劃），項目編號：2013CB532006。

源與發展以及診斷學的脈法，都是極其寶貴的文獻資料”，① 其内容與《黄帝内經》有淵源關係，② 有學者認為馬王堆醫書成書時代不早於戰國末期。③ 國内外學者對此已開展了大量相關研究，成果豐富，這裡不一一贅述，本文在此基礎上結合個人認識，以“脈”的概念、走向和足脈為要點，梳理和探討簡帛脈學文獻對經脈認識的意義。

# 一 “脈”與經脈

經脈，是針灸學的核心概念，有關理論認識構成針灸理論體系核心，其獨特性最為突出，不僅聞名於現代醫學界，也廣為社會民衆所知曉。這種特殊性，主要不在其作為專業術語的性質，而是由於現代科學和醫學知識背景的映襯，成為今人認識傳統醫學的一個著名未解之謎。

## （一）脈的概念

無論經脈還是絡脈，都統歸於“脈”，那麼，脈指什麼？這些概念之間是什麼關係？出土簡帛醫書中的相關内容，為厘清這些問題認識提供了極寶貴資料。試看：

**脈的功能** 《脈書》：“脈者瀆也”。

**脈的診查** 《脈法》《脈書》：“相脈之道”；《脈書》：“夫脈固有動者，骭之少陰，臂之鉅陰、少陰”。

**脈病表現** 《脈書》：如果病“在腸，……左右血先出，為脈”；脈病特點：《脈書》“脈痛如流”。

**脈的稱謂** 經脈命名方式，《足臂十一脈灸經》為“足＋X 陽/X

---

① 中醫研究院醫史文獻研究室：《馬王堆帛書四種古醫學佚書簡介》，《文物》1975 年第 6 期，第 16—19 頁。

② 李學勤：《〈馬王堆漢墓醫書校釋〉序》，《四川大學學報》（哲學社會科學版）1990 年第 2 期，第 102 頁。

③ 張顯成、程文文：《從副詞發展史角度考馬王堆醫書成書時代》，《文獻》2016 年第 2 期，第 9—18 頁。

陰＋脈”，“臂＋X陽／X陰＋脈”；《陰陽十一脈灸經》足經脈為“X陽／X陰＋之脈”，手陰經為“臂＋X陰＋之脈”，手三陽經為“肩脈”“耳脈”“齒脈”。

**脈的主病範圍**　《陰陽十一脈灸經》各經脈內容於病候之後，皆曰“是XX脈主治”。

**脈病治則（取治範圍）**　《足臂十一脈灸經》各經脈於病候之後，有“諸病此物者，皆久（灸）XX脈”。

**脈病治法**　《脈書》：“治病者取有徐而益不足，故氣上而不下，則視有過之脈，當環而久之，……氣一上一下，當郤與胕之脈而砭之。用砭啟脈者必如式”。

可以看出，這些不同內容，都以“脈”來表達。對“脈”的作用，張家山漢簡《脈書》解釋為“脈者瀆也”。瀆，《說文·水部》釋：“瀆，溝也”。所以，《脈書》中形容“脈”的病痛為“脈痛如流”；腸病而“左右血先出，為脈”，即脈痔。[1] 在足少陰脈、手太陰和少陰脈（骭之少陰，臂之鉅陰、少陰）處常察知脈的搏動，可為診查之用。脈病之時，用砭石在膕窩和肘窩部剌脈（出血）治之。[2] 以上論及“脈”的內容，都與血管、血流、血（液）相關，所以“脈”的基本含義即血管，如同行水之溝渠，用以行血液，可以在體表診查之，可以在體表顯現處刺之出血以治病。這些包括經脈、診脈和刺脈等內容記載在同一文獻中，而統稱《脈書》，可知古人將診察和治療之“脈”與經脈之“脈”視為同一的，將血管（脈）與經脈視為一體。這種血管（脈）與經脈一體的概念，主要基於實體形態。[3] 提示：（經）脈概念的形成，與對血管、血行、脈動的認識密切相關，二者同源。

---

① 周祖亮、方懿林：《簡帛醫藥文獻校釋》，北京：學苑出版社 2014 年版，第 346、362 頁。

② 周祖亮、方懿林：《簡帛醫藥文獻校釋》，第 346、362 頁。

③ 趙京生：《針灸經典理論闡釋》，上海：上海中醫藥大學出版社 2000 年版，第 69 頁。

**(二) 經脈的概念**

在《黃帝內經》中，脈已經分化為不同的下位概念：脈—經脈—絡脈（血脈）—孫絡等。早期的脈與經脈關係，在《黃帝內經》中仍可見到，但認識已經不僅是"脈"的單一方面，而是與血的生成、運行方式、經脈作用、臟腑功能，以及經脈與臟腑聯繫等緊密關聯，成為說明生命活動原理的理論成分。

> 《靈樞·玉版》："人之所受氣者，谷也。谷之所注者，胃也。……胃之所出氣血者，經隧也。經隧者，五藏六府之大絡也。"
>
> 《靈樞·癰疽》："腸胃受谷，……中焦出氣如露，上注谿谷，而滲孫脈，津液和調，變化而赤為血，血和則孫脈先滿溢，乃注於絡脈，皆盈，乃注於經脈。"
>
> 《靈樞·營衛生會》："人受氣於谷，谷入於胃，以傳與肺，五藏六府，皆以受氣，其清者為營，濁者為衛，營在脈中，衛在脈外，營周不休。"
>
> 《素問·經脈別論》："食氣入胃，濁氣歸心，淫精於脈。脈氣流經，經氣歸於肺，肺朝百脈，輸精於皮毛。"

也就是說，經脈，較之簡帛醫書時期，更深地與血（"氣血"、"營氣"）的活動關聯起來。

如此看來，《黃帝內經》對脈的定義，實際有兩個角度：一是從"氣"而言，如《靈樞·決氣》："壅遏營氣，令無所避，是謂脈。"《靈樞·經脈》："脈為營"等。一是從血而言，如《素問·脈要精微論》："夫脈者，血之府也。"兩者都是從功能來說，但顯然前者更為抽象，偏於說明實現氣（氣血）的循環運行，實為"經脈"，來自對經脈運行營氣功能的認識，"營氣之道，……精專者行於經隧，常營無已，終而復始"（《靈樞·營氣》），"經脈者，所以行血氣而營陰陽，濡筋骨，利關節者也"（《靈樞·本臟》）。後者則在容納血液的基本功能，出於診法篇章，實為血管，認識背景是臟腑與脈、血的關係，"心主脈"（《素問·宣明五氣》、《靈樞·九針論》），"心藏脈"（《靈樞·本神》），"諸血者皆屬於心"（《素問·五藏生成》），"心主身之血脈"（《素問·痿論》），"心藏血脈之氣也"（《素問·平人氣象論》）。因此，《黃帝內經》中"脈"的概念涵蓋血管和經脈。

古代醫家接受的是《黃帝內經》奠定的醫學理論，對上述脈、經脈、血三者，總體上是糅合在一起的，如對"脈者血之府也"之脈，仍是從經脈理解，唐代注家楊上善："經脈以為血之府之也"（《黃帝內經太素·診候之三·雜診》卷十六）；王冰注："府，聚也，言血之多少皆聚見於經脈之中也"（《重廣補注黃帝內經素問·五藏生成篇》）。張介賓的理解還兼及經脈運行氣血功能，"血必聚於經脈之中，……然此血字，實兼氣為言，非獨指在血也"（《類經·脈色類·二十一、諸脈證診法》卷六）。

從演變過程來看，"脈"出現較早，在先秦文獻中已見，《周禮·天官塚宰》："凡藥以酸養骨，以辛養筋，以鹹養脈，以苦養氣，以甘養肉，以滑養竅"。《春秋左傳·莊公》："亂氣狡憤，陰血周作，張脈僨興，外強中干"。"血脈"概念則晚些，《呂氏春秋·達鬱》卷二十有"血脈欲其通也"，到漢代古書中已大量出現。醫學文獻中，馬王堆、張家山出土簡帛醫書中尚未見，在《黃帝內經》中已見有數十處之多，多用於指稱體表顯現的血管，因為血液淤阻而過於充盈、色深，為針刺出血或診查之處，在這層含義上又稱作"血絡"，但"血脈"也用於言說"脈"、"經脈（經絡）"之義。① 而"經脈"指有特定循行分佈和病候等的脈的主幹（主要是十二經脈、督脈、任脈、蹺脈等）。

所以，脈的概念，大約到秦漢之際出現血脈、經脈的劃分，初時"血脈"實際涵蓋經脈內容，且這種界限不清或者使用尚不嚴格的情況，在以後的應用中也仍有影響，除《呂氏春秋》之外，《史記·扁鵲倉公列傳》也有反映，"疾之居腠理也，湯熨之所及也；在血脈，針石之所及也；其在腸胃，酒醪之所及也；其在骨髓，雖司命無奈之何。"但總體上其含義逐漸偏於指血管，內涵範圍縮小，《黃帝內經》如此，《漢書·藝文志》將血脈、經絡相提並論，也應是這個原因，"醫經者，原人血脈經落（絡）骨髓陰陽表裡，以起百病之本，死生之分，而用度箴石湯火所

---

① 趙京生：《針灸關鍵概念術語考論》，北京：人民衛生出版社 2012 年版，第3—5 頁。

施，調百藥齊和之所宜。"

搞清楚血脈、經脈的這種關係特點，也才能正確理解和詮釋經典針灸理論，如：有關針刺補瀉原則的表述，《靈樞・九針十二原》："凡用針者，虛則實之，滿則泄之，宛陳則除之，邪勝則虛之"，虛者治以補法，實者治以瀉法，兩種情況是相對的，即"虛則實之，滿則泄之"，而其後的"宛陳則除之，邪勝則虛之"卻還談瀉法，為什麼？《靈樞・小針解》解釋說："所謂虛則實之者，氣口虛而當補之也。滿則泄之者，氣口盛而當瀉之也。宛陳則除之者，去血脈也。邪勝則虛之者，言諸經有盛者，皆瀉其邪也。"前句是講瀉血脈除瘀血，即刺"血絡"（小血管）出血，後句是說瀉經脈邪氣。

## （三）現代詮釋

現代於此，則有很大不同，簡單說，就是趨向儘量清楚界定概念術語含義範圍。如《內經詞典》"脈"的義項有七種，前三種分別為"血脈"、"經脈"、"指搏動顯現於外的脈"。① 在中醫、針灸理論的一般表述中，將"脈"和"經脈"區別開來，並且還多少有意強化二者的區別。對"脈"的概念，內涵限定于脈管、血管。在 20 世紀 50 年代編著的《中醫學概論》中，未見對"脈"的專門解釋，只在"藏象"理論部分的心"主血脈"功能提及，② 而在"經絡"理論中，亦無說明。《中醫名詞術語選釋》："脈：指脈管。脈管與心相連，是血液運行的通道。"③《辭源》（修訂本）第一個義項即"血管"，"脈：《說文》作'衇'。俗作'脈'。血管。"④ 而《中醫大辭典》（針灸推拿氣功養生分

---

① 張登本、武長春：《內經詞典》，北京：人民衛生出版社 1990 年版，第 429—430 頁。

② 南京中醫學院：《中醫學概論》，北京：人民衛生出版社 1958 年版，第 41—42 頁。

③ 中醫研究院、廣東中醫學院合編：《中醫名詞術語選釋》，北京：人民衛生出版社 1973 年版，第 23 頁。

④ 廣東、廣西、湖南、河南《辭源》修訂組，商務印書館編輯部：《辭源（修訂本）》，北京：商務印書館 1979 年版，第 2559 頁。

冊）（試用本）、① 《針灸學辭典》② 則不單設 "脈" 的條目，《中國醫學百科全書·針灸學》③ 無 "脈" 的條目。只在 "血絡" 條中有所涉及，"又稱血脈，指細小經脈和動脈"。④ 對 "經脈" 概念，内涵限定於運行氣血和聯繫通路。20 世紀 50 年代江蘇省中醫學校編《針灸學》，表達為 "經絡是人體運行氣血經過聯絡的通路。"⑤ 經《針灸學簡編》、⑥ 統編教材《針灸學講義》第 2 版⑦等修改後，包括運行氣血、聯絡全身兩個方面，遂成為現代經絡定義的一般表述，同時，也深刻影響著人們對經脈的理解與認識。

也就是說，脈、血脈的内涵反而縮小，經脈的内涵卻擴大了。

## 二　脈的走向與理論意指

### （一）箭形與環形

按照《黄帝内經》所載，經脈的主體有十二條（十二經脈），手足各六（手足各有三陰脈、三陽脈），分支稱絡脈（絡脈有三百六十五），如網路般分佈於全身，將四肢、頭、身和内臟器官等連系為一個整體，各經脈依序相連如環，氣血循行於中。《靈樞·海論》："夫十二經脈者，内屬於臟腑，外絡於肢節。"《靈樞·經水》："經脈者，受血而營之。"《靈樞·邪氣藏府病形》："經絡之相貫，如環無端。"

馬王堆出土文獻《足臂十一脈灸經》、《陰陽十一脈灸經》，呈現的經

---

① 《中醫大辭典》編輯委員會編：《中醫大辭典（針灸推拿氣功養生分冊）（試用本）》，北京：人民衛生出版社 1986 年版。

② 安徽中醫學院、上海中醫學院：《針灸學辭典》，上海：上海科學技術出版社 1987 年版。

③ 王雪苔主編：《中國醫學百科全書·針灸學》，上海：上海科學技術出版社 1989 年版。

④ 安徽中醫學院、上海中醫學院：《針灸學辭典》，上海：上海科學技術出版社 1987 年版，第 452 頁。

⑤ 江蘇省中醫學校針灸學科教研組：《針灸學》，南京：江蘇人民出版社 1957 年版，第 3 頁。

⑥ 中醫研究院：《針灸學簡編》，北京：人民衛生出版社 1957 年版。

⑦ 南京中醫學院：《針灸學講義》，北京：人民衛生出版社 1964 年版。

脈面貌卻有相當的不同。簡言之，在脈的數量、名稱、循行、與臟腑聯繫、各脈間聯繫、主治病症等方面，都與《黃帝內經》有較大差異，且更顯原始。脈的總數只有十一條；除《陰陽十一脈灸經》"肩脈"、"太陰脈"外，絕大多數脈始於四肢走向頭身；記述十一脈的順序，《足臂十一脈灸經》以手足為序，即先足後手，《陰陽十一脈灸經》以陰陽為序，即先陽後陰，又各以足為先；對脈的循行分佈描述簡略，軀幹部尤為模糊，很少聯繫內臟；各脈之間無連接關係，更無循環相連。①

　　研究發現，十二經脈源自十一脈，其內容與《陰陽十一脈灸經》、《足臂十一脈灸經》都有關，體例則是仿照前者。② 對照《靈樞·經脈》十二經脈，出土文獻中十一脈的內容特點，除簡樸外，突出的不同是經脈走向（描述經脈走行的先後順序）：十一脈如箭形，十二經脈如環形。所謂箭形，即各經脈都是始於四肢末端（手足）而終於頭身的單一方向。所謂環形，是指各經脈按序銜接如環，則半數經脈始於四肢末端而終於頭身，半數始於頭身而終於四肢末端，即"脈行之逆順"："手之三陰，從藏走手；手之三陽，從手走頭。足之三陽，從頭走足；足之三陰，從足走腹"（《靈樞·逆順肥瘦》）。

　　綜上，兩類經脈走向的特點如下：

　　十一脈：四肢端——頭或身（胸腹）。

　　十二脈：胸—手—頭—足—腹胸—手—頭—足—腹胸—手—頭—腹—頭—胸（"陰氣從足上行至頭，而下行循臂至指端；陽氣從手上行至頭，而下行至足"（《素問·太陰陽明論》）。

　　簡帛醫書中的十一脈，各經脈的內容都由三個部分組成，先是經脈循行，次列病候，最後為治則。三部分內容的性質，提示三者之間有內在關聯，分析表明，病候所在部位與經脈所到之處高度吻合，③ 即病候屬於該經脈，病症治療要取該經脈。如手少陰脈：

---

① 趙京生：《針灸經典理論闡釋》，第 2—5 頁。

② 廖育群：《岐黃醫道》，瀋陽：遼寧教育出版社 1991 年版，第 23—26、81—82 頁。

③ 趙京生：《針灸經典理論闡釋》，第 8—10 頁。

《足臂十一脈灸經》：

循筋下兼（廉），出膕內下兼（廉），出夜（腋），奏（湊）脅。

其病：脅痛。

諸病此物者，皆久（灸）臂少陰▲〔脈）。

《陰陽十一脈灸經》：

起於臂兩骨之間之間，之下骨上廉，筋之下，出臑內陰，入
心中。

是動則病：心痛，益（嗌）渴欲飲，此為臂蹶（厥）。

是臂少陰眿（脈）主治。

其所產病：脅痛，為一病。

　　因此，對於病症，經脈（循行）有說明意義。手少陰脈，從前臂端
（經上臂、腋）走向脅、心，病候有脅痛、心痛及嗌渴欲飲，病症部位與
經脈所至密切相關，因而這些病症為該脈"主治"，治療即施灸於該經
脈。手少陰脈病症的具體針灸部位，在此後的《黃帝內經》中，是取其
經脈上"掌後銳骨之端"，以及手厥陰經脈的五輸穴（位於中指端至肘部
的五個穴）。這些穴都在肘關節以下，遠隔於心及脅部，而手少陰脈始於
肢端，終於脅、心。這提示，十一脈箭形走向，是以經脈上下遠隔部位之
間的聯繫，表明肢端穴對頭身部的治療意義。

　　《黃帝內經》的十二經脈，脫胎於十一脈，各脈內容也都是由這三部
分組成，而且更為豐富完整，但是經脈走向、連帶十二經脈記述順序，都
發生了很大改變。通過這些變化，經脈就將周身上下內外連通起來，各經
脈依序銜接為一條循環通路，氣血以一定方向環運周身，從而維持和協調
人體機能活動，即《靈樞·本臟》所說："經脈者，所以行血氣而營陰
陽，濡筋骨，利關節者也。"

　　十一脈和十二經脈，都以一定的論述形式，表達其經脈意義，屬於兩
種經脈理論的模式，[1] 理論指向有異，分別說明不同醫學原理，代表了不
同的醫學觀念。

---

　　①　趙京生、史欣德：《論經脈理論的兩種模式》，《中國針灸》2009 年第 12 期，
第 1016—1020 頁。

不難看出,簡帛醫書中的十一脈内容,雖然簡樸,卻與臨床更為相關,如脈與病症及其治療的關係、病與部位及脈的關係、取治之脈等,直接體現了經脈對針灸治療的意義。"脈"的含義,如第一部分所析,在簡帛醫書中指血管,上述内容是血管概念的延伸與運用。這些基於血管概念而形成的理論内容和形式,反映的是對針灸治療規律的一種認識。可以說,從早期經脈理論來理解和認識經脈,尚不是很復雜。

《黄帝内經》中的十二經脈,儘管内容更為齊整,包含機體多種重要關係,理論化程度更高,但是,十一脈走向特點所表達的針灸治療意義,在環形走向的形式下被遮掩大半,轉而突出(今則强化)的是聯繫全身、運行氣血的意義。這兩方面的意義說明的是身體生理結構和功能,屬於中醫對人體及其生命活動的理論說明,已經不是經脈原本意義所在。而且,在概念上,偏於指血管的"血脈",以及後人的運用和今人刻意區別於經脈的解釋,都是在將血管之義從經脈概念中分出(參見本文第一部分),同時,絡脈、血絡等下位概念的出現又承載了此義,經脈概念逐漸抽象,不僅經脈環運氣血作用被"架空",聯繫全身作用也失卻基礎。這些使經脈本義不得彰顯,對經脈理論的理解認識也難得要領。

### (二) 經脈理論再認識

由於經脈理論概念的核心地位,如何理解經脈,影響幾乎所有重要針灸理論的認識。如上所析,基於脈的概念、經脈走向和理論模式的分析,簡帛醫書十一脈内容,較之後人熟知的《黄帝内經》十二經脈,更接近和體現經脈概念的初始内涵,其價值所在,不僅是分析和認識十二經脈的基礎,也為研究其他經典針灸理論及相關問題提供了新視角。

《黄帝内經》中為數不少論經脈及腧穴的内容,明顯不是基於經脈循環形式的產物,而是體現箭形向心模式的特點,即以起於手足終於頭身的經脈走行形式,體現四肢部腧穴對頭身的遠隔效應規律及其聯繫基礎。而手足十二脈為經脈的主體内容,早於簡帛脈書已經出現,具有遠隔效應的腧穴主要在四肢部,體現經脈特性,經脈理論形成的臨床基礎和初始内涵即在於此。這些意蘊並不直接予以說明,而主要通過經脈的走向、循行、聯繫等形式來表達。經脈環形模式,將陰陽經脈改為不同走向,以使各脈首尾相接成環,來說明氣血循環,體現陰陽升降互濟及臟腑表裡關係,從而合于天道，所謂"經脈留（流）行不止，與天同度，與地合紀"（《靈樞·癰疽》），① 是一種天人相應觀念下構築的理論模式。

**十二經脈箭形走向的痕跡**

在《黃帝內經》中出現了十二經別內容，其特別之處，為表裡經脈循行的兩兩相合形式，一般將其視為對《靈樞·經脈》十二經脈表裡聯繫的補充、強化。然而，十二經別的排列順序、走向等，都不同於《靈樞·經脈》，卻是與簡帛經脈文獻一致。簡帛脈書所代表的經脈早期形態，陽脈與陰脈有清楚的分別：陰脈入體腔而聯繫內臟，陽脈只布於體表而不入體腔。十二經別，陽脈連通內臟且描述詳細，反而陰脈體腔內循行聯繫表述簡略，以此說明經脈皆與內臟有聯繫，以及陰陽表裡經脈具有共性關係。因此，十二經別屬於簡帛脈書與《靈樞·經脈》之間的一種經脈理論形式，是對陽脈與內臟關係、與相應陰脈關係等新認識的理論說明，體現或折射出在《靈樞·經脈》之前存在的箭形走向十二經脈理論的面貌。這個面貌在出土簡帛脈書之前無從知曉，而《靈樞·經脈》所載十二脈理論的一統地位，使後人視"經別"為其補充或附屬部分，混淆了先後兩種形式的經脈理論。②

**經脈診查**

在經典針灸理論中，極為強調脈診的運用和意義，所謂"凡將用針，必先診脈，視氣之劇易，乃可以治也。"（《靈樞·九針十二原》）從簡帛醫書可知，這種重視其來有自，十一脈與脈診的內容都以"脈"字表達，包括這兩部分內容的古籍名曰《脈書》（張家山漢簡），說明診察之"脈"與經脈之"脈"屬同一個概念；診察的明顯"動"脈為足少陰與手太陰、手少陰三脈，"是主動，疾則病"，將脈之搏動異常的意義與經脈本身聯繫在一起，視為該經脈病變的表現。

《黃帝內經》中，"經脈診"的典型方法是人迎寸口脈診。其法：頸部人迎脈動代表陽脈之氣狀況，腕部寸口脈動代表陰脈之氣狀況，通過比較上下兩處脈動，來判斷所病經脈，根據陰陽經脈盛衰情況，決定針刺補

---

① 趙京生、史欣德：《論經脈理論的兩種模式》，《中國針灸》2009 年第 12 期，第 1016—1020 頁。

② 趙京生：《經別求是》，《中國針灸》2008 年第 9 期，第 691—695 頁。

瀉的經脈。這是一種比較診脈法，只用於針灸療法。簡帛醫書中所見診脈法，即是比較的方法，且更為簡樸。

《脈書》：

相脈之道，左□□□□□案之，右手直踝而簟之。它脈盈，此獨虛，則主病。它脈滑，此獨澀（澀），則主病。它脈靜，此獨動，則生病。夫脈固有動者，骭之少陰，臂之鉅陰、少陰，是主動，疾則病。此所以論有過之脈殹，其余謹視當脈之過。

比較二者，不難看出其間的方法關聯和演變。針灸實踐、經脈與脈診之間這種源頭上的密切關聯，有助於明了何以《黃帝內經》論針灸有大量脈診內容，增強對其針灸臨床經驗的研究與發掘意識。

如：《靈樞·九針十二原》提到針刺中可出現一種反應現象"氣至"，對針刺治療獲效有重要意義，"刺之要，氣至而有效，效之信，若風之吹云，明乎若見蒼天。"並載有一種通過針刺後脈象變化判斷"氣至而有效"的方法。後世針灸臨床雖然非常重視"氣至"，但一般只談到從醫者或患者的針下感覺來判斷"氣至"與否，且這種主觀感覺難以體察和言傳，向為針灸技法的要點與難點。而對察脈判斷氣至效果的方法，除了注解經文以外，罕見運用的記載。上述經脈與脈診之間淵源關係表明，《黃帝內經》載述的這種方法，應是在針灸臨床極為重視脈診情況下的經驗所得，而後世針灸臨床普遍不重脈診，其情形早有醫家指出："世之專針科者，既不識脈，又不察形，但問何病，便針何穴"（《針灸問對》卷上），顯然是此法於臨床少有運用體驗而近乎失傳的重要原因。

# 三 學術的源與流

不同時期學術理論之間，有著內在關聯和演變，簡帛醫書所提供的更大跨度的歷史視野，可使我們的認識清晰度得以提高。以下試舉兩例。

## 腧穴記述方式與經脈關係

首部針灸專著《針灸甲乙經》，對腧穴的記述方式，既不同於《黃帝內經》（如《素問·氣府論》），也非後世習見，而是頭身與四肢分別記述的形式，反映了四肢與頭身不同部位腧穴的意義有別。① 其第三卷為腧穴專卷，包括定位、取法、與經脈關係等，總體以自然身形之頭、軀幹、四肢為順序，分為兩種記穴方式：頭身按部位，進而按經脈；四肢部則直接按經脈記穴，始於末端。頭身部腧穴與經脈的關係，大量的是以“某脈之會”（交會穴）的形式出現，即一穴與數脈相關聯，實際反映了頭身部腧穴的經脈歸屬有不確定的一面，而確定的經脈劃分體現於四肢部尤其是肘膝關節以下腧穴。這與簡帛醫書中的經脈特點一致：始於四肢而走向頭身，四肢部描述詳細具體，軀幹部描述簡單模糊甚至闕如。應該屬於簡帛脈書認識的延續和影響。這種看似自然簡樸的記述方法，卻恰恰蘊含著腧穴的特性與規律，形象地提示腧穴之頭身與四肢不同所在與經脈的關係有別，② 也是經脈箭形向心走行影響巨大的反映。③ 後世乃至現代絕大多數針灸書按照經脈，並且常以經脈流注次序列穴的方法，與此有著根本區別，無論對經脈還是腧穴，都未能在形式上彰顯其規律性。

**《傷寒論》分證方法的經脈淵源**

《傷寒論》以太陽、陽明、少陽、太陰、厥陰、少陰分類病證，一般稱六經辨證，後世尊為辨證之祖。從經脈理論角度看，《傷寒論》所列六經病的主要表現，明顯屬於足六經病候範圍和特徵，古人已注意到這一點，卻從病變規律角度解釋，“傷寒只傳足經不傳手經”（朱肱《類證活人書》卷四）。如果將視野擴大到簡帛醫書，就會發現這是源自足六脈認識和運用的影響，屬於認識方法而非疾病本身的原因。

簡帛醫書十一脈中，有關足脈的內容及其行文方式，與手脈相較有明顯特點，簡單羅列，就不難看出，如：對經脈的記述順序為先足後手，《足臂十一脈灸經》是先述足脈後述手脈，《陰陽十一脈灸經》按陰脈陽脈分述，但仍各以足脈為先。其突出足脈的用意顯然。經脈名稱，《陰陽

① 趙京生：《〈甲乙經〉的組織結構與針灸學術意義》，《中醫文獻雜誌》2009年第 1 期，第 18—22 頁。

② 趙京生：《經脈系統的重構》，《中國針灸》2013 年第 12 期，第 1099—1102頁。

③ 趙京生、史欣德：《論經脈理論的兩種模式》，《中國針灸》2009 年第 12 期，第 1016—1020 頁。

十一脈灸經》對上肢脈皆冠以部位名稱,以明其所指,如"臂太陰脈"、"肩脈"等;而對下肢六條脈,僅以陰陽命名,徑稱"太陽脈"、"太陰脈"等。這種命名特點提示,足脈先於手脈而成熟,因此,只稱"某陽脈"或"某陰脈"即可明其所指,而無需加"足"字以別之。① 對足六經的這種稱謂特點,直到《內經》仍留有大量遺跡。足脈循行,《陰陽十一脈灸經》中除太陰脈止於腹部外,余五脈皆經軀幹至頭部,分佈範圍遠較手脈廣,故足脈所主病候亦相應地較手脈廣泛,具有全身性和數量多(數倍於手脈)的特點。此外,有關死候內容,都見於足脈文中。古人視診死候水平為醫技高低代表,帛書中即有《陰陽脈死候》之專文,《黃帝內經》有數篇論及,《史記·扁鵲倉公列傳》對兩個名醫診生死病案的大量載述,都屬於這種認識的體現。

可見,簡帛醫書時代總結的醫療實踐經驗,已顯現出足脈臨床意義重於手脈,所蘊含對足脈的認識與強調,影響深遠。

《黃帝內經》中,常見以足六經劃分病症類型,如腰痛、瘧疾等常見病中都有運用,《素問·熱論》更以足六經分類、闡釋傷寒熱病,而該篇方法與《傷寒論》六經辨證形式的關聯,顯而易見。但《黃帝內經》以足六經分類,並非專為熱病所設,《傷寒論》的六經辨證實際上仍然屬這一方法的延續和發展。足六經辨證屬經脈辨證,經脈辨證的形成又是基於對經脈病候、經脈循行的認識。所以,《傷寒論》六經辨證的思想方法源遠流長,它的較早形式為六經分證,而六經分證實際是以足六經分類病症,源頭在簡帛醫書中即已顯現的足脈的特殊性,與經脈的形成和早期認識有十分密切的關係。②

綜上,針灸理論概念的主體內容形成於古代,歷史性特點非常突出,同時,又傳沿至今。這種性質特點,決定了相關古文獻對理解與詮釋針灸理論的直接價值,而不僅是一般意義上的歷史資料;也決定了研究方法須

---

① 袁瑋:《"十一脈"說之前可能存在足"六脈"說》,《上海針灸雜誌》1988年第1期,第37—38頁;趙京生、張民慶、史欣德:《論足六經的特殊意義》,《上海中醫藥雜誌》2000年第12期,第36—37頁。

② 趙京生、張民慶、史欣德:《論足六經的特殊意義》,《上海中醫藥雜誌》2000年第12期,第36—37頁。

從其形成演變過程入手，在釐清學術史的基礎上，詮釋理論概念。

　　《黃帝內經》中的一些經脈腧穴理論，與《靈樞·經脈》篇闡述的十二經脈理論有明顯的不同，在這些古經脈文獻出土之前，難以有令人信服的解釋，通過與簡帛醫學文獻比較分析，可以看出，這些經脈腧穴理論是十一脈理論進一步發展的內容。對這些內容的闡釋，如果忽略其內在關聯與過程，很可能闡發得越多反而離其原本認識越遠。

　　經脈內容的繁簡多少，主要反映針灸運用經驗程度及其理論提升水平；經脈形式的不同，則取決於認識觀念及理論指向。理論的建立，都是為著說明某種事理、表達某種思想認識。經脈理論的產生基礎、運用及特點，沒有因歷史環境的變化而消失，而是不同程度地遺留、反映於發展著的醫學理論和方法之中。對其理解、詮釋和認識，也就需要有歷史的觀念和研究方法的把握。

　　簡帛醫學文獻，雖然內容和形式都較簡單、原始，卻提供了更本真的內涵和面貌，對經脈理論概念的認識尤為珍貴，而任何認識都有其階段性，也因此，簡帛醫書有著長久的文獻研究價值。

　　　　　　　　　〔趙京生，中國中醫科學院針灸研究所教授〕

# 從出土文獻看早期經脈學說

趙 爭

**摘 要** 《足臂十一脈灸經》與《陰陽十一脈灸經》之間不存在直接的承繼關係，兩者分屬"十一脈"說的不同流派；綜合考察相關出土文獻可以發現當時存在若干種不同的經脈學說。早期經脈學說呈現出一種多元圖景：不僅存在多種不同的經脈學說，而且相同經脈學說下存有不同的流派；早期經脈學說整體上呈現出的多元圖景，其實質是不同學說及流派多元並存且相互關聯的網狀關係。

**關鍵詞** 出土文獻 早期經脈學說 多元圖景

出土材料中涉及古代經脈者主要有以下幾宗：1973 年湖南長沙馬王堆三號漢墓出土的帛醫書，1992 年湖北江陵張家山二四七號漢墓出土的竹簡《脈書》，1993 年四川綿陽雙包山二號漢墓出土的經脈漆雕木人以及 2013 年成都天回鎮老官山三號漢墓出土的竹簡醫書及人體經穴俑。雙包山經脈漆雕木人沒有發現相應的文字說明，老官山人體經穴俑目前也未見相關文字內容的消息，馬王堆帛醫書《足臂十一脈灸經》與《陰陽十一脈灸經》（兩種傳本）、張家山漢簡《脈書》中與《陰陽十一脈灸經》內容相同的部分對經脈情形有完整和詳細的描述，尚未公佈完整釋文的老官山漢簡醫書中的《經脈書》當為對某種經脈系統的描述，目前僅有少量內容公佈。這些出土材料為脈學研究提供了一手資料，使我們可以瞭解早期經脈學說的真實情形，無疑十分寶貴。本文即通過綜合考察上述相關出土文獻，嘗試理解早期經脈學說的流傳概貌和發展情形。

# 一　同一學說的不同流派：從出土文獻看"十一脈"說

"十一脈"說見於湖南長沙馬王堆帛書《足臂十一脈灸經》（文中簡稱《足臂》）及《陰陽十一脈灸經》（有甲、乙兩種文本，簡稱《陰陽》甲本及乙本），以及湖北江陵張家山漢簡《脈書》中與帛書《陰陽》互見的部分（簡稱《陰陽》丙本）。《陰陽》有三種文本，其内容基本相同，本文的討論綜合使用了三種《陰陽》文本，此外，老官山人體經穴俑的紅色脈行線也當代表了某種"十一脈"說。

《足臂》與《陰陽》均為足脈六臂脈五的"十一脈"說，然而兩者在經脈命名、脈行路線及經脈病症等方面互有異同，因此對於兩者之間的關係頗引討論。學界的意見大致可分兩種：一種認為兩者之間存在線性的演進關係，或認為《足臂》較《陰陽》原始，後者發展了前者，經脈學說從《足臂》到《陰陽》再到《靈樞·經脈》構成了一條不斷發展的鏈條，① 或與此相反。② 第二種意見對《足臂》、《陰陽》與《靈樞·經脈》古脈學說線性演進的模型提出質疑，有研究者認為《足臂》與《陰陽》或分屬不同的體系，其間或不存在線性的早晚關係，二者當有共通的原始型而平行發展；③ 其後韓健平、李建民、廖育群等學者從不同的角度出

---

① 具有代表性的意見，較早者如 1979 年文物出版社所出《馬王堆漢墓帛書·五十二病方》一書所收《從三種古經脈文獻看經絡學說的形成和發展》一文，再如何宗禹：《馬王堆醫書考證譯釋問題探討》，《中華醫史雜誌》1981 年第 2 期及何氏《馬王堆帛書〈足臂十一脈灸經〉有關的問題再探》，《中華醫史雜誌》1984 年第 3 期，周一謀、蕭佐桃主編：《馬王堆醫書考注》，天津：天津科學技術出版社 1988 年版，第 4 頁。

② 參見姚純發《馬王堆帛書〈足臂十一脈灸經〉初探》，《中華醫史雜誌》1982 年第 3 期以及陳國清《〈足臂十一脈灸經〉淺探》，《中華醫史雜誌》1987 年第 4 期。陳氏通過比較《足臂》與《陰陽》的内容指出後者成書較早的證據，不過陳氏最終意見認為《足臂》與《陰陽》分屬不同系統，之間不存在繼承關係。

③ 參見［日］山田慶兒《〈黃帝内經〉的成立》，收入氏著《古代東亞哲學與科技文化：山田慶兒論文集》，瀋陽：遼寧教育出版社 1996 年版，第 234—254 頁。

發，對古脈線性演進的模型提出了討論。①

有關《足臂》與《陰陽》的關係問題，以往研究者無疑提出了不少有價值的意見，欲對《足臂》與《陰陽》的關係問題得出較為允當的結論，需要對有關材料進行全面的分析。以下從《足臂》與《陰陽》的經脈命名方式、經脈循行及經脈與臟腑的關聯等方面對兩者進行比較。

## （一）《足臂》與《陰陽》經脈命名方式比較研究

《足臂》的十一條經脈名稱如下：

> 足泰陽脈、足少陽脈、足陽明脈、足少陰脈、足泰陰脈、足厥陰脈、臂泰陰脈、臂少陰脈、臂泰陽脈、臂少陽脈、臂陽明脈；②

《陰陽》的十一條經脈名稱如下：

> 巨陽脈、少陽脈、陽明脈、肩脈、耳脈、齒脈、大陰脈、厥陰脈、少陰脈、臂巨陰脈、臂少陰脈；③

從脈的命名來看，《足臂》所遵循的原則較為明顯，分別結合了足臂和陰陽的命名原則，其脈名較為規整。相較而言，《陰陽》的脈名無疑既不統一又不完整，不統一之處在於除了以陰陽命名脈名之外，還有三條以

----

① 參見韓健平《馬王堆出土古脈書研究》，北京：中國社會科學出版社 1999 年版，第 98—115 頁；李建民《發現古脈——中國古典醫學與術數身體觀》，北京：社會科學文獻出版社 2007 年版，第 27—39 頁；廖育群：《重構秦漢醫學圖像》，上海：上海交通大學出版社 2012 年版，第 341—350 頁；趙京生：《針灸經典理論闡釋》，上海：上海中醫藥大學出版社 2000 年版，第 1—8 頁。

② 本文馬王堆帛書釋文據湖南省博物館、復旦大學出土文獻與古文字研究中心編纂，裘錫圭主編《長沙馬王堆漢墓簡帛集成》，北京：中華書局 2014 年版；張家山漢簡釋文據張家山二四七號漢墓竹簡整理小組《張家山漢墓竹簡［二四七號墓］：釋文修訂本》，北京：中華書局 2006 年版。下不煩注。

③ 張家山漢簡《脈書》所述十一條經脈名稱及敘述順序與帛書《陰陽》甲本相同；帛書《陰陽》乙本除厥陰脈、少陰脈順序對調外，其他與甲本同。

部位命名的脈，不完整之處在於臂脈有臂字標稱而足脈無足字標稱。這種以部位為經脈命名的做法反映了一種不同於以足臂、陰陽為原則的經脈命名方式，當是較三陰三陽更為早期的命名方式。[①] 除了"肩脈"、"耳脈"、"齒脈"外，《陰陽》其他脈的命名均依陰陽屬性，《陰陽》足部經脈皆不加足部標稱。這一情形無疑反映了足部經脈的特殊地位，說明有一個時期，僅有足六脈採用了三陰三陽的命名方式，而臂脈並未採用，因此才會出現足脈不用附加部位標稱的情形，這也意味著三陰三陽的經脈命名方式早於以足臂命名經脈的情況。這種情形在《足臂》中也有反映，如《足臂》足太陽脈論治法句"諸病此物者，皆灸太陽脈"，即無足部標稱，同樣的情形還出現在《足臂》足少陽脈、足陽明脈和足厥陰脈中。對此，有學者認為《足臂》的脈名情形反映了足臂脈從採用不同的命名方法到統一採用三陰三陽命名法的過渡情況，[②] 這一意見當可遵從。因此，從經脈命名方式來看，《足臂》與《陰陽》無疑均依照區分足臂和三陰三陽的原則，只是《陰陽》還保留了若干較為原始的經脈名稱。

### （二）《足臂》與《陰陽》經脈起止及循行方向比較研究

為便於比較，現將《足臂》與《陰陽》各脈起止情形列表如下：

| 《足臂》脈名 | 《足臂十一脈灸經》 | | 《陰陽十一脈灸經》 | |
| --- | --- | --- | --- | --- |
| （對應《陰陽》脈名） | 起 | 止 | 起 | 止 |
| 足泰陽脈（巨陽脈） | 外踝婁中 | 鼻 | 踵外踝婁中 | 目內廉 |
| 足少陽脈（少陽脈） | 踝前 | 目外眥 | 外踝之前廉 | 目前 |
| 足陽明脈（陽明脈） | 胕中 | 鼻 | 骭骨外廉 | 目外廉，環顏 |
| 足少陰脈（少陰脈） | 內踝婁中 | 舌 | 內踝外廉 | 舌 |
| 足泰陰脈（太陰脈） | 大指內廉骨際 | 股內廉 | 胃 | 內踝之上廉 |
| 足厥陰脈（厥陰脈） | 大指間 | 胜間 | 足大指叢毛之上 | 大眥旁 |
| 臂泰陰脈（臂巨陰脈） | 筋上廉 | 心 | 手掌中 | 心 |

---

① 參見趙爭《古脈書〈足臂十一脈灸經〉與〈陰陽十一脈灸經〉相對年代問題考論》，《出土文獻（第七輯）》，第195—196頁。

② 黃龍祥：《中國針灸學術史大綱》，北京：華夏出版社2001年版，第291頁。

續表

| 《足臂》脈名 (對應《陰陽》脈名) | 《足臂十一脈灸經》 | | 《陰陽十一脈灸經》 | |
|---|---|---|---|---|
| | 起 | 止 | 起 | 止 |
| 臂少陰脈（臂少陰脈） | 筋下廉 | 脅 | 臂兩骨之間 | 心① |
| 臂泰陽脈（肩脈） | 小指 | 目外眥 | 耳後 | 手背 |
| 臂少陽脈（耳脈） | 中指 | 耳 | 手背 | 耳中 |
| 臂陽明脈（齒脈） | 中指間 | 口 | 次指與大指上 | 鼻 |

　　由上表可見，除足少陰脈《足臂》與《陰陽》起止情形基本一致外，其他 10 條脈的起止情形均有不同程度的差異。其中，《足臂》有 5 條脈（足太陰、足厥陰及三條臂陽脈）行至肢端，《陰陽》僅有 2 條（足厥陰及齒脈）；然《足臂》足太陰脈僅循行至股內廉，《陰陽》太陰脈起於胃終於內踝上廉，後者脈行長度遠大於前者；《足臂》足厥陰脈與《陰陽》厥陰脈的長度更為懸殊，後者同樣遠長於前者，這足以表明經脈端點是否行至肢端與脈行路線延伸無必然聯繫。另，《足臂》部分脈行路線要長於《陰陽》，如足太陽脈、臂太陽脈、臂少陽脈，《足臂》均略長於《陰陽》，在脈行路線長度方面，《足臂》與《陰陽》互有短長。

　　再來看《足臂》與《陰陽》各脈的循行方向。對於《足臂》而言，各脈循行方向均為從肢端到頭面或胸腹部，均屬於向心性的循行方式。《陰陽》大多數脈也遵循此向心性原則，然而並非全然如此。具體而言，《陰陽》肩脈、足太陰脈為從頭面、胸腹部至於肢端的遠心性方式。對此，多數研究者以此作為《陰陽》較《足臂》處於向《靈樞·經脈》篇所代表的成熟經脈理論發展的更高階段的證據，然而，《靈樞·經脈》篇手太陽脈與足太陰脈均為起於肢端止於頭、胸部的向心性方式，這顯然不是由《陰陽》發展而來的。

　　綜上所述，從經脈起止情形以及脈行方向來看，《足臂》與《陰陽》間並不構成線性的演進關係。

---

　　① 《陰陽》乙、丙本均有"入心中"，甲本止於"臑內陰"無"入心中"。

**（三）《足臂》與《陰陽》各脈循行路線比較研究**

為便於討論，現將《足臂》與《陰陽》各脈循行路線概要如下，並逐一分析：

1. 足太陽脈

《足臂十一脈灸經》：外踝婁中—膊—郤—臀—脊—項—頭—目內眥—鼻

《陰陽十一脈灸經》：外踝婁中—郤中—臀—厭中—脊—項—頭角—顏—顪—目內廉

若不考慮《足臂》足太陽脈的兩條支脈，只看主脈循行，則《足臂》和《陰陽》足太陽脈的循行路徑，除了《陰陽》由臀外拐至厭中（股骨大轉子）再折回挾脊而上不同於《足臂》由臀直接挾脊而上以及兩者終點不同外，其他部分循行路線大體一致，當然，在長度上因為《足臂》之鼻，較《陰陽》稍有延長。

2. 足少陽脈

《足臂十一脈灸經》：外踝前—膝外廉—股外廉—脅—腋—項—耳—枕—目外眥

《陰陽十一脈灸經》：外踝前廉—魚股之外—脅①上—耳前

《足臂》與《陰陽》足少陽脈起點相同，下肢循行路線基本相同，差異出現在脅以上的部分，《足臂》經脅上經腋從肩背後上行至耳再折經枕骨，繞頭至外眼角，《陰陽》則由脅直接至眼下部，當經由人體正面而不同於《足臂》經由肩背的循行路徑。

_____

① 此處甲、乙本均缺，據丙本補。

3. 足陽明脈

《足臂十一脈灸經》：胕中—膝中—股—少腹—乳內廉—嗌—口—鼻

《陰陽十一脈灸經》：骭骨外廉—膞—魚股外廉—乳—頰—目外廉—顏

《足臂》與《陰陽》足陽明脈起點接近，乳部之前的循行路徑大致相同，此後循行路線不同：《足臂》經乳內廉而喉，而口，而鼻；《陰陽》經乳至頰再上經外眼角再環繞至額部正中。[1]

4. 足少陰脈

《足臂十一脈灸經》：內踝婁中—腨—郄—股—腹—脊內廉—肝—胠—舌本

《陰陽十一脈灸經》：內踝外廉—腨—郄中央—脊內廉—腎—舌本

雖然《足臂》足少陰脈與《陰陽》少陰脈起止情形基本一致，但其循行路線有較大差異，兩者差異主要在於腹部以上：《足臂》足少陰脈入腹後沿脊柱上行至肝，再經胠行至舌根，而《陰陽》入腹沿脊柱與腎臟相連後直接行至舌根。

5. 足太陰脈

《足臂十一脈灸經》：大指內廉骨際—內踝上廉—胻內廉—膝內廉—股內廉

《陰陽十一脈灸經》：胃—魚股陰下廉—腨上廉—內踝之上廉

足太陰脈是《足臂》與《陰陽》在循行上差別較大的一條脈，兩者

---

① 馬王堆漢墓帛書整理小組：《馬王堆漢墓帛書‧五十二病方》，北京：文物出版社1979年版，第157頁圖似誤，當經外眼角而直接向上環額至額部正中，而不應如目前的由外眼角折回經內眼角再上至額部正中。

起止、長度、方向均不同:《足臂》足太陰脈的循行路線僅在下肢,《陰陽》從軀幹的胃一直行至腳踝處;從長度上看,《陰陽》足太陰脈較《足臂》明顯延長,然而從脈的端點而言,相較於《陰陽》的腳踝部,《足臂》足太陰脈的端點為足大指,無疑較《陰陽》更近肢端。

　　6. 足厥陰脈

　　《足臂十一脈灸經》:大指間—胻內廉—上踝八寸交足太陰—股內—膑間

　　《陰陽十一脈灸經》:足大指叢毛上—足跗上廉—去內踝一寸—魚股內廉—少腹—大眥旁

　　《足臂》與《陰陽》的足厥陰脈長度相差懸殊:《足臂》從足大指經下肢至大腿根部內側,而《陰陽》除行經下肢外,向上經小腹到內眼角。《足臂》專門提及足厥陰脈與足太陰脈在上踝八寸處相交的情況,《陰陽》甲本、丙本均殘缺,乙本作"上踝五寸而出於大陰之後",同樣描述了足太陰與足厥陰的相交情形,只是兩者所述相交的位置不同。

　　7. 臂太陰脈

　　《足臂十一脈灸經》:(臂)筋上廉—臑內—腋內廉—心

　　《陰陽十一脈灸經》:手掌中—內陰兩骨間—骨下廉筋之上—臂內陰—心

　　《足臂》與《陰陽》臂太陰脈循行路線相差不大,僅起點略有不同:《足臂》"筋上廉"為臂筋內側前緣(靠大指側),《陰陽》起於手掌中。

　　8. 臂少陰脈

　　《足臂十一脈灸經》:筋下廉—臑內下廉—腋—脅

　　《陰陽十一脈灸經》:臂兩骨之間—下骨上廉筋之下—臑內陰—

心中①

《足臂》與《陰陽》臂少陰脈的起點相距不遠，兩者臂部循行路線近似，《陰陽》經臑內陰而止於心中，相較《足臂》，《陰陽》臂少陰脈無疑更加延長。

9. 臂太陽脈

《足臂十一脈灸經》：小指—臂骨下廉—臑下廉—肩外廉—項—目

《陰陽十一脈灸經》：耳後—肩—臑外廉—臂外—腕—手背

《足臂》與《陰陽》臂太陽脈的循行方向不同：前者由肢端至頭部，後者由頭部至肢端；對於臂太陽脈的循行路徑，兩者起止不同外，其間循行路徑大體相同；《足臂》臂太陽脈端點為小指，較《陰陽》更近肢端。

10. 臂少陽脈

《足臂十一脈灸經》：中指—上骨下廉—耳

《陰陽十一脈灸經》：手背—臂外兩骨之間—上骨下廉—肘中—耳中

《足臂》對臂少陽脈的描述非常簡略，《陰陽》則較為詳細，兩者除了起點不同外，其他部分循行路徑基本一致。從起點來看，《足臂》起於中指，相較《陰陽》顯然更接近肢端。

11. 臂陽明脈

《足臂十一脈灸經》：中指間—骨上廉—臑外廉②—枕—口

《陰陽十一脈灸經》：次指與大指上—臂上廉—肘中—臑—頰—

———————

① 《陰陽》甲本無"入心中"句，此據乙本、丙本。

② 帛書《足臂》此處殘缺，據馬繼興、周一謀補，馬、周意見分別見馬氏《馬王堆古醫書考釋》第 215 頁注［3］、周氏《馬王堆醫書考注》第 21 頁注［3］。

齒中—鼻

《足臂》與《陰陽》起點不同，手臂部分循行路徑相差不大，此後差別較大：《足臂》經肱部外側再經後頭部至口，[①]《陰陽》從肱部直接經臉頰併入於齒中而止於鼻部，除了體表徑路外，還深入齒中。

通過以上對脈行路線的對比可以發現，對於足部三陰脈而言，《足臂》與《陰陽》均存有較大差異。其中對於足少陰脈，《足臂》與《陰陽》的起止部位與長度均基本一致，然其所關聯的臟腑不同，前者為肝，後者為腎；對於足太陰脈與足厥陰脈，《足臂》與《陰陽》的循行路線長度差距較大，《足臂》的足太陰脈與足厥陰脈均在下肢循行，《陰陽》的循行路線分別延伸至胸腹部與頭面。《足臂》與《陰陽》足部陽脈的循行差異較小。

其次，《足臂》與《陰陽》的臂脈有所差異。其中對於臂太陰脈，《足臂》與《陰陽》終點相同，而《陰陽》的起點更近肢端；對於臂少陰脈而言，《足臂》與《陰陽》的起點接近，而《陰陽》的終點在心，[②]循行路線長於《足臂》。若不考慮循行方向，僅關注循行線路，則可發現《足臂》與《陰陽》臂太陽脈在上肢的端點中，《足臂》更靠近肢端，同樣的情形，《足臂》的臂少陽脈與臂陽明脈的起點較之《陰陽》均更近肢端。

綜合來看，對於足部陰脈而言，《陰陽》的足太陰派與足厥陰脈的循行路線均較《足臂》有顯著的延長，且延長部分分別至胸腹與頭面，顯然較《足臂》更為緊要；相較而言，《足臂》與《陰陽》的足部陽脈在循行路線方面差異較小。對於臂部陰脈而言，《陰陽》的循行路線均較《足臂》為長，且《陰陽》臂少陰脈更與關聯心臟，顯較《足臂》更加緊要；對於臂部三條陽脈而言，《足臂》的循行路線均更加近於肢端且均長於《陰陽》。

---

①　由枕至口無需上繞頭頂，馬繼興有關臂陽明脈的循行路徑論述似不確，馬氏意見參氏著《馬王堆古醫書考釋》，第 214 頁。

②　此據《陰陽》的乙本與丙本。

此外，對於支脈而言，《足臂》支脈出現的原因，當出於整合病候或學說的需要，① 而《陰陽》並未採用這種方式處理不同的病候經驗，原因當在於《陰陽》通過另外的方式——整合 "是動病" 與 "所生病" ——達到了同樣的目的。因此，從支脈有無的情形當只是反映了處理病候或學說的不同方式，這有助於說明《足臂》與《陰陽》分屬不同傳派的情形，而無法論證二者之間的發展程度。

### （四）《足臂》、《陰陽》各脈與臟腑關聯情形及主病病候的比較研究

《足臂》與《陰陽》部分經脈均與內臟產生關聯，然而二者各脈與臟腑關聯的情形並不一致。相關情形見下表：

#### 《足臂》各脈循行及病候所涉臟腑情況

| 脈名 | 循行所涉臟腑 | 病候所涉臟腑 |
|---|---|---|
| 足太陰脈 | | （腹痛、腹脹，善噫）心□，善疛 |
| 足少陰脈 | 肝 | 肝痛，心痛，煩心 |
| 臂泰陰脈 | 心 | 心痛，心煩而噫 |

#### 《陰陽》各脈循行及病候所涉臟腑情況

| 脈名 | 循行所涉臟腑 | 病候所涉臟腑 | |
|---|---|---|---|
| | | 是動病 | 所產病 |
| 足少陽脈 | | 心痛 | |
| 足陽明脈 | | | 心痛 |
| 足太陰脈 | 胃 | 上走心 | 心煩，心痛與腹脹 |
| 足少陰脈 | 腎 | 心如懸（絕），心惕惕恐人將捕之 | |
| 足厥陰脈 | | | 心煩 |
| 臂巨陰脈 | 心 | 心彭彭如痛 | 心痛 |
| 臂少陰脈 | 心 | 心痛 | |

---

① 黃龍祥：《中國針灸學術史大綱》，第 302—303 頁；趙京生也認為《足臂》支脉具有說明病候的臨床意義，參見氏著《針灸經典理論闡釋》，第 26 頁。

　　《足臂》足太陰脈起於足大指內廉骨際，止於股內廉，其循行路線限於下肢，然其所主病症中包含腹痛、腹脹、善噫、心□，善疛，均超出其脈循行範圍。這種情形在《足臂》與《陰陽》中均有反映。這種情形說明脈與臟腑的關係以及各脈對應病候的關係均尚未定型，《足臂》與《陰陽》無疑處於大致相同的發展階段，二者之間並無實質性差別。

　　有關《足臂》與《陰陽》各脈主病病候，《足臂》各脈主病病候與《陰陽》所產病的發病部位多與相應的脈行部位一致，這與《陰陽》"是動病"的情形有異，兩種病症應存在不同的淵源，這種差異當出自不同流派的理論及實踐，而《陰陽》整合了這兩種不同傳派的病症內容，《陰陽》的整合方式當正如學者所言，是將不同的內容抄錄而成。① 這對於說明《陰陽》的文本結構和成書過程較有幫助，然而由此並不足以推論《足臂》與《陰陽》的相互關係。

　　基於以上對《足臂》與《陰陽》的分析可知，兩者雖然在經脈命名方式、經脈循行、經脈與臟腑關係以及經脈主病病候上存在差別，然而這些差別並不支持兩者之間存在線性演進關係的意見。兩者的內容異同互見，且互有優劣，並未體現出較為明顯而規整的趨勢。整體而言，兩者在經脈命名的基本原則、經脈循行及其與臟腑和主病病候的關係方面，均遵循大致相同的原則，兩者所體現的經脈理論並無實質性差別，兩者在經脈理論發展階段上處於大致相同的水平。對於《足臂》與《陰陽》這種擁有相同的經脈理論背景而又存有細節性差異的"大同小異"的情形，線性演進模型無疑不能做出圓滿的解釋，而認為兩者分屬不同體系且平行發展的意見也不夠精確，因為《足臂》與《陰陽》均屬"十一脈"體系，且前者對後者存在某種影響。②《足臂》與《陰陽》當代表了"十一脈"學說下的不同流派，正因為分屬同一經脈學說的不同流派，因此兩者之間

---

　　① 趙京生：《針灸經典理論闡釋》，第 51 頁。另，有關"是動病""所生（產）病"意見的討論，參見趙爭《古脈書〈足臂十一脈灸經〉與〈陰陽十一脈灸經〉相對年代問題考論》，第 204—207 頁。

　　② 趙爭：《古書成書與古書年代學問題探研——以出土古脈書〈足臂十一脈灸經〉和〈陰陽十一脈灸經〉為中心》，《中國典籍與文化》2016 年第 1 期，第 10—12 頁。

呈現出了擁有相同的經脈理論背景而又存有具體差異的"大同小異"情形，且兩者之間因相互影響從而存在關聯，這種情形應當也反映了同一學說中不同流派之間較為普遍的狀態吧。

## 二　早期經脈學說的多元圖景：出土文獻的啟示

不同于較早囿於材料及線性演進觀的情形，漸有研究者綜合當時的出土材料與傳世文獻，討論早期經脈學說的多元圖景，① 新材料的問世使早期經脈學說的多元並存情形得到了進一步的凸顯和驗證。

在湖南長沙馬王堆及湖北江陵張家山"十一脈"說材料之後發現的涉及早期經脈系統的材料有兩宗，均位於四川省內：一是 1993 年綿陽永興雙包山二號出土的經脈漆雕木人，② 二是 2013 年成都天回鎮老官山三號漢墓出土的古醫書及人體經穴俑。③

### （一）雙包山經脈漆雕木人與老官山人體經穴俑的經脈學說

雙包山和老官山漢墓中均出土有經脈人俑，我們首先對其經脈系統進行比較分析。雙包山經脈漆雕木人高 28.1 釐米，全身髹以黑漆，以紅色漆線鐫記有 19 條上下循行的主脈。其中背部正中線 1 條，其餘 18 條呈左右對稱分佈於身體兩側，每側 9 條。前者相當於傳世文獻中的督脈，每側九脈分佈近於《靈樞·經脈篇》十二經脈中的手三陰脈、手三陽脈及足

---

① 馬繼興：《雙包山西漢墓出土經脈漆木人型的研究》（此文原刊臺灣《新史學》1997 年 6 月第 8 卷第 2 期），《馬繼興醫學文集》，北京：中醫古籍出版社 2009 年版，第 301 頁；趙京生：《針灸經典理論闡釋》，第 8 頁；李建民：《發現古脈：中國古典醫學與術數身體觀》，第 38—39 頁；廖育群：《重構秦漢醫學圖像》，第 141 頁。

② 詳情參見馬繼興《雙包山漢墓出土的針灸經脈漆木人形》，《文物》1996 年第 4 期；四川省文物考古研究所、綿陽市博物館《綿陽永興雙包山二號西漢木槨墓發掘簡報》，《文物》1996 年第 10 期。

③ 詳情參見成都文物考古研究所、荊州文物保護中心《成都市天回鎮老官山漢墓》，《考古》2014 年第 7 期。

三陽脈，概反映了一種"十脈"說。① 相較於《足臂》、《陰陽》的"十一脈"說及《靈樞‧經脈篇》的經典"十二脈"體系，無論是經脈數目還是經脈循行情況，雙包山漆雕木人的"十脈"說無疑均獨具特色。其中較為明顯者為雙包山漆雕木人無足三陰脈，② 其經脈交匯情形也非常獨特：兩條經脈直接會合者有五處，經脈間的交叉有六處，均為漆雕木人所獨有。此外，雙包山漆雕木人的經脈循行所體現的一個值得注意的情形在於：頭面部的經脈分佈非常密集，多條經脈與手厥陰脈相交，而手厥陰脈與形近督脈的經脈在頭頂會合。雙包山經脈漆雕木人經脈系統背後無疑有著自己獨特的經脈學說框架，有研究者嘗試對此作出說明，並提出了一些非常有啟發性的意見。③

　　再來看老官山人體經穴俑。老官山人體經穴俑高 14 釐米，通體髹黑

---

　　① 有關經脈漆雕木人的經脈情形參見馬繼興《雙包山西漢墓出土經脈漆木人型的研究》，《馬繼興醫學文集》，第 279—301 頁。

　　② 馬繼興認為由於木人下肢內側部繪製空間不足造成的，何志國認為當出於與足三陰脈主死有關的某種死亡諱忌，分別參見馬繼興《雙包山西漢墓出土經脈漆木人型的研究》，《馬繼興醫學文集》，第 281 頁；何志國《西漢人體經脈漆雕再考》，《四川文物》2000 年第 6 期。何氏已對馬氏及相關意見提出了質疑，然而何氏認為漆雕木人作為隨葬物品有養生或庇護墓主長生之用從而諱忌主死的足三陰脈，這無疑不符合邏輯，足三陰脈如此重要理當成為治療及養生首要關注的對象，這從馬王堆帛書《陰陽脈死候》及《足臂》足厥陰脈後相關內容對足三陰脈的重視便可看出，並且何氏的意見也得不到出土實物的支持，如老官山人體經穴俑有足部陰脈。綜觀馬王堆帛書及老官山漢墓材料，均有足部陰脈，且老官山人體經穴俑的高度僅為雙包山人體漆雕模型的一半，並且脈行線路更為密集，然也刻畫有足部陰脈，因此雙包山人體漆雕模型無足部陰脈無疑不當因為空間不足，也當並非出於某種禁忌，原因當出於其特有的經脈學說，對此可參李建民《發現古脈：中國古典醫學與術數身體觀》，第 171 頁及廖育群《重構秦漢醫學圖像》，第 58—60 頁。這種情形一如《足臂》與《陰陽》"十一脈"說沒有手厥陰脈並非由於尚未發現，而是出於其特定的經脈學說所致，參李建民《發現古脈：中國古典醫學與術數身體觀》，第 36 頁。

　　③ 李建民：《發現古脈：中國古典醫學與術數身體觀》，第 171 頁；李建民：《生命史學——從醫療看中國歷史》，上海：復旦大學出版社 2008 年版，第 67—72 頁；李建民：《督脈與中國早期養生實踐——奇經八脈的新研究之二》，收入李貞德主編《性別、身體與醫療》，北京：中華書局 2012 年版，第 20—21 頁；廖育群：《重構秦漢醫學圖像》，第 58—60 頁。

漆，人俑以紅白二色標記經脈循行路線及穴位。其中紅色標記經脈共 22
條，左右對稱縱向分佈，每側各 11 條，目前未見有關經脈交匯現象的描
述；老官山人體經穴俑白色陰刻線共 29 條，其中 3 條呈環繞人體的橫走
向，其余 26 條縱行分佈，其中 1 條位於身體前面正中，與《難經·二十
八難》所記任脈循行路線基本相同，其余 25 條白線基本呈左右對稱分佈
於身體兩側，前面 11 條，背面及側面 14 條，其中僅上肢側面從拇指、食
指之間出發到達肩部的脈行線左右刻畫不甚對稱，此白線經脈不僅有經脈
交匯現象，而且個別經脈還有分支，並且其中一部分與紅線重合。① 老官
山人體經穴俑紅白二色經脈路線有部分重合及接近的情形，然而二者脈行
路線存在較大的差異。從整體上看，無論經脈數量還是循行路線，老官山
人體經穴俑紅白二色經脈情形均存在較大差異。雖然目前人俑的高清照片
尚未公佈，然從目前所公佈的照片看，老官山人體經穴俑的紅色脈行線為
筆繪而成，白色脈行線為陰刻而成，並且白色脈行線打破紅色脈行線，這
無疑是白色脈行線為後來刻繪所致。若以上推測不誤，那麼老官山人體經
穴俑的經脈路線並非一次繪製而成，而是經過至少兩次繪製。這也意味
著，老官山人體經穴俑的紅白兩色脈行線當代表了不同的經脈學說。

　　若單從經脈數目上來看，雙包山經脈漆雕木人為"十脈"系統，老
官山人體經穴俑紅色脈行線姑可稱為"十一脈"系統，其白色脈行線的
經脈系統則較為復雜。從整體來看，雙包山經脈漆雕木人與老官山人體經
穴俑紅白雙色脈行系統的經脈數目不同，在經脈循行方面存在較大差異，
各自無疑分別體現了不同的經脈學說。然而值得注意之處在於，雙包山經
脈漆雕木人有行於背部正中形似督脈的脈，老官山人體經穴俑白色脈行線
有位於身體前面正中形似任脈者。雖則醫書有關任、督二脈各有不同的描
述，② 然其循行路線均位於人體中軸線上，有關任督二脈本有"一源二
岐"的說法："任與督，一源而二岐，督則由會陰而行背；任則由會陰而

---

① 梁繁榮、曾芳等：《成都老官山出土經穴髹漆人像初探》，《中國針灸》2015
年第 1 期。本文有關老官山人體經穴俑的描述均據此文，恕不煩注。
② 有關任、督二脈的循行，可參見黃龍祥《中國針灸學術史大綱》，第 461—
465 頁。另，馬繼興對督脈路線也進行了較為全面的梳理，參見馬繼興《雙包山西漢
墓出土經脈漆木人型的研究》，《馬繼興醫學文集》，第 291—293 頁。

行腹。夫人身之有任督，猶天之有子午也；人身之任督以腹背言，天地之子午以南北言，可以分，可以合著也"。① 這種說法有更早的來源，唐人王冰有沖、任、督三脈"一源三岐"的說法："任脈衝脈督脈者，一源而三岐也，故經或謂沖脈為督脈也。何以明之？今《甲乙》及古《經脈流注圖經》以任脈循背者，謂之督脈，自少腹直上者謂之任脈，亦謂之督脈，是則以背腹陰陽別為各目爾。"② 因此，作為人體子午線的任督二脈，當分享了相同的有關人體中軸線的思想背景和觀念基礎。③ 據此看來，雖則雙包山經脈漆雕木人與老官山人體經穴俑白色脈行線的經脈系統存在較大差異，然兩者在人體子午線的經脈分佈上或有著較為接近的思想背景和觀念基礎，當體現了較為接近的學說特點。

### （二）老官山《經脈書》與其他出土文獻經脈學說的比較研究

除了人體經穴俑，老官山還出土了相當數量的醫書簡。依內容和書寫風格可將其分為八種，其中《五色脈臟論》為原有書題，另外七種整理者分別定名為《敝昔醫論》、《脈死候》、《六十病方》、《病源論》、《諸病症候》、《經脈書》、《歸脈數》。④ 其中《經脈書》的兩條經脈釋文已經公佈，分別為手太陽脈和手陽明脈。從其內容可見，《經脈書》類似《足臂》及《陰陽》，均包括經脈循行路線和所主病候。有關《經脈書》經脈系統的整體情形目前尚未有確切消息，然其當為"十二脈"系統。⑤ 雖然僅公佈了兩條釋文，然而對於我們的討論已有所助益。以下將《足臂》、《陰陽》、老官山《經脈書》以及兩枚經脈人俑的相關脈行路線進行比較：

---

① 滑壽《十四經發揮》言，轉引自李建民《生命史學——從醫療看中國歷史》第 66 頁。

② 郭靄春：《黃帝內經素問校注》，北京：人民衛生出版社 1992 年版，第 717 頁。

③ 有關人體中軸線及其宇宙論基礎，參見李建民《生命史學——從醫療看中國歷史》，第 67—73 頁。

④ 本文有關老官山醫簡的內容據成都文物考古研究所、荊州文物保護中心《成都市天回鎮老官山漢墓》，《考古》2014 年第 7 期。

⑤ 李繼明：《老官山漢墓醫簡的學術價值初探》，《出土醫學文獻研究國際研討會論文集》，上海中醫藥大學，2016 年，第 45 頁。

| 經脈 | 循行路線 |
|---|---|
| 《足臂》臂太陽脈 | 小指—臂骨下廉—臑下廉—肩外廉—項—目 |
| 《陰陽》肩脈 | 耳後—肩—臑外廉—臂外—腕—手背 |
| 老官山《經脈書》手太陽脈 | 小指—臂骨下廉—肘內廉—腜下廉—肩—頸—耳後—目外眥眥湄 |
| 雙包山木人類似經脈 | 肱部下方—肘部—前臂部—前臂下部—手腕部—手背部—小指外端① |
| 老官山木人類似經脈（紅） | 上肢後面與《靈樞・經脈》手太陽脈相似；《靈樞・經脈》手太陽脈路線：小指端—手外側—腕—手踝—臂骨下廉—肘內兩筋間—外後廉—肩解—肩胛—肩上缺盆—（絡心……） |
| 老官山木人類似經脈（白） | 上肢後面在背部環繞肩胛，與《靈樞・經脈》手太陽脈相符，然不與形似《靈樞・經脈》手太陽脈的紅線重合 |

| 經脈 | 循行路線 |
|---|---|
| 《足臂》臂陽明脈 | 中指間—骨上廉—臑【□□】上—枕—口 |
| 《陰陽》齒脈 | 次指與大指上—臂上廉—肘中—臑—煩—齒中—鼻 |
| 老官山《經脈書》手太陽脈 | 次指與大指之上—臂上廉—肘中—腜—肩前廉—頸—煩—口中 |
| 雙包山木人類似經脈 | 顏面部目外眥—額角—顳部耳上方—顳部耳後方—側頸部—肩部—肱部—肱部下方—肘部—前臂上部—前臂中下部—（支脈）……食指外側端（終點） |
| 老官山木人類似經脈（紅） | 上肢外側與《靈樞・經脈》手陽明脈相似；《靈樞・經脈》手陽明脈路線：大指次指之端—合谷兩骨間—兩筋之中—肘外廉—臑外前廉—肩—柱骨之會上—缺盆—（絡肺……） |
| 老官山木人類似經脈（白） | 上肢側面從拇指、食指之間出發到肩部，循行與《靈樞・經脈》手陽明脈有較大差距 |

　　首先來看老官山《經脈書》與《足臂》及《陰陽》的內容。對於手太陽脈而言，老官山《經脈書》的循行路線更近於《足臂》，而前者

———————

　　① 據馬繼興《雙包山西漢墓出土經脈漆木人型的研究》，《馬繼興醫學文集》，第 288 頁。

對手太陽脈循行路線的描述更為細緻。對於手陽明脈而言，老官山《經脈書》的循行路線無疑近於《陰陽》，尤其是從經脈起點至 "乘臑" 的前半部分，兩者描述方式完全一致；此後的脈行路線，《陰陽》"乘臑" 之後 "穿頰"，缺少從肩上至面部的脈行路線，而老官山《經脈書》對此則有細緻的描述；《陰陽》脈行終點在鼻部，較老官山《經脈書》有所延長。對於經脈主病病候而言，老官山《經脈書》與《足臂》及《陰陽》均有差異，然相較而言，老官山《經脈書》與《陰陽》有較高的對應度，這無疑與後者整合了是動病與所產病從而涵蓋了較多的病候有關。

再來看老官山《經脈書》與人體經穴俑的情形。老官山人體經穴俑的上肢後面分佈的兩條紅色脈行路線中，有一條與《靈樞·經脈》的小腸手太陽脈近似，上肢外側分佈的一條紅線與《靈樞·經脈》的大腸手陽明脈較為接近，而老官山《經脈書》手太陽脈與手陽明脈循行路線與《靈樞·經脈》有較大差異。具體而言，《靈樞·經脈》小腸手太陽脈與老官山《經脈書》手太陽脈從小指至肩部的循行路線較為接近，此後《靈樞·經脈》小腸手太陽脈繞行肩胛，交於肩上，入缺盆，聯絡心臟，再循咽下膈，至胃再向下屬小腸，而老官山《經脈書》手太陽脈出肩，循頸出耳後屬外眼角，與《靈樞·經脈》小腸手太陽派循行路線差別較大；《靈樞·經脈》大腸手陽明脈與老官山《經脈書》手陽明脈相較，二者從起點至肩部的脈行路線非常接近，然出肩部之後，《靈樞·經脈》大腸手陽明脈循肩背部與諸陽經會合於大椎，然後向下入缺盆絡肺，下貫隔膜會屬於大腸，老官山《經脈書》手陽明派出肩前廉，循頸穿頰入口，與《靈樞·經脈》大腸手陽明脈的循行路線差異較大。老官山人體經穴俑的脈行線繪於體表，在無文字說明的情況下，我們無從得知其是否還有在體內循行的部分以及是否與臟腑關聯，然而即便以體表脈行路線而言，老官山《經脈書》手太陽脈和手陽明脈均行至頭部，《靈樞·經脈》相應的脈行路線均與此不同，而上列老官山人體經穴俑兩條紅色脈行路線與《靈樞·經脈》相應的脈行路線接近，如此，則已公佈的老官山《經脈書》兩條手部經脈循行路線與其同墓出土的人體經穴俑對應經脈的脈行路線並不一致。

老官山人體經穴俑白色脈行線中，上肢有 3 條白線均由手部到達肩背部，其中 1 條在背部環繞肩胛，與《靈樞・經脈》小腸手太陽脈循行路線近似，但不與近似《靈樞・經脈》小腸手太陽脈的紅線重合；另有 1 條似起於拇指、食指間，與《靈樞・經脈》大腸手陽明脈的起點近似，然其循行路線與大腸手陽明脈有較大差距。從以上經脈循行情形來看，老官山人體經穴俑白色脈行線與《經脈書》手太陽脈和手陽明脈的循行也不一致。此外，從目前所公佈的兩條經脈内容來看，老官山《經脈書》的脈學理論並不重視經脈的交接聯絡關係，且很可能如帛書《足臂》及《陰陽》的經脈學說一樣，本就沒有較為成型的經脈交接概念。[①] 這與老官山人體經穴俑白色脈行路線的情形有本質差別。因此，綜合考察目前所公佈的材料，我們有理由推測，老官山《經脈書》與老官山人體經穴俑很可能代表了不同的經脈學說。此外，老官山《經脈書》與雙包山漆雕木人的手太陽脈和手陽明脈的差別非常明顯，兩者無論在經脈長度和脈行路線上均有較大差異。

通過以上的討論可知，老官山三號漢墓同墓出土的材料本身便包含了若干種不同的經脈學說，這無疑是早期經脈學說多元圖景的鮮明體現。再綜合考察雙包山經脈漆雕木人以及馬王堆和張家山材料所代表的 "十一脈" 說，則早期經脈學說多元並存的情形便不難想象。簡而言之，若單從經脈數量而言，以上所討論的出土文獻所反映的經脈學說可大致有以下幾種：雙包山經脈漆雕木人的 "十脈" 說，《足臂》、《陰陽》、老官山人體經穴俑紅色經脈線的 "十一脈" 說，老官山《經脈書》的 "十二脈" 說，老官山人體經穴俑白色經脈線所代表的經脈學說，並且《足臂》與《陰陽》還代表了 "十一脈" 說中的不同流派。[②] 因此，早期經脈學說的多元性不僅體

---

① 如《足臂》足泰陽脈主脈止於鼻，足陽明脈所止亦在鼻，足少陽脈止於目外眥，同于臂泰陽脈之所止；《陰陽》臂巨陰脈與臂少陰脈均 "入於心"，巨陽脈止於 "目内廉"，即内眼角，厥陰脈止於 "大眥旁"，大眥即内眼角，大眥旁即内眼角旁，可見巨陽脈與厥陰脈的終點也非常接近，《陰陽》之肩脈止於手背，而耳脈起於手背。以上情形反映了《足臂》與《陰陽》中可能存在的經脈交聯情形，然無論《足臂》還是《陰陽》，對此均未加措意。

② 馬王堆帛書《五十二病方》中治療 癩 病時有灸太陰、太陽之說（《長沙馬王堆漢墓簡帛集成・第五冊》，第 257 頁），這種經脈與病候的對應情形不見於《足臂》及《陰陽》，很可能反映了另一種不同的流派。

現在存有不同的經脈學說，還體現在同一經脈學說存有不同的流派。

　　早期經脈學說的多元圖景對有關經脈學說起源及發展的討論有不小的提示作用：經脈當並非逐條被發現的，各種經脈學說均基於不同的理論框架，經脈學說的演進不能全然以經脈數目由少到多、事物由簡單到復雜的簡明模型來解釋。也就是說，"十一脈" 說很可能原本就是人體左右各十一條脈，而並非在某種 "十脈" 系統上增加一條脈而成，與此類似，"十脈" 說當並非有待於在某種 "九脈" 說上增加一脈而成。① 每種經脈系統背後當均有其特定的理論框架，涉及不同的思想背景和觀念基礎，如 "十一脈" 說當基於 "天六地五" 的術數觀，② "十二脈" 說當與三陰三陽觀念有關。③ 這意味著，經脈學說的發展變化並非單純基於實踐經驗的累積和增長，④ 其背後的思想背景和觀念基礎對經脈系統及經脈學說的面貌發揮了更大的作用。

　　以上早期經脈學說的多元圖景中，尚有一種情形值得關注，即經脈學說的地域性分佈特點。⑤ 很明顯，相較於四川地區經脈學說所呈現出的 "百家爭鳴" 情景，湖南及湖北的經脈學說可謂 "十一脈" 說 "一家獨大"。其實四川所發現的經脈學說與湖南及湖北 "十一脈" 說在時間上相差不遠：馬王堆三號墓年代下限為漢文帝初元十二年（前168），⑥ 《足

---

① 當然，這並不是說不存在基於某種已有經脈學說而增加若干條脈從而形成新的經脈學說的做法。

② 李建民：《發現古脈：中國古典醫學與術數身體觀》，第 124—125 頁。

③ 這些較為明顯的觀念基礎較易索知，而諸如雙包山經脈漆雕木人及老官山人體經穴俑的白色脈行線經脈系統背後的理論框架，則因為無文字說明或較為複雜，暫時無法準確而全面地獲知其思想背景和觀念基礎。

④ 廖育群對此有說，參見氏著《重構秦漢醫學圖像》，第 348—350 頁。

⑤ 廖育群對此有說，參見氏著《重構秦漢醫學圖像》，第 141 頁；李建民對此有較詳細的討論，參見李建民《發現古脈：中國古典醫學與術數身體觀》，第 78—85 頁。

⑥ 湖南省博物館、湖南省文物考古研究所：《長沙馬王堆二、三號漢墓·第一卷：田野考古發掘報告》，北京：文物出版社 2004 年版，第 237 頁。

臂》與《陰陽》的抄寫年代一般認為在秦漢之際或漢初,① 張家山漢簡年代下限在西漢呂后二年(前186)前後,② 雙包山二號漢墓年代下限為漢武帝元狩五年,③ 墓葬年代約當西漢文景之時,④ 老官山漢墓年代推測在西漢景、武之時。⑤ 湖南、湖北"十一脈"說佔據主流地位的原因,或因"十一脈"說淵源於該地固有的經脈學說,或因"十一脈"說在相關地域取得了某種優勢性的流傳條件,當然,這有待於更多的證據。從早期經脈學說的多元情形來看,"十二脈"說或類似經典十二脈學說的內容僅為當時諸多經脈學說中的一種而已,相較其他經脈學說尚未表現出特別的流傳優勢,甚至在特定地域,如湖南和湖北,非"十二脈"說反而佔據了主流地位,表現出較為強固的流傳優勢。有關經典十二脈說最終取得統治地位的具體情形及原因目前尚無足夠證據,然而從早期經脈學說的"百家爭鳴"狀態到經典十二脈說的"一統天下",其間無疑並非全然出於實踐經驗的"優勝劣汰",而是出於某種"歷史選擇",這種"歷史選擇"的結果或是受到了某種主流社會觀念的影響(基於數字十二的觀念系統漸成主流),或由於出現了某種特殊的流傳條件(官方校書或經某個有影響的學派整理)等,並且"歷史選擇"往往對某種學說的命運具有決定性意義。

除了整體上所呈現出的多元圖景外,更當注意者在於不同學說及不同流派之間的相互影響,如同屬"十一脈"說,《陰陽》內容受到《足臂》

---

① 馬王堆漢墓帛書整理小組:《馬王堆漢墓帛書·五十二病方》,第137頁;陳紅梅:《馬王堆醫書抄錄年代研究概況》,《中醫文獻雜誌》2009年第6期。張顯成、程文文對馬王堆帛書通過對馬王堆帛書副詞的考察,推斷馬王堆醫書的年代上線為戰國末期,然其中所考察的副詞屬於《足臂》與《陰陽》者較少,聊供參考。參見張顯成、程文文《從副詞發展史角度考馬王堆醫書成書時代》,《文獻》2016年第2期。

② 張家山二四七號漢墓竹簡整理小組:《張家山漢墓竹簡[二四七號墓]:釋文修訂本·前言》,北京:中華書局2006年版,第1頁。

③ 四川省文物考古研究所、綿陽市博物館:《綿陽永興雙包山二號西漢木槨墓發掘簡報》,《文物》1996年第10期。

④ 馬繼興:《雙包山漢墓出土的針灸經脈漆木人形》,《文物》1996年第4期。

⑤ 成都文物考古研究所、荊州文物保護中心:《成都市天回鎮老官山漢墓》,《考古》2014年第7期。

的影響;① 又如上文所述, 老官山《經脈書》與《足臂》或《陰陽》存
在某些相近的内容, 其中部分語句甚至完全一致, 其間或存在某種關聯;
再如雙包山經脈漆雕木人背部正中及老官山人體經穴俑身體正面中線的白
色經脈, 與傳世文獻有關督脈及任脈的描述吻合, 任督二脈本即被視為同
一經脈的不同稱謂, 兩者作為人體中軸線有其獨特的思想基礎, 雙包山經
脈漆雕木人的 "督脈" 與老官山人體經穴俑的 "任脈" 是否分享相同或
相近的學說等, 這些問題均涉及不同經脈學說 (及其内部流派) 之間可
能存在的相互關係, 這也是在體認早期經脈學說的多元圖景之後, 當進一
步追問和探討的問題。

# 結　語

回顧以上討論, 本文對以下問題形成了一些初步的意見:

首先, 通過較為全面的分析, 可以發現《足臂》與《陰陽》之間不
存在直接的承繼關係, 兩者並非處於同一發展線索之上, 兩者的内容反映
了其分屬 "十一脈" 說不同流派的情形, 並且兩者之間在内容元素上存
在相互影響。

其次, 通過比較研究發現, 綿陽雙包山經脈漆雕木人代表了非常獨特
的經脈學說; 成都老官山漢墓的人體經穴俑上的紅白雙色線至少分兩次繪
製而成, 並且代表了兩種不同的經脈學說; 從目前公佈的内容看, 老官山
醫簡《經脈書》的經脈學說既不同於同墓出土的人體經穴俑紅白雙色脈
行線, 也不同于雙包山經脈漆雕木人, 其經脈及病候情形整體較接近於
《足臂》與《陰陽》, 然而其間也存有相當的差異。簡而言之, 若姑以經
脈數目命名, 則雙包山經脈漆雕木人代表了某種 "十脈" 說, 《足臂》、
《陰陽》、老官山人體經穴俑的紅色脈行線均為 "十一脈" 說, 老官山
《經脈書》代表了某種 "十二脈" 說, 老官山人體經穴俑白色脈行線代表
了一種更為複雜的經脈學說。不同經脈學說之間部分内容元素近似程度較
高, 其間可能存在某種關聯。由於目前資料有限, 相關問題有待進一步

---

① 詳參趙爭:《古書成書與古書年代學問題探研——以出土古脈書〈足臂十一
脈灸經〉和〈陰陽十一脈灸經〉為中心》,《中國典籍與文化》2016 年第 1 期。

探討。

對以上具體問題的理解，有助於我們深入體認早期經脈學說的整體情形。對此，本文有以下體會：

一是早期經脈學說呈現出一種多元圖景。首先，多種不同的經脈學說共存；其次，相同經脈學說下存在不同的流派；再次，不僅相同學說的各流派間存在交流和影響，不同的經脈學說也會存在某種關聯，這種關聯或是某種較爲顯著的文本及内容元素的近似情形，或可能共用某種知識觀念及理論背景。這意味著，早期經脈學說整體上呈現的多元圖景，其實質是一種不同學說及流派多元並存且相互關聯的網狀關係。此外，對於早期經脈學說多元圖景的形成，地域因素是非常值得注意的重要線索。

二是不同經脈學說及流派除了實踐的經驗基礎外，背後均有各自的思想背景和觀念基礎，並且往往是後者決定了不同學說的概念框架和表現形式。例如，《足臂》與《陰陽》的經脈循行路線、經脈與臟腑的關聯方案以及經脈主病病候的具體差異可能更多出於不同的實踐經驗，而經脈數目、命名及分類原則以及經脈是否與臟腑發生關聯、經脈病候與經脈的關係等則無疑取決於"十一脈"說背後蘊含的思想背景和觀念基礎。不同經脈學說之間的差異可能更能說明這種情形：爲何雙包山經脈漆雕木人爲"十脈"說，不同於"十一脈"說，也不同於"十二脈"說，更不同於老官山人體經穴俑白色脈行線的經脈學說，"十一脈"說很容易找到其術數基礎，經典十二脈中手心主脈的出現也自有其思想背景和觀念基礎，①"十脈"說及其他經脈學說無疑也自有其成立的理論基礎；又，何以雙包山漆雕木人的經脈多通過手厥陰脈與背後正中的經脈於頭部交匯，其代表了何種含義，爲何這種情形不見於其他經脈系統；爲何雙包山經脈漆雕木人與老官山人體經穴俑白色脈行線經脈學說重視人體中軸線，而其他出土材料的經脈系統並無類似的脈行路線；何以老官山人體經穴俑白色脈行線中有三條環繞的帶狀經脈；等等，這些問題無疑不能全然以源於實踐的經驗基礎來解釋，這可能更多地取決於相關經脈學說得以形成的思想背景和觀念基礎。

---

① 參見張葦航《"手心主脈"小考》，《出土醫學文獻研究國際研討會論文集》，上海中醫藥大學，2016 年，第 194—195 頁。

　　以上有關早期經脈學說的認識對於相關研究而言可能至少具有如下意義：

　　首先，要對經脈學說的整體流傳情形有充分的認知，尤其要認識到其中的復雜性，盡量避免用過於簡明的線性發展模型來解釋早期經脈學說的發生及發展過程；相關研究當建立在充分而堅實的文獻及事實證據的基礎之上，不應以"事物皆從簡單到復雜、低級到高級"或其他的理論預設遮蔽材料本身的豐富性和復雜性。此外，出土文獻及其所反映的經脈學說為相關研究提供了具備較為明確時間信息的文本及理論標本，對經脈理論的整體研究有重要的參考價值。

　　其次，經脈學說除了源於實踐經驗，更多地基於特定的思想背景和觀念基礎，甚至很可能後者對不同經脈學說的建立起到了主要作用。這就要求我們要認識到經脈學說及經脈理論形成和發展的特殊性，不能單純以實踐經驗的積累來解釋經脈學說及經脈理論的形成和發展，要對不同經脈學說背後的思想背景和觀念基礎及其與經脈學說的發展演變之間的關係有較為充分的理解和認識。經脈學說的這種特殊性也決定了其發展演變過程並非全然基於實踐效驗的"優勝劣汰"，而更多地出於與不同歷史時期的主流觀念及社會行為密切互動的"歷史選擇"。

［趙爭，上海大學歷史系講師］

# 秦漢中國醫學基礎理論確立的考察

〔韓〕 趙容俊

**摘　要**　本文主要論點，則運用秦漢傳世文獻及出土文獻的記載，探討秦漢時期中國醫學基礎理論確立的情形，並審視有何特徵。於秦漢時期，醫學雖已確有專門化、職業化的性質，然而在秦漢社會中，仍未盡脫離古人巫醫之思想。換言之，於秦漢時期，此種專業醫療治病的知識，與迷信治療的方法常交織一繫，遂成爲古代巫者擔當的重要職責之一。由此亦可知，以巫術之法療疾的情形，尚普遍存在於秦漢社會之中。即使如此，於秦漢時期，中國醫學基礎理論逐漸確立，即經脈學說、臟腑學說、本草之學、針灸療法、養生之論等，便迎來中國醫學的蓬勃發展。因此，本文以上述五項內容爲主，對於秦漢中國醫學基礎理論的確立方面，則考察與討論其概略。

**關鍵詞**　經脈學說　臟腑學說　本草之學　針灸療法　養生之論

## 一　緒論

早在原始時期，人類爲求得生存與種族的繁殖，曾對各種危害與影響人類生息健康的疾病防治，不斷進行不懈的探索。因此，對於常見的外傷病徵，古人已有若干治療知識，於考古資料中多有揭示。至於夏商周時代，病徵、病因識別已達相當水平，① 且醫療病患的方法與衛生保健上的社會成俗，一方面伴隨無數次成功或失敗的經驗之積累，在一定程度上標誌著當時社會生活的文明發展狀態，與此同時，又爲後世中國醫學體系的建立與完善奠立了基礎。②

即使如此，由於原始社會生活條件艱苦，食物低劣粗糙，且衛生條件極差，故對人體組織產生的慢性破壞作用，確極嚴重。尤其，在鬼神概念充斥時的許多遠古民族，對於不易得見之疾病的致因，則直接歸諸自然界神祇的降災或鬼在作祟。

因此，古人爲消病除疫，乃通常採取各種手段安撫鬼魂，或以祭祀討好之，或以虔悔而消除鬼魂的不滿，或表示屈服以取悅之，或用某種儀式驅趕疫鬼。此時藉助於能溝通人鬼間的媒介，即巫者的力量而完成其事。③

即使如此，進入人文思想發展中的東周時期，④ 古人逐漸脱離此種依賴巫者之迷信觀念，⑤ 則以針、灸以及藥物爲之，⑥ 與此同時，由於漢代

---

① 對於古人的病徵、病因識別水準的記述，如在《韓非子·五蠹》中，便有記載，其云：“〔上古之世，〕民食果蓏蚌（蚌）蛤，腥臊惡臭而傷害腹胃，民多疾病。”梁啟雄：《韓子淺解·五蠹》（下冊）第四十九篇，北京：中華書局 1960 年版，第 465 頁。

② 詳見拙著《殷商甲骨卜辭所見之巫術·先秦巫術的傳統及對後世的影響》（增訂本），北京：中華書局 2011 年版，第 322—325 頁。亦可參見宋鎮豪《夏商社會生活史·人生俗尚與病患醫療》（增訂本，下冊），北京：中國社會科學出版社 2005 年版，第 711 頁。

③ 朱天順：《中國古代宗教初探·鬼神崇拜與祖先崇拜》，上海：上海人民出版社 1982 年版，第 181—188 頁。

④ 有關周代人文思想發展的情形，可參閱拙著：《殷商甲骨卜辭所見之巫術·先秦巫術的傳統及對後世的影響》（增訂本），第 284—293 頁。

⑤ 由於周代人文思想的萌芽與發展，不惟自周、秦以降巫者的政治地位迅速降低，與此同時，擔任巫術性的活動，除巫者之外，亦有祝、史、卜、宗、樂工等，分擔爲之。參見陳熾彬《左傳中巫術之研究》，臺灣：政治大學中文所 1989 年版，第 94—133 頁。因此，於本文敍述中，除專門從事醫術的醫者之外，凡從事巫術性醫療活動的人，則通稱爲“巫者”。

⑥ 有關以針、灸、藥物治病的內容，於《春秋左傳·成公十年》篇中，便有其記載，其云：“疾不可爲也，在肓之上，膏之下，攻之不可，達之不及，藥不至焉。不可爲也。”（清）阮元校刻：《十三經注疏（附校勘記）》（下冊），《春秋左傳·成公十年》卷二六，北京：中華書局 1980 年版，第 1906 頁。此外，《禮記·曲禮下》亦有其記載，其云：“君有疾，飲藥，臣先嘗之。親有疾，飲藥，子先嘗之。醫不三世，不服其藥。”同上註（上冊），《禮記·曲禮下》卷五，第 1268 頁。

醫學的發展，逐漸使巫、醫分離，便湧現出一批傑出的專門醫生，如當時著名的醫學家淳于意、華佗、張機（字仲景）、吳普、郭玉等。不寧唯是，此時亦逐漸確立經脈學說、臟腑學說、本草之學、針灸療法、養生之論等的中國醫學基礎理論。因此，本文以上述五項爲主，對於秦漢中國醫學基礎理論的確立方面，則考察與討論其概略。

此外，對於先秦與秦漢時代的中國醫學基礎理論方面的發展過程，若參考筆者已發表的小文《先秦中國醫學基礎理論形成的考察》，① 亦可瞭解其發展的基本概括與脈絡。

## 二　醫學基礎理論的確立

### （一）　經脈學說

1. 傳世文獻所見之秦漢經脈學說

至於秦漢之際，尤其在今本《黄帝内經》成書時，② 經脈學說即傳異系統的内容，已大爲豐富，便出現經與經、經脈與器官之間廣泛聯繫的"絡脈"理論，故"經絡"一詞，遂成爲通用名稱。③

於今本《黄帝内經素問·四時刺逆從論》中，便有此種經脈學說的記載，其云：④

---

① 詳見拙著：《先秦中國醫學基礎理論形成的考察》，《歷史文獻研究》2014年總第33輯，第88—108頁。

② 對於今本《黄帝内經素問》、《靈樞經》的成書年代，日本學者山田慶兒在《科學——中國與世界》中曾論及，其云："於此不能詳述，但現存《黄帝内經》（《素問》、《靈樞》）之中，西漢時期寫成的不超過20篇，其餘爲從王莽新朝至後漢初期所寫，這是我現在的看法。"［日］山田慶兒：《中醫學的歷史與理論》，載《科學——中國與世界》，北京：科學普及出版社1992年版，第114頁。因此，至今雖有諸多不同的見解，但筆者據［日］山田慶兒的研究，於本文敍述中，將其論爲漢代文獻。

③ 盧嘉錫總主編，廖育群等著：《中國科學技術史——醫學卷》，北京：科學出版社1998年版，第56頁。

④ （唐）王冰次注，（宋）林億等校正：《黄帝内經素問·四時刺逆從論》（附釋文）卷十八，《文淵閣四庫全書》第七三三冊，《子部三九·醫家類》，臺灣：臺灣商務印書館1983—1986年版，第199—200頁。

岐伯曰：“春者，天氣始開，地氣始泄，凍解冰釋，水行經通，故人氣在脉。夏者，經滿氣溢，入孫絡受血，皮膚充實。長夏者，經絡皆盛，內溢肌中。秋者，天氣始收，腠理閉塞，皮膚引急。冬者，蓋藏血氣在中，內著骨髓，通於五藏（臟）。是故邪氣者，常隨四時之氣血而入客也，至其變化，不可爲度。”

由此可知，受四時之序、陰陽輪轉觀念的影響，於今本《黃帝內經素問》中，特別在針刺療法、診脈之法中，則運用經脈學說，已逐漸形成“四時脈法”以及以“四時”爲理論依據的針刺方法。①

此外，於《靈樞經・經脈》篇中，便有十二經脈的記載，此處舉其中一二脈爲例，其云：②

黃帝曰：“經脈者，所以能決死生，處百病，調虛實，不可不通。○肺手太陰之脈，起於中焦，下絡大腸，還循胃口，上膈屬肺，從肺系橫出腋下，下循臑內，行少陰心主之前，下肘中，循臂內，上骨下廉（側），入寸口，上魚，循魚際，出大指之端。其支者，從腕後直出次指內廉（側），出其端。是動則病肺脹滿，膨膨而喘欬，缺盆中痛，甚則交兩手而瞀，此爲臂厥。……○肝足厥陰之脈，起於大指叢毛之際，上循足跗上廉（側），去內踝一寸，上踝八寸，交出太陰之後，上膕內廉（側），循股陰，入毛中，過陰器，抵小腹，挾胃屬肝絡膽，上貫膈，布脇肋，循喉嚨之後，上入頏顙，連目系，上出額，與督脈會於巔（顛）。其支者，從目系下頰裏，環唇內。其支者，復從肝別貫膈，上注肺。是動則病腰痛不可以俛仰，丈夫㿉（癩）疝，婦人少（小）腹腫，甚則嗌乾，面塵脫色。……經脈十二者，伏行分肉之間，

---

① 盧嘉錫總主編，廖育群等著：《中國科學技術史——醫學卷》，第 60 頁。
② （唐）王冰注，（宋）史崧校正音釋：《靈樞經・經脈》卷三，《文淵閣四庫全書》第七三三冊，《子部三九・醫家類》，臺灣：臺灣商務印書館 1983—1986 年版，第 340—345 頁。

深而不見。其常見者，足太陰過於外踝之上，無所隱（隱）故也。諸脈之浮而常見者，皆絡脈也。六經絡手陽明少陽之大絡，起於五指間，上合肘中。"

據此不難得知，今本《靈樞經·經脈》所載的十二經脈，乃爲手太陰脈、手陽明脈、足陽明脈、足太陰脈、手少陰脈、手太陽脈、足太陽脈、足少陰脈、手厥陰脈、手少陽脈、足少陽脈、足厥陰脈。

不寧唯是，於東漢順帝時出現的道教書《太平經·灸刺訣》篇中，亦有由宗教方面敘述經脈學說的內容，其云：①

三百六十脈者，應一歲三百六十日，日一脈持事，應四時五行而動，出外周旋身上，總於頭頂，內繫於藏（臟）。衰盛應四時而動移，有疾則不應，度數往來失常，或結或傷，或順或逆，故當治之。

由此可知，大致出現於東漢中晚期的道教書《太平經》的內容之中，亦可得見宗教性的經脈學說敘述。

除此之外，於兩漢時期，基於此種經脈理論的影響，便出現診脈而瞭解病因的醫術，如漢劉安所著的《淮南子·泰族訓》便有其記載，其云：②

所以貴扁鵲者，非貴其隨病而調藥，貴其摩息脈血，知病之所從生也。

<hr>

① 王明編：《太平經合校（附長幅插圖一袋）·丙部·灸刺訣》卷五十，北京：中華書局1960年版，第179頁。
② 劉文典撰，馮逸、喬華點校：《淮南鴻烈集解·泰族訓》（下冊）卷二十，北京：中華書局1989年版，第680頁。

又如漢桓寬所撰的《鹽鐵論·輕重》亦云:①

　　　文學曰:"扁鵲撫息脈而知疾所由生,陽氣盛,則損之而調陰,寒氣盛,則損之而調陽,是以氣脈調和,而邪氣無所留矣。夫拙醫不知脈理之腠,血氣之分,妄刺而無益於疾,傷肌膚而已矣。"

由此不難得知,於兩漢時期,已達於診脈而瞭解病因的醫療水平。

　　不寧唯是,此處應注意者,王莽曾解剖人體,以觀察經脈系統,如《前漢書·王莽傳》便有其記載,其云:②

　　　〔三年〕翟義黨王孫慶捕得,〔王〕莽使太醫、尚方與巧屠共刳(剖)剝之,量度五藏(臟),以竹筳導其脈,知所終始,云可以治病。

據此可知,於西漢末期,曾有中國醫學上最早的人體解剖,且以此試圖瞭解人體經脈系統的事實。③

　　2. 出土文獻所見之秦漢經脈學說

　　除此傳世文獻的內容之外,若就出土文獻的記載而言,於 1983 年末至 1984 年初,在江陵張家山發掘的西漢初年古墓中,特別在 M247 墓出土的醫簡《脈書》篇中,乃可見關於人體經脈的學說。換言之,於江陵張家山漢簡《脈書》篇中,因包含見於馬王堆漢墓帛書中的《陰陽十一脈灸經》、《脈法》、《陰陽脈死候》等的內容,故應為後世《黃帝內經靈

────────────

　　① 王利器校注:《鹽鐵論校注(定本)·輕重》(上冊)卷三,北京:中華書局 1992 年版,第 179 頁。

　　② (漢)班固撰,(唐)顏師古注:《漢書·王莽傳》(下冊)卷九九中,北京:中華書局 2005 年版,第 3042 頁。

　　③ 盧嘉錫總主編,廖育群等著:《中國科學技術史——醫學卷》,第 109—110 頁。

樞經・經脈》的祖本。①

此處舉其一二文爲例，其云：

· 癩（厥）陰之脈：戥（繫）與足大指叢毛之上，乘足柎
（跗）上廉（側），去內□（踝：踝）□（一）□（寸），□（上）
□（踝：踝）□（五）□（寸）□（而）□（出）□（大：太）
□（陰）□（之）□（後），□（上）□（出）□（魚）□（股）
□（內）□（廉：側），觸（抵）少（小）腹，夾紛（綬）旁。是
勒（動）則病：丈夫則積（癩）山（疝），婦人則少（小）腹種
（腫），要（腰）痛，不可以印（仰），則嗌乾，面驪（黑），是蹶
（厥）陰之脈主治。其所產病：熱中，痒（癃），積（癩），扁（偏）
山（疝），爲五病。五病有而心煩死，勿治毆（矣）。有陽〔脈〕與
之俱病，可治也。（此簡文見於江陵張家山漢簡《脈書》第 36 簡至
第 38 簡）②

· 凡陽脈十二、陰脈十、泰（大）凡廿二脈，七十七病。（此簡
文見於江陵張家山漢簡《脈書》第 48 簡）③

由此可知，於江陵張家山漢簡《脈書》的記載中，便有秦漢人體經脈學
說的內容。

不寧唯是，於 1993 年，在四川省綿陽市涪城區永興鎮玉龍院村雙包

---

① 李均明：《古代簡牘》，北京：文物出版社 2003 年版，第 99 頁。亦可參考張
家山漢墓竹簡整理小組《江陵張家山漢簡概述》，《文物》1985 年第 1 期，第 13 頁。
此外，此江陵張家山漢簡《脈書》篇，若視其內容，則與馬王堆帛書《陰陽十一脈
灸經》、《脈法》、《陰陽脈死候》等篇頗爲相似，故可視爲反映先秦醫學成果之著作。
即使如此，此篇成書於西漢早期，因此本文以其視爲漢代文獻論之。
② 張家山 247 號漢墓竹簡整理小組編：《張家山漢墓竹簡（247 號墓）・脈書》
（釋文修訂本），北京：文物出版社 2006 年版，第 122 頁。
③ 張家山 247 號漢墓竹簡整理小組編：《張家山漢墓竹簡（247 號墓）・脈書》
（釋文修訂本），第 124 頁。

81

山二號西漢墓中，曾出土世界最早標有經脈流注的木人模型（圖 1）。①
此模型，雖無文字及經穴位置標記，但體表上有紅色漆線的針灸經脈循環
徑路，故發掘者定名爲“經脈漆雕木人”。② 此模型高 28.1 釐米，表面繪
有縱形紅色脈共 19 條。③

　　此經脈木人模型，既不同於馬王堆、張家山的《脈書》系統，又與
《靈樞經·經脈》所述十二經脈系統亦不同。因此，對於晚周至西漢中期
經脈學說的演變，則提示多系發展的面貌。④

　　綜上所陳，進入秦漢時期，古人的經脈學說，基本上已完全確立。

### （二）　臟腑學說

1. 傳世文獻所見之秦漢臟腑學說

　　自先秦沿至漢代，經歷漫長的歲月之後，臟腑學說的規範化，終於得
以確立。尤其，隨著臟腑學說的確立，其相關的一批醫書，亦出現不少，
如在漢班固所撰的《前漢書·藝文志》經方類中，⑤ 便有其記載，其云：⑥

---

　　① 馬繼興：《雙包山漢墓出土的針灸經脈漆木人形》，《文物》1996 年第 4 期，
第 55—56 頁。其云：“這是迄今爲止不僅在中國，也是在世界上所發現最早的標有經
脈流注的木質人體模型。”

　　② 四川省文物考古研究所、綿陽市博物館：《綿陽永興雙包山二號西漢木槨墓
發掘簡報》，《文物》1996 年第 10 期，第 13—29 頁。

　　③ 李建民：《發現古脈——中國古典醫學與數術身體觀》，北京：社會科學文獻
出版社 2007 年版，第 20 頁。亦可參見同上註，第 13—29 頁。

　　④ 李建民：《發現古脈——中國古典醫學與數術身體觀》，第 20 頁。此外，對
於此經脈木人模型的年代，李學勤認爲，此二號漢墓的墓主，乃爲汁方侯（或稱汁防
侯、汁邡侯、什邡侯）家族中的荒侯巨或侯野，故其年代應爲漢武帝以前。見李學勤
《走出疑古時代·關於綿陽雙包山漢墓墓主的推測》，吉林：長春出版社 2007 年版，
第 215—217 頁。

　　⑤ 對於經方類的內容，如《前漢書·藝文志》便有其記載，其云：“經方者，
本草石之寒溫，量疾病之淺深，假藥味之滋，因氣感之宜，辨五苦六辛，致水火之
齊，以通閉解結，反之於平。及失其宜者，以熱益熱，以寒增寒，精氣內傷，不見於
外，是所獨失也。故諺曰：‘有病不治，常得中醫。’”（漢）班固撰，（唐）顏師古
注：《漢書·藝文志》（中冊）卷三十，第 1396 頁。

　　⑥ （漢）班固撰，（唐）顏師古注：《漢書·藝文志》（中冊）卷三十，第 1396 頁。

《五藏（臟）六府（腑）痹十二病方》三十卷。《五藏（臟）六府（腑）疝十六病方》四十卷。《五藏（臟）六府（腑）癉十二病方》四十卷。《風寒熱十六病方》二十六卷。《泰始黃帝扁鵲俞拊方》二十三卷。《五藏（臟）傷中十一病方》三十一卷。《客疾五藏（臟）狂顛病方》十七卷。《金創瘲瘛方》三十卷。《婦人嬰兒方》十九卷。《湯液經法》三十二卷。《神農黃帝食禁》七卷。右經方十一家，二百七十四卷。

此批經方類典籍雖早已失傳，但於傳世的醫學著作中，卻可見臟腑學說相關的醫書。

若視此時的醫書，中國古代的臟、腑之分，則在於臟爲藏"精氣"之處，如在今本《黃帝內經素問・五藏（臟）別論篇》中，便有其記載，其云:①

〔歧伯對曰:〕"所謂五藏（臟）者，藏精氣而不寫（瀉）也，故滿而不能實。"

又今本《黃帝內經素問・宣明五氣篇》亦云:②

五藏（臟）所藏，心藏神，肺藏魄，肝藏魂，脾藏意，腎藏志，是謂五藏（臟）所藏。

由此可知，以心、肺、肝、脾、腎組成的五臟，皆爲實體性的器官，且爲藏"精氣"之處。③

不寧唯是，若就六腑而言，腑則取"府"之義，乃爲存貯及傳化物之所，

---

① （唐）王冰次注，（宋）林億等校正:《黃帝內經素問・五藏（臟）別論篇》（附釋文）卷三，《文淵閣四庫全書》第七三三冊，《子部三九・醫家類》，第46頁。

② （唐）王冰次注，（宋）林億等校正:《黃帝內經素問・五藏（臟）別論篇》（附釋文）卷七，第86頁。

③ 盧嘉錫總主編，廖育群等著:《中國科學技術史——醫學卷》，第57—59頁。

如在今本《黃帝內經素問·五藏（臟）別論篇》中，便有其記載，其云：①

　　　　〔岐伯對曰：〕"六府（腑）者，傳化物而不藏，故實而不能滿也。"

又《靈樞經·本藏（臟）》亦云：②

　　　　〔黃帝問於岐（歧）伯曰：〕"六府（腑）者，所以化水穀而行津液者也。"

據此可知，以胃、大腸、小腸、膀胱、三焦、膽組成的六腑，③ 乃爲存貯食物、尿液、精汁（膽汁）、氣與水的空腔性器官，且爲存貯及傳化物

　　① （唐）王冰次注，（宋）林億等校正：《黃帝內經素問·五藏（臟）別論篇》（附釋文）卷三，《文淵閣四庫全書》第七三三冊，《子部三九·醫家類》，第 46 頁。

　　② （唐）王冰注，（宋）史崧校正音釋：《靈樞經·本藏（臟）》卷七，《文淵閣四庫全書》第七三三冊，《子部三九·醫家類》，第 383 頁。

　　③ 對於此種"六腑"所屬的器官之名，如在《太平御覽·人事部四》收錄的《韓詩外傳》佚文中，便有其記載，其云："〔《韓詩外傳》曰：〕'何謂六府（腑）？咽喉，量（糧）入之府（腑）；胃（胃）者，五穀（穀）之府（腑）；大腸，轉輸之府（腑）；小腸，受成之府（腑）；膽，積精之府（腑）；膀胱，精液之府（腑）也。'"（宋）李昉等撰：《太平御覽·人事部四·形體》（第二冊）卷三六三，北京：中華書局 1960 年版，第 1671 頁。此外，亦可見於《白虎通義·性情》篇中，其云："六府（腑）者，何謂也？謂大腸、小腸、胃、膀胱、三焦、膽也。府（腑）者，謂五藏（臟）宮府（腑）也。故《禮運》記曰：'六情者，所以扶成五性也。'胃者，脾之府（腑）也。脾主稟氣。胃者，穀之委也，故脾稟氣也。膀胱者，腎之府（腑）也。腎者主瀉，膀胱常能有熱，故先決難也。三焦者，包絡府（腑）也。水穀之道路，氣之所終始也。故上焦若竅，中焦若編，下焦若瀆。膽者，肝之府（腑）也。肝者，木之精也。主仁，仁者不忍，故以膽斷焉。是以仁者必有勇也。肝膽異趣（處），何以知相爲府（腑）也？肝者，木之精也，木之爲言牧也，人怒無不色青目瞋（瞋）張者，是其效也。小腸、大腸，心肺之府（腑）也。主禮義，禮義者，有分理，腸亦大小相承受也。腸爲心肺主，心爲支體主，故爲兩府（腑）也。目爲心視，口爲心譚，耳爲心聽，鼻爲心嗅，是其支體主也。"（清）陳立撰，吳則虞點校：《白虎通疏證·性情·右論五性六情》（上冊）卷八，北京：中華書局 1994 年版，第 386—388 頁。

之所。①

　　除此之外，此處應注意者，於兩漢時期，由人體解剖學觀察五臟六腑的記錄，亦屢見不鮮，如《靈樞經・經水》便有其記載，其云：②

　　〔岐（歧）伯答曰：〕"若夫八尺之士，皮肉在此，外可度量切循而得之，其死可解剖而視之。其蔵（臟）之堅脆，府（腑）之大小，穀之多少，脈之長短，血之清濁，氣之多少，十二經之多血少氣，與其少血多氣，與其皆多血氣，與其皆少血氣，皆有大數。"

又《靈樞經・腸胃》亦云：③

　　黃帝問於伯高曰："余願聞六府（腑）傳穀（穀）者，腸胃之大小、長短，受穀（穀）之多少奈何？"伯高曰："請盡言之，穀（穀）所從出入、淺深、遠近、長短之度。唇至齒長九分，口廣二寸半。齒以後至會厭，深三寸半，大容五合。舌重十兩，長七寸，廣二寸半。咽門重十兩，廣一寸半，至胃長一尺六寸。胃紆曲屈，伸之，長二尺六寸，大一尺五寸，徑五寸，大容三升五升。小腸後附脊，左環廻周疊積，其注於廻（大）腸者，外附于臍上。廻運環十六曲，大二寸半，徑八分分之少半，長三丈四尺。廻（大）腸當臍，左環廻周葉（疊）積而下，廻運環反十六曲，大四寸，徑一寸寸之少半，長二丈一尺。廣（直）腸傳（附）脊，以受廻（大）腸，左環葉（疊）積，上下辟（偏），大八寸，徑二寸寸之大半，長二尺八寸。腸胃所入至所出，長六丈四寸四分，廻曲環反，三十二曲也。"

---

① 盧嘉錫總主編，廖育群等著：《中國科學技術史——醫學卷》，第57—59頁。

② （唐）王冰注，（宋）史崧校正音釋：《靈樞經・經水》卷三，《文淵閣四庫全書》第七三三冊，《子部三九・醫家類》，第348頁。

③ （唐）王冰注，（宋）史崧校正音釋：《靈樞經・腸胃》卷六，《文淵閣四庫全書》第七三三冊，《子部三九・醫家類》，第369—370頁。

又《靈樞經·平人絕穀（穀）》亦云：①

　　　〔伯高曰：〕"胃大一尺五寸，徑五寸，長二尺六寸，橫屈受水穀
（穀）三斗五升。其中之穀（穀），常留二斗，水一斗五升而滿。上
焦泄氣，出其精微，慓悍滑疾，下焦下溉諸腸。小腸大二寸半，徑八
分分之少半，長三丈二尺，受穀（穀）二斗四升，水六升三合合之
大半。廻（大）腸大四寸，徑一寸寸之少半，長二丈一尺，受穀
（穀）一斗，水七升半。廣（直）腸大八寸，徑二寸寸之大半，長二
尺八寸，受穀（穀）九升三合八分合之一。腸胃之長，凡五丈八尺
四寸，受水穀（穀）九斗二升一合合之大半，此腸胃所受水穀（穀）
之數也。"

由上引幾文不難得知，於兩漢時期，已有由人體解剖學觀察五臟六腑的事
實，② 且爲相當符合客觀實測。③

　　2. 出土文獻所見之秦漢臟腑學說

　　除此《黃帝內經》的內容之外，若就出土文獻的記載而言，於 1983
年末至 1984 年初，在江陵張家山發掘的西漢初年古墓中，特別在 M247
墓出土的醫簡《脈書》篇中，亦可見古人的臟腑之稱。此處舉其一二文
爲例，其云：

　　　·凡三陰，地氣殹（也），死脈殹（也），腐臧（臟）闌（爛）
腸而主殺。陰病而亂，則不過十日而死。（此簡文見於江陵張家山漢

────────────

① （唐）王冰注，（宋）史崧校正音釋：《靈樞經·平人絕穀（穀）》卷六，《文
淵閣四庫全書》第七三三冊，《子部三九·醫家類》，第 370 頁。

② 除此《黃帝內經》的記載之外，於兩漢時期，由解剖學觀察五臟的記錄，如
《漢書·王莽傳》亦有其記載，其云："〔三年〕翟義黨王孫慶捕得，〔王〕莽使太醫、
尚方與巧屠共刳（剖）剝之，量度五藏（臟），以竹筳導其脈，知所終始，云可以治
病。"（漢）班固撰，（唐）顏師古注：《漢書·王莽傳》（下冊）卷九九中，第 3042
頁。

③ 盧嘉錫總主編，廖育群等著：《中國科學技術史——醫學卷·秦與西漢的醫
學》，第 109—110 頁。

簡《脈書》第 50 簡）①

　　・ 凡徵五，一徵見（現），先（無）活人。夫留（流）水不腐，戶颾（樞）不橐（蠹），以其勤（動）。勤（動）者實四支（肢）而虛五臧（臟），五臧（臟）虛則玉體利矣。（此簡文見於江陵張家山漢簡《脈書》第 52 簡上部至第 53 簡上部）②

據此不難得知，於江陵張家山出土的《脈書》篇中，亦提及臟腑之稱。

　　由此觀之，進入秦漢時期，古人的臟腑學說，基本上已完全確立，且有由解剖學觀察五臟的記錄。

　　（三）　**本草之學**

1. 本草學的出現

　　中國古代的藥物學著作，因多稱“本草”，故可謂本草之學，乃爲中國古代的藥物學。此本草學的主要內容，則記述各種藥物之名稱、性狀、功能、主治、產地以及採集、保存、加工等各方面的知識。換言之，於中國醫學中，凡與藥物有關的學問，大多可歸屬於本草學之範疇。③

　　本草之詞，首見於漢成帝建始二年，即西元前 31 年，④ 如《前漢書・郊祀志下》便有其記載，其云：⑤

　　〔成帝二年〕候神方士使者副佐、本草待詔七十餘人，皆歸家。

---

　　①　張家山 247 號漢墓竹簡整理小組編：《張家山漢墓竹簡（247 號墓）・脈書》（釋文修訂本），第 124 頁。

　　②　張家山 247 號漢墓竹簡整理小組編：《張家山漢墓竹簡（247 號墓）・脈書》（釋文修訂本），第 124—125 頁。

　　③　盧嘉錫總主編，廖育群等著：《中國科學技術史——醫學卷》，第 129—130 頁。

　　④　盧嘉錫總主編，廖育群等著：《中國科學技術史——醫學卷》，第 130 頁。

　　⑤　（漢）班固撰，（唐）顏師古注：《漢書・郊祀志下》（中冊）卷二五下，第 1040 頁。

其下顏師古注云：“本草待詔，謂以方藥本草而待詔者。”① 其後，此本草之詞，又見於漢平帝元始五年，即西元 5 年，如《前漢書·平帝紀》即云：②

　　〔五年〕徵天下通知逸經、古記、天文、曆算、鍾律、小學、史篇、方術、本草及以五經、《論語》、《孝經》、《爾雅》教授者，在所爲駕一封軺傳，遣詣京師。至者數千人。

又在漢平帝時人的樓護列傳中，亦可見之，如《前漢書·樓護傳》即云：③

　　樓護，字君卿，齊人。父世醫也，護少隨父爲醫長安，出入貴戚家。護誦醫經、本草、方術數十萬言，長者咸愛重之。

由此幾文可知，“本草”之學成爲獨立專門的藥物學，則大約西漢末期平帝在位之時。④

2. 傳世文獻所見之秦漢藥物治病

有關秦漢時期古籍文獻所載的藥物記述，如《說文解字·醫》下便

———————————

① （漢）班固撰，（唐）顏師古注：《漢書·郊祀志下》（中冊）卷二五下，第 1040 頁。

② （漢）班固撰，（唐）顏師古注：《平帝紀》（上冊）卷十二，第 251—252 頁。

③ （漢）班固撰，（唐）顏師古注：《遊俠傳·樓護》（下冊）卷九二，第 2743 頁。

④ 盧嘉錫總主編，廖育群等著：《中國科學技術史——醫學卷·秦與西漢的醫學》，第 130 頁。其云：“因而可以推論‘本草’一詞的固有定義，及以‘本草’爲名的藥物學著作，基本形成於公元紀年的第一個 10 年中，即西漢末期平帝登基後，至王莽稱帝前的短短幾年中。從這時起，中國傳統醫學中的藥物學具有了自身獨立的地位，無論是在醫家眼中，還是在社會文化層的普遍認識中，‘本草’乃是醫學中的一個獨立專門。”另見於陳邦賢《中國醫學史》，上海：商務印書館 1954 年版，第 42—43 頁。

有其記載，其云：①

　　　　醫，治病工也。从殹，从酉。殹，惡姿也，醫之性然。得酒而
使，故从酉。王育說。一曰：“殹，病聲。”酒，所呂（以）治病也。
《周禮》有醫酒。古者，巫彭初作醫。

又《說文解字‧藥》下有記載，其云：②

　　　　藥，治病艸。从艸，樂聲。

由此可知，藥乃指治療、預防疾病時使用的各種藥草與物質。
　　若就兩漢時期的藥物治病而言，首論對於以湯液、醪醴治病的事實，
如在今本《黃帝內經素問‧玉板（版）論要篇》中，便有其記載，
其云：③

　　　　〔歧伯對曰：〕“容（客）色見上下左右，各在（察）其要。其
色見淺者，湯液主治，十日已（癒）。其見深者，必（火）齊（劑）
主治，二十一日已（癒）。其見大深者，醪酒（醴）主治，百日已
（癒）。”

又如《前漢書‧爰盎傳》亦云：④

　　　　盎曰：“陛下居代時，太後嘗病，三年，陛下不交睫解衣，湯藥
非陛下口所嘗弗進。”

---

　　①　（清）段玉裁注：《說文解字注‧醫》第十四篇注下，臺灣：藝文印書館 1994
年版，第 757 頁。
　　②　（清）段玉裁注：《說文解字注‧藥》第一篇注下，第 42 頁。
　　③　（唐）王冰次注，（宋）林億等校正：《黃帝內經素問‧玉板（版）論要篇》
（附釋文）卷四，《文淵閣四庫全書》第七三三冊，《子部三九‧醫家類》，第 53 頁。
　　④　（漢）班固撰，（唐）顏師古注：《漢書‧爰盎鼂錯傳‧爰盎》（中冊）卷四
九，第 1742 頁。

又如《前漢書·郊祀志下》亦云：①

　　〔王〕莽篡位二年，興神僊事，以方士蘇樂言，起八風臺於宮中。臺成萬金，作樂其上，順風作《液湯》。

據此不難得知，於今本《黃帝內經素問》與《前漢書》的記載之中，便有湯液、醪醴相關的內容。

　　除此以湯液、醪醴治病之外，又有以一般藥物及毒藥治病的事實，如在今本《黃帝內經素問·湯液醪醴論》中，便有其記載，其云：②

　　帝曰："今之世，不必已（癒），何也？"岐伯曰："當今之世，必齊（資）毒藥攻其中，鑱（鑱）石鍼艾治其外也。"

又於推定爲秦始皇焚書之前成書之《鶡冠子·環流》篇中，③ 亦云：④

────────────

　　① （漢）班固撰，（唐）顏師古注：《郊祀志下》（中冊）卷二五下，第 1048—1049 頁。
　　② （唐）王冰次注，（宋）林億等校正：《黃帝內經素問·湯液醪醴論》（附釋文）卷四，《文淵閣四庫全書》第七三三冊，《子部三九·醫家類》，第 52 頁。
　　③ 　對於《鶡冠子》的成書年代，李學勤在《李學勤文集·〈鶡冠子〉與兩種帛書》中曾提，其云："鶡冠子居楚，爲龐煖之師，考慮到劇辛在趙與龐煖友善，龐煖應在悼襄王前即自楚至趙，他師事鶡冠子還要遲一些，所以鶡冠子的活動年代可估計相當趙惠文王、孝成王至悼襄王初年，即楚頃襄王、孝烈王之世，也就是公元前 300 年至前 240 年左右，戰國晚期的前半。至於《鶡冠子》的成書，要更遲一些。前人已提到書中有悼襄王謚法，這不會早於公元前 235 年。各篇多稱‘龐子’，也像是龐煖徒裔的口吻。但書內沒有作於漢代的跡象。吳光發現《博選》、《著希》兩篇以‘端’代‘正’，是避秦始皇諱，可能兩篇成於秦代，也可能是經秦人傳抄的結果。無論如何，《鶡冠子》一書是焚書以前的作品。"參見李學勤《李學勤文集·〈鶡冠子〉與兩種帛書》，上海：上海辭書出版社 2005 年版，第 391 頁。
　　④ （周）不著撰人、（宋）陸佃解：《鶡冠子·環流》卷上，《文淵閣四庫全書》第八四八冊，《子部一五四·雜家類》，臺北：臺灣商務印書館 1983—1986 年版，第 210 頁。

　　積毒成藥，工以爲醫。

又如《新語・術事》亦云：①

　　故制事者因其則，服藥者因其良，書不必起仲尼之門，藥不必出扁鵲之方，合之者善，可以爲法，因世而權行。

又在《說苑・正諫》篇中，借孔子之語，亦云：②

　　孔子曰："良藥苦於口，利於病；忠言逆於耳，利於行。"

又《論衡・道虛》亦云：③

　　如謂百藥之氣，人或服藥，食一合屑，吞數十九，藥力烈盛，胸中憤（潰）毒，不能飽人。

由此文不難得知，此時亦發展散劑與丸劑的藥劑法。④

---

　　① （漢）陸賈撰：《新語・術事》卷上，上海：上海古籍出版社 1990 年版，第 5 頁。

　　② （漢）劉向撰，向宗魯校證：《說苑校證・正諫》卷九，北京：中華書局 1987 年版，第 238 頁。此外，類似此文句，亦可見於王利器校注《鹽鐵論校注（定本）・國疾》（上冊）卷五，第 333 頁。其云："賢良、文學皆離席曰：'……夫藥酒苦於口而利於病，忠言逆於耳而利於行。'"又見於（漢）司馬遷撰，（宋）裴駰集解，（唐）司馬貞索隱，（唐）張守節正義：《史記・留侯世家》（第六冊）卷五五，北京：中華書局 1959 年版，第 2037—2038 頁。其云："〔張良曰：〕'且"忠言逆耳，利於行；毒藥苦口，利於病。"願沛公聽樊噲言。'"

　　③ 黃暉撰：《論衡校釋（附劉盼遂集解）・道虛》（第二冊）卷七，北京：中華書局 1990 年版，第 336 頁。

　　④ ［日］山田慶兒著，廖育群、李建民編譯：《中國古代醫學的形成・湯液的起源》，第 188—189 頁。

不寧唯是，若視出現於約西元前 1 世紀的漢代啟蒙教科書《急就篇》，① 其中亦有以藥物治病的內容，其云:②

　　　　炙刺和藥逐去邪，黃芩伏苓礜茈胡，牡蒙甘草菀藜蘆，烏喙附子
　　椒芫華（花），半夏皂莢艾橐吾，芎藭厚樸桂栝樓，款東貝母薑狼
　　牙，遠志續斷參土瓜，亭歷（歷）桔梗龜骨枯，雷矢雚菌藎兔盧。

此文描述醫匠之"炙刺和藥"，以及治病所用的各種藥物的名稱。由此《急就篇》的內容不難得知，漢人在罹病時，便運用各種藥物治病。

由此觀之，於秦漢時期，除以湯液、醪醴治病之外，亦有以一般藥物及毒藥治病的事實。

3. 出土文獻所見之秦漢藥物治病

除此傳世文獻的記載之外，若就出土文獻的內容而言，於 1992 年至 1993 年間，在湖北省荊州市沙市區關沮鄉清河村周家臺中，曾發掘秦漢時期墓葬四十二座。其中在周家臺 30 號秦墓棺槨間北端的竹笥中，便發現甲、乙、丙三組的共 389 枚竹簡。③

其中在丙組 70 枚竹簡簡文中，便記載醫藥病方、祝由術、擇吉避凶占卜、農事等內容，故整理者題爲《病方及其它》。④ 於此《病方及其它》篇中，便記載秦代藥物治病的內容，此處舉其一二文爲例，其云:

---

① 對於《急就篇》的成書年代，管振邦在《顏注急就篇譯釋》一書中曾提，其云:"《急就篇》是漢代西漢元帝時黃門令史游作。該書係童蒙識字課本。它又名《急就章》、《急就》。……《急就篇》成書於公元前 48 年至公元前 33 年之間。距今已有兩千多年。唐代貞觀年間，顏師古對該書作了訓詁注釋，宋代王應麟又作了補注。"管振邦譯注，宙浩睿校:《顏注急就篇譯釋·前言》，江蘇:南京大學出版社 2009 年版，第 1 頁。

② （漢）史游撰，（唐）顏師古注，（宋）王應麟補注，（清）錢保塘補音:《急就篇》，北京:中華書局 1985 年版，第 21—22 頁。

③ 湖北省荊州市周梁玉橋遺址博物館《關沮秦漢墓簡牘·周家臺三〇號秦墓發掘報告》，北京:中華書局 2001 年版，第 154—155 頁。

④ 若論此周家臺 30 號秦簡的成書年代，則推定爲秦始皇當政晚年。詳見湖北省荊州市周梁玉橋遺址博物館編《關沮秦漢墓簡牘·周家臺三〇號秦墓發掘報告》，第 145—160 頁。

·取肥牛膽盛黑叔（菽）中，盛之而係（繫），縣（懸）陰所，乾。用之，取十餘叔（菽）置鬵（粥）中而猷（飲）之，已（愈）腸辟（澼）。不已（愈），復益猷（飲）之。鬵（粥）足以入之腸。（此簡文見於周家臺秦簡《病方及其它》第 309 簡至第 310 簡）①

·以正月取桃橐（蠹）矢（屎）少半升，置淳（醇）酒中，溫，猷（飲）之，令人不單（憚）病。（此簡文見於周家臺秦簡《病方及其它》第 313 簡）②

·去黑子方：取橐（蠹）本小弱者，齊約大如小指。取東（東）灰一升，漬之。沭（和）橐（蠹）本東（東）灰中，以靡（摩）之，令血欲出。因多食葱，令汗出。柜（恒）多取檡（柔）桑木，燔以爲炭火，而取牛肉剺（劙）之，小大如黑子，而炙之炭火，令溫勿令焦，即以傅黑子，寒輒更之。（此簡文見於周家臺秦簡《病方及其它》第 315 簡至第 318 簡）③

據此可知，於沙市周家臺 30 號墓出土的《病方及其它》篇中，便不難得見秦代的藥物治病之法。

除此周家臺秦簡之外，若視漢簡所載的藥物治病而言，於 2009 年初，北京大學收藏西漢竹簡三千三百四十六枚，其中醫書類竹簡，現存七百一十一枚，其抄寫年代，應爲西漢武帝時期。④

此北大醫簡記載內科、外科、五官科、婦產科、兒科等科目的病方，

---

① 湖北省荊州市周梁玉橋遺址博物館編：《關沮秦漢墓簡牘·周家臺三〇號秦墓簡牘·病方及其它》，第 126 頁。

② 湖北省荊州市周梁玉橋遺址博物館編：《關沮秦漢墓簡牘·周家臺三〇號秦墓簡牘·病方及其它》，第 127 頁。

③ 湖北省荊州市周梁玉橋遺址博物館編：《關沮秦漢墓簡牘·周家臺三〇號秦墓簡牘·病方及其它》，第 127—128 頁。

④ 北京大學出土文獻研究所：《北京大學藏西漢竹書概說》，《文物》2011 年第 6 期，第 49—53 頁。

以及植物藥、動物藥、礦物藥等的各種所用藥物的名目。① 此處舉其一二文爲例，其云：②

　　　百五十六·治心痛：茈蔘、黃芩各七，桂、薑、蜀椒、朱（茱）
　　臾（萸）各一，黃連、山朱（茱）臾（萸）、少辛各三，凡九物。
（此簡文見於北大醫簡《醫方甲》第 2600 簡）

　　　□主脅，芍藥主少腹，病所在即倍其藥，食之服之，廿日病已
（愈）。其病久甚者，服之百日。（此簡文見於北大醫簡《醫經》第
2913 簡）

由此簡文中的各種藥材名目，不難瞭解兩漢時期藥物治病的水平高。

不寧唯是，屬於敦煌前期的漢簡《流沙墜簡》，③ 以及在今額濟納河流域郹隧遺址出土的居延前期漢簡之中，④ 亦有此種藥物方面的記載。此處舉其一二文爲例，其云：

　　　治久欬（咳）迸（逆）匈庳（痹）、屢（瘻）庳（痹）、止泄、
　　心腹久積傷寒方：人条（參）、茈（紫）宛（菀）、昌（菖）蒲、細
　　辛、薑桂、蜀椒各一分，烏喙十分，皆合和，以須臾當泄下，不下復
　　飲藥，大下立愈（愈）矣。良甚。（此簡文見於《流沙墜簡·方技

---

　　① 北京大學出土文獻研究所：《北京大學藏西漢竹書概說》，第 55 頁。亦可參見李家浩、楊澤生《北京大學藏漢代醫簡簡介》，《文物》2011 年第 6 期，第 88—89頁。

　　② 對於此簡文的考釋，可參見李家浩、楊澤生《北京大學藏漢代醫簡簡介》，第 88 頁。

　　③ 若論屬於敦煌前期的此《流沙墜簡》的成書年代，則爲自西漢武帝天漢三年（前98），以至東漢順帝永和二年（137）。參見李均明《古代簡牘·敦煌前期漢簡》，第 13—15 頁。

　　④ 若論此居延前期漢簡的成書年代，則絕大部分爲自西漢武帝末至東漢光武帝中期。李均明：《古代簡牘·居延前期漢簡》，第 17—21 頁。

類·醫方》)①

　　治馬傷水方：薑桂、細辛、皁（皂）莢、付（附）子各三分，遠志五分，桔梗五分，隹子十五枚▢。（此簡文見於《流沙墜簡·方技類·醫方》)②

　　傷寒四物：烏喙十分，細辛六分，术十分，桂四分。以溫湯飲一刀刲，日三夜再，行解不出汗。（此簡文見於居延漢簡第 89·20 簡）③

由此不難得知，於《流沙墜簡》與居延漢簡之中，亦可得見藥物治病的記載。④

　　不寧唯是，於 1972 年末，在甘肅省武威縣旱灘坡一座東漢墓葬中，曾發掘漢代簡牘共九十二枚，其中木簡七十八枚，木牘十四枚。⑤ 此批簡牘所載的內容，皆爲醫書之類，則多爲一病一藥方。現存醫方三十餘種，則包括今之內科、外科、婦科、五官科、針灸科等，均涉及今之臨床醫學、藥物學、針灸學等內容。⑥

　　於此批武威漢代醫簡中，有關藥物方面的記載，亦屢見不鮮，此處舉其一二文爲例，其云：

---

　　① 羅振玉、王國維合編：《流沙墜簡·小學術數方技書考釋》，北京：中華書局 1993 年版，第 96 頁。

　　② 羅振玉、王國維合編：《流沙墜簡·小學術數方技書考釋》，第 97 頁。

　　③ 勞榦：《居延漢簡——考釋之部·居延漢簡釋文·第三〇三葉·5066 號》，臺灣："中央研究院"歷史語言研究所 1997 年版，第 105 頁。

　　④ 陳直：《文史考古論叢·璽印木簡中發現的古代醫學史料》，天津：天津古籍出版社 1988 年版，第 292—295 頁。

　　⑤ 李均明：《古代簡牘》，第 115 頁。亦可參考甘肅省博物館、甘肅省武威縣文化館《武威旱灘坡漢墓發掘簡報——出土大批醫藥簡牘》，《文物》1973 年第 12 期，第 18—20 頁。

　　⑥ 李均明：《古代簡牘》，第 115—116 頁。亦可參考甘肅省博物館、甘肅省武威縣文化館《武威旱灘坡漢墓發掘簡報——出土大批醫藥簡牘》，第 20—21 頁。又見於中醫研究院醫史文獻研究室《武威漢代醫藥簡牘在醫學史上的重要意義》，《文物》1973 年第 12 期，第 23—29 頁。

· 治久欬（咳）上氣，喉中如百虫鳴狀，卅歲以上方：芷（紫）胡、桔梗、蜀椒各二分，桂、烏喙、薑各一分。凡六物冶（碎）合，和丸以白密（蜜），大如嬰（櫻）桃。晝夜含三丸，消咽其汁。甚良。（此簡文見於武威漢代醫簡《第一類簡》第 3 簡至第 5 簡）①

· 治伏梁裏膿在胃腸之外方：大黃＝（、黃）芩、勺（芍）藥各一兩，消（硝）石二兩，桂一尺，桑卑（螺）肖（蛸）十四枚，䗪虫三枚，凡七物皆父（咬）且（切），漬以淳（醇）酒五升，卒（晬）時。煮之三。（此簡文見於武威漢代醫簡《第二類簡》第 46 簡至第 47 簡）②

據此可知，於武威漢代醫簡中，亦有藥物治病的記載。

此外，此處應注意者，古人不惟以藥物治病，與此同時，亦注意服藥的禁忌。如在 1957 年至 1959 年間，甘肅省博物館在武威縣磨咀子 6 號墓發現屬於西漢晚期的 7 枚日忌木簡。③ 其中在第 6 簡 "日忌木簡丙" 中間，便有其記載，其簡文曰：④

未，毋飲藥，必得之毒。（此簡文見於武威漢簡《雜簡及其它考釋》第 6 簡 "日忌木簡丙" 中間）

此簡文雖爲占斷疾病服藥的宜忌，但由此不難得知，古人已注意服藥的副作用。

由此觀之，於秦漢之際，古人的本草知識，已達於相當的水平。

---

① 甘肅省博物館、武威縣文化館合編：《武威漢代醫簡·第一類簡》，北京：文物出版社 1975 年版，第 1 頁。

② 甘肅省博物館、武威縣文化館合編：《武威漢代醫簡·第二類簡》，第 4 頁。

③ 甘肅省博物館、中國科學院考古研究所合編：《武威漢簡·武威磨咀子竹木簡墓的發現》，北京：中華書局 2005 年版，第 3—9 頁。

④ 甘肅省博物館、中國科學院考古研究所合編：《武威漢簡·雜簡及其它考釋》，第 136 頁。

## （四）　針灸療法

1. 傳世文獻所見之秦漢針灸療法

於秦漢時期，古人的針灸療法技術，亦逐漸確立其理論體系，如在今本《黃帝內經素問·湯液醪醴論》中，便有其記載，其云：①

帝曰："今之世，不必已（癒），何也？"岐伯曰："當今之世，必齊（資）毒藥攻其中，鑱（鑱）石鍼艾治其外也。"

又在東漢順帝時出現的道教書《太平經·灸刺訣》篇中，亦有由宗教方面敍述針灸療法的內容，其云：②

灸刺者，所以調安三百六十脈，通陰陽之氣而除害者也。……灸者，太陽之精，公正之明也，所以察姦除惡害也。針者，少陰之精也，太白之光，所以用義斬伐也。

由此可知，於今本《黃帝內經素問》與《太平經》的記載之中，便有以針灸療法治病的內容。

首先言針刺療法，於今本《黃帝內經素問·診要經終論》中，便有較爲詳細的針刺規定記載，其云：③

〔岐伯對曰：〕"故春刺散俞（腧），及與分理，血出而止，甚者傳氣，間者環也。夏刺絡俞（腧），見血而止，盡氣閉環，痛病必下。秋刺皮膚，循理，上下同法，神變而止。冬刺俞（腧）竅於分

---

① （唐）王冰次注，（宋）林億等校正：《黃帝內經素問·湯液醪醴論》（附釋文）卷四，《文淵閣四庫全書》第七三三冊，《子部三九·醫家類》，第52頁。

② 王明編：《太平經合校（附長幅插圖一袋）·丙部·灸刺訣》卷五十，第179頁。

③ （唐）王冰次注，（宋）林億等校正：《黃帝內經素問·診要經終論》（附釋文）卷四，《文淵閣四庫全書》第七三三冊，《子部三九·醫家類》，第54頁。

理，甚者直下，閒（間）者散下。春夏秋冬，各有所刺，法其
所在。”

據此不難得知，於《黃帝內經》之中，便有按季節規定針刺之法的內容。

尤其，此時已具備各種不同的針刺用具，如《靈樞經·九針十二原》
便有其記載，其云：①

　　〔歧伯答曰：〕“九針之名，各不同形。一曰：鑱針，長一寸六
分；二曰：負（員）針，長一寸六分；三曰：鍉針，長三寸半；四
曰：鋒針，長一寸六分；五曰：鈹針，長四寸，廣二分半；六曰：負
（員）利針，長一寸六分；七曰：毫針，長三寸六分；八曰：長針，
長七寸；九曰：大針，長四寸。鑱針者，頭大末銳，去寫（瀉）陽
氣。負（員）針者，針如卵形，揩摩分間，不得傷肌肉，以寫（瀉）
分氣。鍉針者，鋒如黍粟之銳，主按脈勿陷，以致其氣。鋒針者，刃
三隅，以發痼疾。鈹針者，末如劒（劍）鋒，以取大膿。負（員）
利針者，大（尖）如氂，且負（員）且銳，中身微大，以取暴氣。
毫針者，尖如蚊虻喙，静以徐往，微以久留之，〔正氣因之，真邪俱
往，出針〕而養，以取痛痹（痹）。長針者，鋒利身薄，可以取遠痹
（痹）。大針者，尖如挺，其鋒微負（員），以寫（瀉）機關之水也。
九針畢矣。”

由此可知，於秦漢時期，針刺用具已有九種之多。

不寧唯是，對於兩漢時期以針法治病之內容，如漢桓寬所撰的《鹽
鐵論·大論》篇便有其記載，其云：②

　　文學曰：“……扁鵲攻於湊（腠）理，絕邪氣，故癰疽不得成
形。聖人從事於未然，故亂原無由生。是以砭石藏而不施，法令設而

---

① （唐）王冰注，（宋）史崧校正音釋：《靈樞經·九針十二原》卷一，《文淵
閣四庫全書》第七三三冊，《子部三九·醫家類》，第 320—321 頁。
② 王利器校注：《鹽鐵論校注（定本）·大論》（下冊）卷十，第 604 頁。

不用。"

又同書《申韓》篇亦云:①

〔文學曰:〕"所貴良醫者,貴其審消息而退邪氣也,非貴其下鍼石而鑽肌膚也。"

又同書《箴石》篇亦云:②

〔賢良曰:〕"今欲下箴石,通關鬲(格),則恐有盛、胡之累。懷箴橐艾,則被不工之名。"

據此不難得知,於兩漢時期,古人在疾病時常用針法治病。

再次,若就灸熨療法而言,如《說文解字·灸》便有其記載,其云:③

灸,灼也。从火,久聲。

其下(清)段玉裁注云:④

今以艾灼體曰:灸,是其一耑(端)也。

又於今本《黃帝内經素問·骨空論》中,便有治療寒熱病時的灸熨

_____

① 王利器校注:《鹽鐵論校注(定本)·大論》(下冊)《申韓》卷十,第580頁。

② 王利器校注:《鹽鐵論校注(定本)·大論》(上冊)《箴石》卷六,第405—406頁。

③ (清)段玉裁注:《說文解字注·灸》第十篇注上,第488頁。

④ 同上註。

療法記載，其云：①

　　　　〔歧伯對曰：〕"灸寒熱之法，先灸項大椎，以年爲壯數。次灸橛
　　（臀）骨，以年爲壯數。視背俞（腧）陷者灸之，舉臂肩上陷者灸
　　之，兩季脇之間灸之，外踝上絕骨之端灸之，足小指次指間灸之，腨
　　下陷脉灸之，外踝後灸之，缺盆骨上切之堅痛如筋者灸之，膺中陷骨
　　間灸之，掌束骨下灸之，齊（臍）下關元三寸灸之，毛際動脉灸之，
　　膝下三寸分間灸之，足陽明跗上動脉灸之，巓（顚）上一灸之。大
　　（犬）所嚙之處灸之三壯，即以大（犬）傷病法灸之。凡當灸二十九
　　處，傷食灸之，不已（癒）者，必視其經之過於陽者，數刺其俞
　　（腧）而藥之。"

由此觀之，於兩漢時期，灸熨療法的技術，基本上已確立其理論體系。

2. 出土文獻所見之秦漢針灸療法

　　除此《黃帝內經》的内容之外，若就出土文獻的記載而言，於1972
年末，在甘肅省武威縣旱灘坡發掘的武威漢代醫簡中，便有相當詳細的針
灸術記載，此處舉其一二文爲例，其云：

　　　　懣（滿）億（癒），出箴。・寒氣在胃，莞（脘）腹懣（滿）
　　□（腸：脹）◪□當刾（刺），欲留□〔箴〕，病者呼四五十，乃出
　　箴。次刾（刺）膝下五寸分閒（間），榮深三分，留箴如炊一升米
　　項，出箴，名曰：三里。次刾（刺）項從上下十一椎俠（夾）椎兩
　　〔旁〕，刾（刺）榮深四分，留箴百廿息，乃出箴，名曰：肺輸
　　（腧）。刾（刺）後三日病億（癒）平復。・黃帝治病神魂忌：人生
　　一葳（歲），毋炙（灸）心，十日而死。人生二葳（歲），毋炙（灸）
　　腹，五日而死。人生三葳（歲），毋炙（灸）背，廿日〔而〕死。人
　　生四葳（歲），毋炙（灸）頭，三日而死。人生五歲（歲），毋久
　　（灸）足，六日而死。人生六歲（歲），毋炙（灸）手，二日〔而〕

　　① （唐）王冰次注，（宋）林億等校正：《黃帝內經素問・骨空論》（附釋文）
卷十六，《文淵閣四庫全書》第七三三冊，《子部三九・醫家類》，第182—183頁。

死。人生七日（歲），毋炙（灸）脛，卅日而死。人生八葳（歲），
毋炙（灸）肩，九日而死。人▢〔五十至六十〕者，與五葳（歲）
同。六十至七十者，與六葳（歲）同。七十至八十者，與七葳（歲）
同。八十至九十者，與八葳（歲）同。九十至百葳（歲）者，與九葳
（歲）同。年已過百葳（歲）者，不可炙（灸）刺（刺），氣脈壹絕，
炙（灸）刺（刺）者，隨葳炙（灸）死矣。（此簡文見於武威漢代醫
簡《第一類簡》第 19 簡至第 25 簡）①

五辰辛，不可始久（灸）刺（刺），飲藥必死。甲寅、乙卯，不
可久（灸）刺（刺），不出旬死。五辰，不可飲藥，病者日益加
▢（深）。無▢，禁朔、晦日甲午，皆不可始▢▢▢▢▢▢▢月六
日、十六日、十八日、廿二日，皆不可久（灸），可久（灸）刺
（刺），見血，止巳▢。（此牘文見於武威漢代醫簡《木牘》第 90 甲
牘至第 90 乙牘）②

據此不難得知，於秦漢之際，古人的針灸技術，已有相當進展。

不寧唯是，若就考古出土文物而言，於 1968 年夏季，在河北省滿城
縣陵山發掘的滿城一號、二號漢墓中，曾出土大量隨葬品。其中在一號漢
墓中，便發現包括“醫工”銅盆、金銀醫針、銅藥匙、銅濾藥器、銀灌
藥器、用以煮藥的雙耳銅鑊等的各種醫療器具。③ 若論此二墓的墓主，乃
爲西漢景帝的皇子夫妻，故此二墓爲中山國靖王劉勝及王后竇綰之墓。④

於一號墓出土的醫療器具之中，若就針刺療法所用的“金醫針”四
枚而言，針體細長，上端爲柄，斷面作方形，柄之上端穿有小孔，下部爲
針身，斷面圓形（圖 2）。此金醫針，若據上引《靈樞經‧九針十二原》

---

① 甘肅省博物館、武威縣文化館合編：《武威漢代醫簡‧第一類簡》，第 4—5
頁。

② 甘肅省博物館、武威縣文化館合編：《武威漢代醫簡‧第一類簡》，第 18—19
頁。

③ 鍾依研：《西漢劉勝墓出土的醫療器具》，《考古》1972 年第 3 期，第 49—53
頁。

④ 中國社會科學院考古研究所、河北省文物管理處合編：《滿城漢墓發掘報
告‧結語》（上冊），北京：文物出版社 1980 年版，第 336—339 頁。

的記載，其中的 1：4446 應爲鍉針，1：4447 爲鋒針，1：4354 與 1：4390 爲毫針。①

因此，此金醫針的發現，不唯對中國古代針灸術的研究，提供可貴的實物史料，與此同時，又證實當時針刺醫療的技術，已達於相當高的水平。

綜上所陳，進入秦漢時期，古人的針灸療法，基本上已完全確立。

### （五）　養生之論

秦漢時期極其興盛神仙養生之術，② 且在漢末道教產生以後，更爲強調修煉長生以祛病健身及養生長壽之道。③ 因此，繼先秦時期，於秦漢時期，亦重視保養身體與精神，以促進健康與延年長壽的養生術，故仍然包含服食、辟穀、導引、房中、行氣等的保身與養形的形體保養以及精神修養的養性二者。

### 1. 養生論典籍

此養生之論相關的一批書籍，則見於（漢）班固所撰的《前漢書·藝文志》神仙類中，④ 其文曰：⑤

《宓戲雜子道》二十篇。《上聖雜子道》二十六卷。《道要雜子》

---

① 中國社會科學院考古研究所、河北省文物管理處合編：《滿城漢墓發掘報告·一號墓·出土器物》，第 116—117 頁。亦可參見鍾依研《西漢劉勝墓出土的醫療器具》，《考古》1972 年第 3 期，第 50—51 頁。

② 牟鍾鑒、張踐合著：《中國宗教通史·秦漢三國時期的宗教》（上冊），北京：社會科學文獻出版社 2000 年版，第 220—222、229—232、258—266 頁。

③ 牟鍾鑒、張踐合著：《中國宗教通史·秦漢三國時期的宗教》（上冊），第 265—266 頁。

④ 對於神仙類的内容，如《前漢書·藝文志》便有其記載，其云："神僊者，所以保性命之真，而遊求於其外者也。聊以盪（滌）意平心，同死生之域，而無怵惕於胸中。然而或者專以爲務，則誕欺怪迂（遠）之文彌以益多，非聖王之所以教也。孔子曰：'索隱行怪，後世有述焉，吾不爲之矣。'"（漢）班固撰，（唐）顏師古注：《漢書·藝文志》（中冊）卷三十，第 1397—1398 頁。

⑤ （漢）班固撰，（唐）顏師古注：《漢書·藝文志》（中冊）卷三十，第 1397 頁。

十八卷。《黃帝雜子步引》十二卷。《黃帝岐（歧）伯按摩》十卷。《黃帝雜子芝菌》十八卷。《黃帝雜子十九家方》二十一卷。《泰壹雜子十五家方》二十二卷。《神農雜子技道》二十三卷。《泰壹雜子黃冶》三十一卷。右神僊十家，二百五卷。

此批神仙類典籍雖早已失傳，但於傳世的古籍文獻中，卻可見養生之論相關的書名。

不寧唯是，房中術亦爲具體養生方法之一。① 若論其相關的一批書籍，則見於（漢）班固所撰的《前漢書·藝文志》房中類中，② 其文曰：③

《容成陰道》二十六卷。《務成子陰道》三十六卷。《堯舜陰道》二十三卷。《湯盤庚陰道》二十卷。《天老雜子陰道》二十五卷。《天一陰道》二十四卷。《黃帝三王養陽方》二十卷。《三家內房有子方》十七卷。右房中八家，百八十六卷。

此批房中類典籍雖早已失傳，但於傳世的古籍文獻中，卻可見房中術相關的書名。

2. 傳世文獻所見之秦漢養生論

若視各種古籍文獻所載的秦漢養生術，如在《史記·留侯世家》中，

---

① 盧嘉錫總主編，廖育群等著：《中國科學技術史——醫學卷》，第 70 頁。其云："如此，李約瑟乃至許多醫學史家均自然而然地將追求不死成仙的思想和服食、導引、房中、行氣等各種具體養〔生〕方法的起源歸之於道家和道家思想體系。"

② 對於房中類的內容，如《前漢書·藝文志》便有其記載，其云："房中者，〔情性〕之極，至道之際，是以聖王制外樂以禁內情，而爲之節文。傳曰：'先王之作樂，所以節百事也。'樂而有節，則和平壽考。及迷者弗顧，以生疾而隕性命。"（漢）班固撰，（唐）顏師古注：《漢書·藝文志》（中冊）卷三十，第 1396—1397 頁。

③ （漢）班固撰，（唐）顏師古注：《漢書·藝文志》（中冊）卷三十，第 1396—1397 頁。

便記載張良（即留侯）功成後，欲從赤松子遊，其云：①

　　　　〔留侯乃稱曰：〕"願弃人閒（間）事，欲從赤松子遊耳。"乃學
　　辟穀，道（導）引輕身。

又《三國志·華佗傳》亦云：②

　　　　〔佗語普曰：〕"是以古之仙者爲導引之事，熊頸（經）鴟顧，引
　　輓（挽）腰體，動諸關節，以求難老。吾有一術，名：五禽之戲，
　　一曰：虎，二曰：鹿，三曰：熊，四曰：猨，五曰：鳥，亦以除疾，
　　並利蹄足，以當導引。"

由此可知，導引行氣與辟穀二者，則常互相配合。③

　　除此保身與養形的各種養生之法之外，此處若論秦漢時期的養性之
法，如《論衡·道虛》便有其記載，其云：④

　　　　世或以老子之道爲可以度世，恬淡無欲，養精愛氣。夫人以精神
　　爲壽命，精神不傷，則壽命長而不死。成事：老子行之，踰百度世，
　　爲真人矣。

據此不難得知，道家"虛無恬淡"的精神境界，與"養形"之術相結合，
便形成性、命雙修的養生學。⑤

------

① （漢）司馬遷撰，（宋）裴駰集解，（唐）司馬貞索隱，（唐）張守節正義：
《史記·留侯世家》（第六冊）卷五五，第 2048 頁。
　　② 繆鉞主編：《三國志選注·華佗傳》（中冊），北京：中華書局 1984 年版，第
577—578 頁。
　　③ 牟鍾鑒、張踐合著：《中國宗教通史·秦漢三國時期的宗教》（上冊），第
265 頁。
　　④ 黃暉撰：《論衡校釋（附劉盼遂集解）·道虛》（第二冊）卷七，第 334 頁。
　　⑤ 盧嘉錫總主編，廖育群等著：《中國科學技術史——醫學卷》，第 182—184
頁。

不寧唯是，又於今本《黃帝內經》中，特別在《素問》之《上古天真論》、《四氣調神大論》，以及《靈樞經》之《根結》、《壽夭剛柔》等篇，皆論飲食起居、調攝精神雙修之道。① 此處舉其中今本《黃帝內經素問・上古天真論》爲例，其云：②

　　岐伯對曰：“上古之人，其知道者，法於陰陽，和於術數，食飲有節，起居有常，不妄作勞，故能形與神俱，而盡終其天年，度百歲（歲）乃去。今時之人不然也，以酒爲漿，以妄爲常，醉以入房，以欲竭其精，以耗散其真，不知持滿，不時（解）御（節）神，務快其心，逆於生樂，起居無節，故半百而衰也。”

由此可知，於今本《黃帝內經》之中，便記述飲食起居、調攝精神雙修的養生內容。

3. 出土文獻所見之秦漢養生論

除此傳世文獻的記載之外，若就出土文獻所見的導引術而言，於1983年末至1984年初，在江陵張家山發掘的西漢初年古墓中，特別在M247墓出土的醫簡《引書》篇中，則詳細解說導引的各種動作，即針對不同的疾病採用不同的導引方法。③

此張家山醫簡《引書》篇，全篇約分幾段，則包括四季生活的注意事項、各種導引的動作與名稱、各種疾病的治療及其相應的導引術、導引理論等。此漢簡《引書》篇，由於與馬王堆漢墓帛書中的《導引圖》密切有關，故能提供研究者深入研究帛書《導引圖》的理論依據。④ 此處舉其一二文爲例，其云：

---

① 牟鍾鑒、張踐合著：《中國宗教通史・秦漢三國時期的宗教》（上冊），第265頁。

② （唐）王冰次注，（宋）林億等校正：《黃帝內經素問・上古天真論》（附釋文）卷一，《文淵閣四庫全書》第七三三冊，《子部三九・醫家類》，第9頁。

③ 李均明：《古代簡牘》，第99—100頁。亦可參考張家山漢墓竹簡整理小組《江陵張家山漢簡概述》，《文物》1985年第1期，第13—14頁。

④ 李均明：《古代簡牘》，第99—100頁。亦可參考張家山漢墓竹簡整理小組《江陵張家山漢簡概述》，第13—14頁。

・引心痛：係纍長五尋，戟（繫）其衰（中），令其高丈。兩足踐板，端立，兩手空（控）纍，以力偃，極之，三而已。一曰：夸（跨）足，折要（腰），空（控）丈（杖）而力引之，三而已。一曰：危坐，手操左棺（腕）而力舉手，信（伸）臂，以力引之，極，因下手麾（摩）面，以下印（抑）兩股，力引之，三百而已。（此簡文見於江陵張家山漢簡《引書》第 67 簡至第 68 簡）①

・人之所以得病者，必於暑濕風寒雨露，奏（腠）理啟闔，食歓（飲）不和，起居不能與寒暑相癒（應），故得病焉。是以春夏秋冬之閒（間），亂（雜）氣相薄（迫）還（及）也，而人不能自免其閒（間），故得病。是以必治八經之引，炊（吹）昫（呴）摩（呼）吸天地之精氣，信（伸）復（腹）折要（腰），力信（伸）手足，輵（推）蹱（踵）曲指，去（居）起寬亶（袒），偃治巨（大）引，以與相求也，故能毋病。（此簡文見於江陵張家山漢簡《引書》第 103 簡至第 105 簡中間）②

由此可知，於江陵張家山漢簡《引書》篇中，便有各種導引、呼吸之法以養生的內容。

不寧唯是，於 1977 年間，在阜陽縣雙古堆 1 號漢墓中，曾發掘一批竹簡，其中有《行氣》殘簡數枚，則記載行氣的方法與功能。③ 不僅如此，若視馬王堆 3 號漢墓出土的醫簡《十問》，④ 便有房中術的記載。此處舉其一二文爲例，其云：

---

① 張家山 247 號漢墓竹簡整理小組編：《張家山漢墓竹簡（247 號墓）・引書》（釋文修訂本），第 180—181 頁。

② 張家山 247 號漢墓竹簡整理小組編：《張家山漢墓竹簡（247 號墓）・引書》（釋文修訂本），第 185 頁。

③ 李均明：《古代簡牘》，第 91—92 頁。亦可參考文物局古文獻研究室、安徽省阜陽地區博物館阜陽漢簡整理組《阜陽漢簡簡介》，《文物》1983 年第 2 期，第 22 頁。

④ 此馬王堆醫簡《十問》的內容及文體，因屬於漢代時期，又得吾師李學勤教授的指正，故本文暫定以其爲漢代文獻。

氣之有所不節，則㿀（㾕）。（此簡文見於阜陽漢簡《行氣》）①

〔容成合（答）曰：〕"治氣有經，務在積精，精盈必寫（瀉），精出必補。補寫（瀉）之時，於臥為之，酒食五味，以志治氣。目明耳蔥（聰），被（皮）革有光，百脈充盈，陰乃□（復）生，縣（由）使（是）則可以久立，可以遠行，故能壽長。"（此簡文見於馬王堆醫簡《十問》第 39 簡至第 41 簡）②

據此不難得知，於漢簡《行氣》、《十問》等篇中，便有行氣、房中術相關的內容。

此外，若就考古出土的遺物而言，於 1983 年，在廣東省廣州市區越秀山西邊的象崗山中，曾發掘屬於西漢武帝時期的南越王墓。於此墓葬的西耳室中，便發現辰砂、鉛塊、紫水晶、硫黃、孔雀石等的五色藥石，總量有數公斤。又配備各種藥具，即銅杵、鐵杵、銅臼等，此應為與追求長生不老的外丹養生法有關之道具。③

總而言之，於秦漢時期，除保身與養形的各種養生之法之外，亦有性、命雙修的養生學。

# 結　語

古代人類，因生產條件極差，於野外勞動時，易受砍傷、摔傷或蛇蟲咬傷，因而已具有治療常見外傷病徵的若干知識。由於經驗得知某種草藥對之

---

①　文物局古文獻研究室、安徽省阜陽地區博物館阜陽漢簡整理組：《阜陽漢簡簡介》，《文物》1983 年第 2 期，第 22 頁。

②　馬王堆漢墓帛書整理小組編：《馬王堆漢墓帛書・十問釋文注釋》（肆），第 147 頁。

③　廣州象崗漢墓發掘隊：《西漢南越王墓發掘初步報告》，《考古》1984 年第 3 期，第 222—230 頁。其云："五色藥石和藥具的出土，表明南越王國統治者迷信長生、幻想升仙的思想也同漢朝貴族一樣。"亦可參見廣州市文物管理委員會、中國社會科學院考古研究所、廣東省博物館編輯《西漢南越王墓・西耳室》（上冊），北京：文物出版社 1991 年版，第 141 頁，以及彩版三〇・3（下冊）。

有必然的療效，纔能對證下藥，故治療外傷的醫療知識，遂爲愈加豐富。

即使如此，於遠古時期，由於地理環境惡劣，毒蛇猛獸橫行，加上生活艱苦，且衛生條件極差，故難免有疾病時常發生。如前所述，對於常見外傷病徵，古人已有若干治療的知識。儘管如此，在鬼神概念充斥時的許多遠古民族，對於不易得見之若干病徵，則認爲此種疾病的來源，乃爲由瘟神、病鬼的纏繞而造成，即所謂鬼在作祟。

即使如此，於秦漢時期，受東周時期人文思想的影響，已形成醫學的專門化、職業化的趨向。因此，秦漢時期對於疾病的治療，已俱備使用切脈、藥物、針灸等數法。

本文則以秦漢時期經脈學說、臟腑學說、本草之學、針灸療法、養生之論等的中國醫學基礎理論的重要特色爲主，討論秦漢時期各種文獻所見的早期中國醫學基礎理論的內容。此處以其扼要的內容總結如下：

第一，對於“經脈學說”，若視傳統文獻與出土文獻的記載，於秦漢時期，古人的經脈學說，基本上已完全確立，並有試圖瞭解人體經脈系統等的事實。

第二，若論“臟腑學說”，於秦漢時期的傳統文獻與出土文獻的記載中，古人的臟腑學說，基本上已完全確立，且有由解剖學觀察五臟的記錄，並相當符合客觀實測。

第三，對於“本草之學”，於秦漢時期的傳統文獻與出土文獻的記載中，除以湯液、醪醴治病之外，亦有以一般藥物及毒藥治病的內容，以及植物藥、動物藥、礦物藥等的各種所用藥物的名目。

第四，若就“針灸療法”方面而言，於秦漢時期，古人的針灸療法技術，已逐漸確立其理論體系。不寧唯是，金醫針等的發現，便可證實當時針刺醫療的技術，已達於相當高的水平。

第五，若論“養生之論”，於秦漢時期的傳統文獻與出土文獻的記載中，便可得見古人重視保養身體與精神，以促進健康與延年長壽的養生術。此種養生術，則包含服食、辟穀、導引、房中、行氣等的保身與養形的形體保養，以及精神修養的養性二者。

綜上所陳，本文以經脈學說、臟腑學說、本草之學、針灸療法、養生之論等的中國醫學基礎理論爲主，討論秦漢時期中國醫學基礎理論的確立內容。

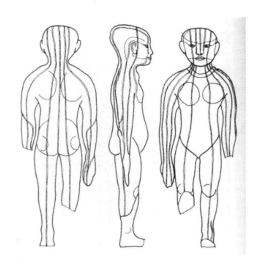

**圖 1　雙包山經脈木人模型的摹本**

（引自李建民《發現古脈——中國古典醫學與數術身體觀》，北京：社會科學文獻出版社 2007 年版，第 366 頁。）

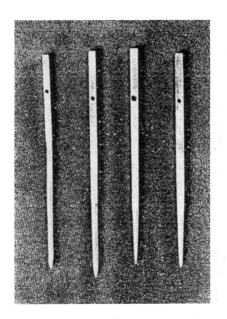

**圖 2　滿城漢墓出土的金醫針**

（引自中國社會科學院考古研究所、河北省文物管理處合編《滿城漢墓發掘報告》下册，北京：文物出版社 1980 年版，圖版七五。）


　　［趙容俊，中國人民大學歷史學院歷史系講師，出土文獻與中國古代
文明研究協同創新中心研究人員］

# "手心主脈"考
## ——兼論早期經脈學說的演變

張葦航

**摘 要** 以"手心主脈"為中心,分析出土醫學文獻、人體經脈模型及傳世文獻中經脈學說的演變,指出早期經脈學說的多元化並存現象,以及中醫基礎理論框架構建的動態過程,強調要注重自然哲學觀念在醫學理論中的滲透與社會思潮對於醫學的重要影響。

**關鍵詞** 手心主脈 手厥陰經 經脈學說 出土醫學文獻 《黃帝內經》

春秋戰國至秦漢,是中醫經絡學說形成的關鍵時期。其核心"十二經脈"理論,其内容主要來自於《靈樞·經脈》篇,也是我們目前構建中醫基礎理論體系和付諸臨床實踐的基礎性學說。① 20 世紀 70 年代以來,大量出土文獻的湧現,為我們呈現了秦漢時期醫書的本來面貌,其中,有關經脈的描述占了相當大的比例。這說明在傳統醫學發展的早期,經脈學

---

① 經絡系統包括經脈、絡脈、十二經筋和十二皮部,其中經脈又包括十二正經、奇經八脈和十二經别。其理論在《靈樞》中已基本成型。本文所稱的"經脈學說"主要指以正經為主的十二經脈理論。

說及相關刺灸治療學是中醫學的重要組成部分，構成了"醫經"的主
體。① 已有學者對脈診和經脈學說起源的關係進行了深入研究，認為經脈
學說與扁鵲脈法（色脈診、標本診法等）密切相關，並對早期經脈學說
的發展史做了回顧。②

　　在出土文獻中，最有代表性的脈學文獻主要有馬王堆漢墓出土的
《足臂十一脈灸經》、《陰陽十一脈灸經》（甲、乙本）、《脈法》、《陰陽脈
死候》，張家山漢墓出土的《脈書》，以及 2012—2013 年成都天回鎮老官
山漢墓出土簡牘中的《十二脈（附相脈之過）》、《別脈》、《刺數》等。③
此外，1993 年四川綿陽雙包山西漢墓出土的人體經脈漆雕模型、上述成
都老官山漢墓出土的經穴髹漆人像等文物，更是古代經脈學說的直觀
反映。

　　以往的研究多認為，這些出土文獻與傳世的《黃帝內經》、《難經》
等相結合，正好描述出一條經絡學說形成的完整路徑，即從僅有足三陰三
陽的六脈說，至馬王堆《足臂十一脈灸經》及《陰陽十一脈灸經》的十
一經脈說，再發展到《內經》系統的十二經脈說。④ 而老官山出土醫簡
中，遵循的是十二經脈說。從其墓葬年代可能為漢景帝、武帝時期看，正

---

　　① 在任應秋主編的《中醫各家學說》（上海：上海科學技術出版社 1980 年版）
"總論" 中，已對上古醫學流派進行了論述。其引謝利恒論《上古醫派》云，《曲禮》
中所言的 "三世醫學" 即黃帝針灸、神農本草、素女脈訣。如據《漢書·藝文志》
對醫書的分類法，針灸、脈訣同屬醫經，本草屬經方。

　　② 相關文獻可參考黃龍祥《中國針灸學術史大綱》，北京：華夏出版社 2001 年
版；黃龍祥《經脈學說與扁鵲脈法的血緣》，《中國針灸》2015 年第 35 卷第 5 期，第
517—523 頁；李建民《發現古脈》，北京：社會科學文獻出版社 2007 年版。

　　③ 據上海中醫藥大學主辦的 "出土醫學文獻研究國際研討會" 信息，成都老官
山漢墓出土簡牘醫書整理小組已對出土醫學文獻進行了重新編排和命名，將原先初步
整理的 8 種醫書（見成都文物考古研究所與荊州文物保護中心《成都天回鎮老官山漢
墓》，《考古》2014 年第 7 期，第 59—70 頁）調整為 10 種（李繼明：《老官山漢墓醫
簡的學術價值初探》，出土醫學文獻研究國際研討會論文集，上海，2016 年 5 月，第
43—52 頁）。

　　④ 相關論文可參考袁瑋《"十一脈" 說之前可能存在足 "六脈" 說》，《上海針
灸雜誌》1988 年第 7 卷第 1 期，第 37—38 頁；李海峰《從馬王堆醫帛書到〈靈樞·
經脈〉看經絡學說的起源和發展》，《中醫文獻雜誌》2002 年第 4 期，第 31—32 頁·

處在馬王堆漢墓與《內經》大部成書年代之間,恰好將經脈發展的歷史填補完整。但從現存的資料看,早期經脈學說的發展絕非一個線性的、由少至多的、由簡至繁的過程,各種經脈學說曾長時並存,文本記載交錯層疊。《內》、《難》之中可見十一經脈說留存的大量痕跡;① 《足臂十一脈灸經》與《陰陽十一脈灸經》僅從文字的寫法和經脈的命名看,難以分清孰前孰後,其文本結構的形成存在多層次交叉;② 在指導具體疾病的診治上,從《素問·熱論》直至《傷寒論》的六經辨證,都反映了足六脈說的框架。其中,在十一經脈說和十二經脈說之間,最大的不同點即是"手心主"脈(即"手厥陰"經)的存在與否。從其出現與名稱的演變,正反映出早期經脈學說的複雜性和多樣性。

## 一 "十一經脈系統"對"手心主脈"的失載

馬王堆出土的經脈相關文獻中,《足臂十一脈灸經》記載了足經六條、臂經五條,順序為:足泰陽脈、足少陽脈、足陽明脈、足少陰脈、足泰陰脈、足厥陰脈;臂泰陰脈、臂少陰脈、臂泰陽脈、臂少陽脈、臂陽明脈。諸脈皆向心走向。經脈循行路線與《靈樞·經脈》較為一致,只是描述更加簡單,起止點不甚明確,尤其是臂脈的起止點多有不同之處,亦無分支和臟腑絡屬。其中,臂泰陰脈與臂少陰脈未記述起點,"臂泰陰脈,循筋上兼(廉),以奏臑內,出夜(腋)內兼(廉),之心";"臂少陰脈,循筋下兼(廉),出臑內下兼(廉),出夜(腋),奏脅",二脈一沿上肢內側前緣、一沿上肢內側後緣循行,皆出腋,臂泰陰脈至心,"其病心痛,心煩而意(噫)",臂少陰脈至脅,"其病脅痛"。③

《陰陽十一脈灸經》的經脈排列順序為鉅陽脈、少陽脈、陽明脈,肩

① 肖珙:《〈內經〉〈難經〉中十二經脈與十一經脈學說的並存》,《山東中醫學院學報》1980年第8期,第34—37頁。

② 趙爭:《古書成書與古書年代學問題探研——以出土古脈書〈足臂十一脈灸經〉和〈陰陽十一脈灸經〉為中心》,《中國典籍與文化》2016年第1期,第7—12頁。

③ 裘錫圭主編:《長沙馬王堆漢墓簡帛集成(伍)》,北京:中華書局2014年版,第192—193頁。

脈、耳脈、齒脈；鉅陰脈、麗陰脈、少陰脈，臂鉅陰脈、臂少陰脈。各脈有"是動病""所產（生）病"，與《靈樞·經脈》篇相似。其中記述臂鉅陰脈"在於手掌中，出內陰兩骨之間，上骨下廉，筋之上，出【臂內陰，入心中】"；臂少陰脈"起於臂兩骨之間，之下骨上廉，筋之下，出臑內陰，［入心中］（原脫，據帛書乙本及張家山簡本《脈書》補）"。①兩者的循行路線記載亦不算清晰，僅有一前一後之別，其所關聯的症狀亦都與心痛有關。

正是由於這些十一經脈說的相關出土文獻對於臂（手）陰經的循行和病候記述得不甚明確，導致現代醫家產生了不同認識。如一說從經脈所聯繫的病證判斷，認為十一經脈缺的並非手厥陰經，而是手太陰肺經；②另一說認為十一脈實際上是將手太陰與手厥陰混合為一脈，肺經與心經的所主症候中本就存在著遊移和混合現象；③ 又一說從《陰陽十一脈灸經》所述的"臂少陰脈起於臂兩骨之間"，判斷此為手厥陰心包經的循行位置，因此該篇的"臂少陰脈"實為手厥陰經，推測在戰國時期，即馬王堆醫書的成書時期，真正的手少陰脈還沒有發現，④ 或反映出當時醫家對心和心包經的概念混淆。⑤

但這些看法皆有一個共同前提，就是將十二經脈說默認為是唯一的、完善的經脈學說，其他學說都是不成熟的，未上升到理論階段，由此出發倒推"為什麼少一脈"的原因。其實，十一經脈說已有堅實的理論依據，與臟腑之說緊密聯繫，陰經對應五臟，陽經對應六腑。《靈樞·邪客》言營氣"注之於脈……內注五藏六府"，衛氣"行于五藏六府"，厥氣亦

---

① 裘錫圭主編：《長沙馬王堆漢墓簡帛集成（伍）》，第 203 頁。

② 侯書偉、胡志強：《〈帛書經脈〉缺手太陰脈論》，《山東中醫學院學報》1989 年第 13 卷第 4 期，第 49—50 頁。

③ 李鼎：《〈脈書〉臂五脈與手六經及其經穴主治關係的分析》，《上海中醫藥大學上海市中醫藥研究院學報》1996—1997 年第 10 卷第 2 期—第 11 卷第 1 期，第 34—37 頁。

④ 王玉川：《五十二病方"臂少陰脈"名實考》，《北京中醫學院學報》1990 年第 9 期，第 7—9 頁。

⑤ 李岩、王燕：《試論手厥陰心包經的沿革與完善》，《天津中醫學院學報》1999 年第 18 卷第 1 期，第 38—39 頁。

"客于五藏六府",① 其途徑皆是通過經脈。廖育群認為："帛書較之《靈樞·經脈》篇缺少一條經脈，不可簡單認為是尚未發現，或尚未發展完全，而應看到陰陽術數觀念的強烈影響。"② 韓健平認為，十一脈說是經脈學說第一次大的綜合，是根據"天六地五"的數字觀念，在太少陰陽四脈的基礎上發展而來的。③ 從這個角度看，十一脈說與十二脈說一樣，是在實踐與理論基礎上對人體的綜合構建，而並非"還不完善"的學說。

而在最近期出土的"老官山漢墓醫書"中，有《十二脈（附相脈之過）》、《別脈》、《刺數》等篇，明確遵循的是十二脈系統，其順序分別為：手大陽脈、手陽明脈、手少陽脈、辟（臂）大陰脈、辟（臂）少陰脈、心主之脈、足大陽脈、足少陽脈、足陽明脈、足大陰脈、足少陰脈、麼陰脈。其中第一次出現了"心主之脈"，而經脈排列順序與以往出土文獻和《黃帝內經》的記載皆有所不同。如果未來能有更多的信息公佈，當能為早期經脈學說的研究提供更豐富的資料。

## 二 出土人體經脈模型與文字記載的不契合

再結合兩個出土的人體經脈模型來看。綿陽雙包山出土的經脈木人模型身上的經脈數共 19 條，左右相對，包括手三陰脈、手三陽脈、足三陽脈，以及行於人體背部正中的督脈，因此被稱為"十脈系統"。④ 但是，該模型上所繪的經絡走行雖然清晰，但並未注有文字或穴位，我們對經絡的命名也只是根據其大致走向進行。其中，所謂的"手厥陰脈"，通過頸部側方上行頭面，至巔頂，交會於督脈；而手太陰脈與手少陰脈上行頭部是通過足陽明脈為使而實現的。那麼，我們又如何確定那條並非循行於上肢內側中央，並且明顯經過頸部外側及耳前的經脈，是"手厥陰脈"抑

① 《靈樞經》，北京：人民衛生出版社 1993 年版，第 126 頁。

② 廖育群：《〈陰陽十一脈灸經〉研究——兼論經絡體系的形成與發展》，《中華醫史雜誌》1989 年第 1 期，第 20—24 頁。

③ 韓健平：《經脈學說的早期歷史：氣、陰陽與數字》，《自然科學史研究》2004 年第 23 卷第 4 期，第 326—333 頁。

④ 馬繼興：《雙包山漢墓出土的針灸經脈漆木人形》，《文物》1996 年第 4 期，第 55—56 頁。

或 "手心主脈" 呢? 木人身上未繪足三陰脈, 可能也是因為其循行路線通過下肢內側, 繪製不便, 而並非足三陰脈不存在, 我們也不能斷然認為該木人代表的就是 "十脈系統"。老官山漢墓出土的髹漆木人上, 不僅有經絡, 還有穴位及陰刻的說明人體部位的小字。據研究者報道, 人像上共標記 22 條紅色粗線, 左右各 11 條, 正面 5 條, 背面 4 條, 側面 2 條, 但 "上肢前面 (內側) 分佈的兩條紅線與《靈樞·經脈》中的肺手太陰之脈、心主手少陰心包絡之脈、心手少陰之脈中的任何兩條都有明顯的差別"。人像上還有陰刻的白色線條共 29 條, 縱向分佈在體前的 11 條, 其中上肢 6 條, 左右對稱, "均由手部至胸部, 與《靈樞·經脈》中的肺手太陰之脈、心主手少陰心包絡之脈、心手少陰之脈大致相似"。① 兩座墓葬年代基本相同, 前者為文、景時期, 後者稍晚, 為景、武時期。而後者出土的經穴木人更為精細, 經絡穴位繁多, 反映了《靈樞·經脈》十二經脈的大部 wv 分佈特點, 但與出土文獻和傳世文獻的記載亦有不同之處。這兩個經脈木人模型直觀地反映了西漢早期經絡學說複雜交錯的情況, 但卻不是對十一經脈說或十二經脈說的良好再現。

## 三　早期中醫經典對 "手心主脈" 的記載

在目前傳世本《黃帝內經》中, "手厥陰" 的提法, 僅僅出現在兩處, 即《素問·五常政大論》和《靈樞·經脈》。② 前者的成書年代公認較晚, 甚至有人認為是王冰所補。而後者正是十二經脈說的權威文本, 詳細敍述了十二經脈的起止走向, 也是如今中醫經脈學說的主要依據。其中提到 "心主手厥陰心包絡之脈", 其行 "起於胸中, 出屬心包絡, 下膈, 歷絡三膲; 其支者, 循胸出脅, 下腋三寸, 上抵腋, 下循臑內, 行太陰少陰之間, 入肘中, 下臂行兩筋之間, 入掌中, 循中指出其端; 其支者, 別掌中, 循

---

① 梁繁榮、曾芳、周興蘭等:《成都老官山出土經穴髹漆人像初探》,《中國針灸》2015 年第 35 卷第 1 期, 第 91—93 頁。

② 此外, 明確為唐以後人所補的《素問遺篇·刺法論》中亦有 "手厥陰" 的說法, 但明顯非原文本, 故不錄。

小指次指出其端"。① 其名稱與其他十一經脈如"肺手太陰之脈""大腸手陽明之脈"等規則的稱呼明顯不同。因此，有人認為"心包絡"三字為衍文，是後人傳抄時摻入的；且心包絡脈僅是"手厥陰心主脈"的別脈、支脈。②《針灸甲乙經》卷二《十二經脈絡脈支別第一》中的相似文字便僅為"心主手厥陰之脈"。③ 此處，如果依據其他十一經的格式，"心主"二字當指臟腑名而言。但在《靈樞》的其他章節中，"心主"所對應的皆是經脈名，如《靈樞·經別》將手足陰陽經脈一一對應，其中手少陽和手心主相合，與"心主"所對應的同位詞是"厥陰"。可見"心主"一脈的特殊性。

《黃帝內經》中，除以上提到的唯二之處"手厥陰"外，其餘出現的皆是"手心主（脈）"或"心主脈"，而此脈正是十一經脈說所唯一不具備的。又是在《靈樞·經脈》中對十二經脈循行路線的描述之後，接著論述經脈的"氣絕"之象，手三陰中，僅有手太陰與手少陰，"手太陰氣絕則皮毛焦"，"手少陰氣絕則脈不通"，而無"手心主"，④ 這正是十一經脈說的遺存跡象。

《靈樞·邪客》中又敘述了"心主之脈"的循行路線："出於中指之端，內屈，循中指內廉以上，留於掌中，伏行兩骨之間，外屈，出兩筋之間，上至肘內廉，入於小筋之下，留兩骨之會，上入於胸中，內絡於心脈。"⑤ 與《經脈》篇"從臟走手"的方向完全相反，但正循行在十一脈系統中的手太陰和手少陰之間。同篇中又分析了"手少陰之脈獨無俞"的原因：少陰為心脈，心為五臟六腑之大主，不容邪氣直接侵犯，因此諸邪犯心，必在於心之包絡。正式創"心包"一腑配以"心主脈"，"包絡者，心主之脈也，故獨無腧焉。"⑥ 就此而言，《邪客》篇的成文當早於《經脈》篇，但從"心不受邪，心包代之"的說法來看，結合歷史上的思

---

① 《靈樞經》，第 34 頁。

② 韓永安：《心主手厥陰之脈非手厥陰心包絡經》，《上海中醫藥雜誌》1991 年第 7 期，第 42—43 頁。

③ 山東中醫學院：《針灸甲乙經校釋》（第 2 版），北京：人民衛生出版社 2009 年版，第 149 頁。

④ 《靈樞經》，第 36 頁。

⑤ 《靈樞經》，第 127 頁。

⑥ 《靈樞經》，第 128 頁。

想變遷，"手心主脈"的出現和命名可能在漢武帝中期以後，即儒家的威權完全樹立之時。《靈樞·脹論》又強調："膻中者，心主之宮城也。"①之所以再立一條有關於心的經脈，除了源於"人之肢節，以應天地"，"地有十二經水，人有十二經脈"② 這類典型的天人感應思想外，便是強調心作為"大主"的重要性。

接著，在《靈樞》各篇中，對"手心主脈"的資料進行了進一步完善。如《靈樞·經別》："手心主之正，別下淵腋三寸，入胸中，別屬三焦，出循喉嚨，出耳後，合少陽完骨之下"。③《靈樞·本輸》："腋下三寸手心主也，名曰天池。"④《靈樞·衛氣》："手心主之本，在掌後兩筋之間二寸中，標在腋下下三寸也。"⑤《靈樞·經水》篇將經脈與諸水相配，並"內外相貫，如環無端"，貫穿其整個經絡系統，有著明顯的意象思維特點。其中手心主脈"外合於漳水，內屬於心包"。⑥

而《難經》對"手心主"一脈出現的解釋更為明確，《二十五難》"曰：有十二經，五藏六府十一耳，其一經者，何等經也？然：一經者，手少陰與心主別脈也。心主與三焦為表裡，俱有名而無形，故言經有十二也。"⑦ 而在之前《二十四難》所述之"手足三陰三陽"氣絕之象中，仍如《靈樞·經脈》篇一樣，將"手心主（手厥陰）"略去不談。這一敍述，更是清晰地反映了十一經脈與十二經脈的轉化過程。綜合《難經》對於經、絡、奇經八脈及血氣循環灌注的論述看，亦表達出經脈學說是"構建的"，而非"發現的"一層含義。正如黃龍祥所言，古人試圖通過經脈這一客體承載過多的內容，包括氣血學說、藏象學說、腧穴理論以及"天道圜"哲學思想等，因此只能通過不斷擴大經絡學說這一中介的內涵外延，以使理論形式完美。⑧ "心主脈"的產生即是經絡體系發展中的一

---

① 《靈樞經》，第 75 頁。
② 《靈樞經》，第 126—127 頁。
③ 《靈樞經》，第 40 頁。
④ 《靈樞經》，第 7 頁。
⑤ 《靈樞經》，第 101 頁。
⑥ 《靈樞經》，第 41—42 頁。
⑦ 《難經集註》，第 83 頁。
⑧ 黃龍祥：《中國針灸學術史大綱》，第 313 頁。

個思想範例。

## 四 "手心主脈" 在具體診治中的應用

《黃帝內經》中，關於"手心主脈"的診斷和治療亦已得到廣泛應用。如《靈樞·終始》以人迎、脈口之盛躁診病，人迎候陽經，脈口候陰經，其中"脈口一盛，病在足厥陰；厥陰一盛而躁，在手心主。"[①] 同樣，《靈樞·禁服》中亦說"寸口大於人迎一倍，病在足厥陰；一倍而躁，在手心主。"[②] 在脈候中，"足厥陰"與"手心主"的連帶關係，也成為日後"手心主"普遍改為"手厥陰"的基礎。此理論具體應用的案例即《史記·扁鵲倉公列傳》中倉公治"齊王中子諸嬰兒小子病"一案，淳于意通過切脈診為"氣鬲病。病使人煩懣，食不下，時嘔沫。病得之少〔心〕憂，數忔食飲"，以"下氣湯"治療。其依據為"診其脈，心氣也，濁躁而經也，此絡陽病也。脈法曰：脈來數病去難而不一者，病主在心。周身熱，脈盛者，為重陽。重陽者，逷心主。故煩懣食不下則絡脈有過，絡脈有過則血上出，血上出者死。此悲心所生也，病得之憂也。"[③] 此外，《靈樞·口問》記載以"補手少陰、心主，足少陽留之"治太息，[④]《靈樞·五亂》"取之手少陰、心主之俞"治"氣亂於心"，[⑤]《素問·通評虛實論》中，用刺手心主治療"挾癭大熱"，刺足少陽後而熱仍不止。[⑥]

在《素問·繆刺論》中，以"刺手心主，少陰銳骨之端"為治屍厥的取穴點之一。"少陰銳骨之端"即神門穴。因"包絡者，心主之脈也，故獨無俞"，因此用少陰之俞。[⑦] 可見在具體應用時，"手心主"與"手少陰"的概念仍是相通的。在"手心主"完全改為"手厥陰"之前，二

---

① 《靈樞經》，第 25 頁。

② 《靈樞經》，第 95 頁。

③ （西漢）司馬遷：《史記》，北京：中華書局 1982 年版，第 2798—2799 頁。

④ 《靈樞經》，第 67 頁。

⑤ 《靈樞經》，第 74 頁。

⑥ （清）張隱菴：《黃帝內經素問集註》，上海：上海科學技術出版社 1959 年版，第 117 頁。

⑦ （清）張隱菴：《黃帝內經素問集註》，第 237 頁。

者無法截然分開。

# 五　漢代緯書對"手心主脈"的別樣記載

　　筆者還發現一個較為特殊的記載，即在漢代著名的緯書之一《易緯·易通卦驗》中，曾以"天人感應"的指導思想記述了二十四節氣時，氣候"當至不至"和"未當至而至"導致的從自然界到人體的一系列變化。其中人體所出現的病變即是用經脈"盛"與"虛"帶來的病證表示的。其與《黃帝內經太素·四時脈診》所言的十二月配十二經脈完全不同。其中唯一沒有出現的是"手少陰脈"，而代之的是"心主脈"和"手心主脈"。在小雪節氣時，如當至不至，"心主脈虛，多病肘腋痛"；未當至而至，"心主脈盛，人多病腹耳痛"。大雪節氣時，如當至不至，"手心主脈虛，多病少炁，五疸水腫"；未當至而至，"手心主脈盛，多病癰疽腫痛"。① 其中所出現的經脈症狀與以往文獻的記述有所差異。按文本記載，這裏的"心主脈"和"手心主脈"當分省不同經脈，但從其所出現的病候看，"心主脈"與手少陰脈或手厥陰脈更為接近，而"手心主脈"之證候以全身性為主，甚至更接近手太陰肺經的證候。讖緯之書後世整理翻刻較少，《易通卦驗》一書歷代書目多存，現整理本是從《永樂大典》中輯出的。按該書的部分文字寫法及內容來看，當保留了較多的漢代原始面貌。也從另一個側面說明，當時"手少陰"與"心主脈"或"手心主脈"之間存在有意或無意的混淆，在某種情況下也許二者本身是一致的。此外，該書中記載的節氣與經脈相配的內容，還有待進一步研究。②

----

　　① （清）趙在翰輯：《七緯·易緯·易通卦驗》，北京：中華書局2012年版，第155—156頁。

　　② 《易通卦驗》中，節氣與經脈的對應分別是：冬至：足太陰脈；小寒：手太陰脈；大寒：足少陰脈；立春：足少陽脈；雨水：手少陽脈；驚蟄：足太陽脈；春分：手太陽脈；清明：足陽明脈；穀雨：足陽明脈；立夏：手陽明脈；小滿：足太陽脈；芒種：足太陽脈；夏至：陰陽（並傷），手陽脈；小暑：足陽明脈；大暑：手少陽脈；立秋：足少陽脈；處暑：手太陰脈；白露：足太陰脈；秋分：手少陽脈；寒露：足厥陰脈；霜降：足厥陰脈；立冬：手少陽脈；小雪：心主脈；大雪：手心主脈。其中夏至節氣最為特殊。

# 結　語

在中醫學發展早期，理論的側重和學派的分化現象已經十分普遍，即使在"醫經"或"經方"等學派內部依然如此。《黃帝內經》作為一部總結性的、承前啟後的著作，其文本存在前後不一致甚至互相矛盾之處，正是戰國至秦漢時期醫學狀況的真實反映。近年來的出土醫學文獻及文物更是為我們展示了當時醫學紛繁復雜的面貌，以及中醫基礎理論框架構建初期的動態過程。如多元化的經脈學說長時期並存，並都在實踐中發揮著重要作用，我們不能簡單地認定某種理論是既定的，或是天然正確的，而應從其歷史發展的角度來看問題，尤其要注重自然哲學觀念在醫學理論中的滲透與社會思潮對於醫學的重要影響。

以"手心主"脈為例，其確立與對心功能重要性的認識密切相關，與創"心包"以輔心的理論直接聯繫，是陰陽學說三分法的完善，時期應不早於西漢。在《靈樞·經脈》正式確立十二經脈之後，為了經脈名稱的規整和互相配合，"手心主"逐漸開始被"手厥陰"代替，早期的寫法"蹶"或"厤"統一成"厥"，是否也意味著消減其僅代表足經的影響？《黃帝針灸甲乙經》、《脈經》、《黃帝內經太素》等都開始直接使用"手厥陰"，但由於習慣用法的延續、《內經》的廣泛影響以及經典的層疊效應，"手心主"之稱直至明清時還不時見於醫書中。直至現代中醫院校的教材編寫出版之後，該名詞才正式退出使用。

附記：本文初稿《"手心主脈"小考》曾在上海中醫藥大學主辦的"出土醫學文獻研究國際研討會"（2016 年 5 月）上交流，並得到各位專家指導。特此感謝趙爭博士提供的意見及資料。

[張葦航，上海中醫藥大學副教授]

# 中古時期西域醫學文化的多元性：基於出土文獻的綜合考察[*]

陳 明

**摘 要** 中古時期西域地區的醫學知識流傳是中外文化交流的一個重要組成部分。出土文獻提供了有關西域醫學知識的細碎而豐富的記載，為我們瞭解中古時期西域的醫學面貌提供了較為直接的證據。本文將吐魯番、于闐、龜茲以及敦煌等地出土的文獻資料，結合原初的歷史語境進行綜合的考察，以揭示中古時期西域醫學文化的多元性。

**關鍵詞** 出土文獻 医学文化 西域 多元性 文化交流

中古時期（魏晉六朝至唐宋）的西域（狭义，以新疆為主）地區是欧亚大陆丝绸之路的主要通道，是中外文化（含精神與物質文化）直接交流之地。醫學文化知識的流動也是當時中外文化交流活動中的一項重要指標。由於多種多樣的外來文化的傳入，伴隨著多民族之間的政治朝貢、經濟貿易、宗教宣傳、族群遷徙、軍事攻防、民俗或藝術表演等活動的開展，來自不同體系的醫學知識也源源不斷地匯流到絲綢之路的各個重鎮，為不同種族、膚色的人們的疾病與健康發揮了有效的作用。在傳世文獻中，對西域地區醫學知識以及西域和中原的醫事往來活動的記載並不豐

---

\* 本文為 2016 年度教育部人文社會科學重點研究基地重大項目《中國與南亞的文學與文化交流研究》（16JJD750002）的成果之一。

富,① 而百餘年來的出土文獻為我們提供了有關西域醫學知識的細碎而豐富的記載,其中,吐魯番、于闐、龜茲等地的出土文獻為我們瞭解中古時期西域的醫學面貌提供了較為直接的證據。在斷紙殘片的背後,上下勾勒,或許能拼接出一幅多元醫學知識相互交織的圖景。本文將吐魯番、于闐、龜茲以及敦煌等地出土的文獻資料,結合原初的歷史語境進行綜合的考察,以揭示中古時期西域醫學文化的多元性。

# 一 多語種的醫學文本與譯本

從百餘年來的出土文獻來看,梵語、吐火羅語（含 A 方言焉耆語、B 方言龜茲語）、犍陀羅語（佉盧文）、于闐語、粟特語、回鶻語、藏語、敘利亞語、新波斯語（近世波斯語）書寫的醫籍或者醫方不時面世,表明在佛教傳入之後的一個長時段中,西域地區陸續有多種語言文本的醫學文獻在流通和使用。這些文獻之中,既有梵語醫籍等原典文本,也有西域不同地方語言的譯本。其中,梵語醫籍至少有三種,即:

(1) 庫車出土的、抄寫於六世紀的《鮑威爾寫本》中的三個梵語醫學寫卷,其中包括了《精髓［集］》。②

(2) 吐魯番出土的、7 世紀中期成書的印度梵語醫籍《醫理精華》(*Siddhasāra*),現存三葉殘片,分別為 1901 (Vorl. Nr. X 398)、3422 (Vorl. Nr. X 1182)、4358 (Bleistift – Nr. 663)。

(3) 吐魯番出土的梵語醫籍《毗卢本集》(*Bheḷa – saṃhitā*) 的殘片。

梵胡雙語的醫學寫卷則有:

(4) 梵語—龜茲語對照的《百醫方》(*Yogaśataka*)。《百醫方》原本是署名龍樹 (Nāgārjuna) 的印度梵語藥方書,9 世紀時譯成藏文,現收入藏文《大藏經》"丹珠爾"部之中。庫車出土了梵語—龜茲語的《百醫方》

---

① 王孝先:《絲綢之路醫藥交流史》,烏魯木齊:新疆人民出版社 1994 年版。

② A. F. Rudolf Hoernle, ed. and trans., *The Bower Manuscript*, Facsimile Leaves, Nāgarī Transcript, Romanized Transliteration and English Translation with Notes, Calcutta: Superintendent of Government Printing, India, 1893 – 1912, reprinted, New Delhi: Aditya Prakashan, 1987.

雙語殘卷。1948 年，法國學者費遼扎（Jean Filliozat）在《龜茲語醫學與占卜文書殘卷》（*Fragments de textes koutchéens de médecine et de magie*）一書中，將該殘卷進行了轉寫和翻譯。① 其後，印度學者邦迦旺·邁什（Bagwan Dash）對《百醫方》的梵藏文本進行了翻譯與研究。②

（5）梵語—回鶻語對照的《百醫方》。③ 這說明《百醫方》至少有三個譯本：龜茲語本、藏語本和回鶻語本。

（6）梵語—于闐語的《耆婆書》（*Jīvaka - pustaka*）。這是斯坦因（A. Stein）從敦煌藏經洞盜去的梵文和于闐文的雙語醫學卷子，現藏於倫敦大英圖書館，編號為 IOL Khot 87 - 110。該寫卷雖然出自敦煌，但很可能不是敦煌的產物，而是來自於闐。歸義軍時期，于闐與敦煌往來密切，于闐皇室的多位成員長駐敦煌，敦煌所出的多種于闐語文獻就是明證。

（7）吐魯番出土的梵語—粟特語的眼方殘片。④

（8）吐魯番出土的敘利亞語與近世波斯語的醫方殘片。⑤

---

① J. Filliozat, *Fragments de textes koutchéens de médecine et de magie*, Texte paralléles sanskrits et tibtains, traduction et glossaire, Paris: Libraire d'Amérique et d'Orient, 1948. Also cf. G. Carling, "Fragment bilingues du Yoga ÷ ataka. Révision commentée de l'édition de Jean Filliozat," *Tocharian and Indo - European Studies*, Vol. 10, 2003, pp. 37 - 68.

② Vaidya Bhagwan Dash, *Tibetan Medicine: With Special Reference to Yoga ÷ ataka*, Dharamsala, Indian: Library of Tibetan Works and Archives, 1976.

③ 參見楊富學《回鶻文譯文集新編》，蘭州：甘肅教育出版社 2015 年版，第 360—375 頁。

④ Dieter Maue and Nicholas Sims - Williams, "Eine Sanskrit - Sogdische Bilingue in Brāhmī," *Bulletin of the School of Oriental and African Studies*, Vol. 54, No. 3, 1991, pp. 486 - 495.

⑤ Nicholas Sims - Williams（尼可拉斯·辛姆斯—威廉姆斯），*Medical Texts from Turfan in Syriac and New Persian*（《吐魯番出土的敘利亞語與近世波斯語醫藥文獻》），新疆吐魯番學研究院編：《語言背後的歷史：西域古典語言學高峰論壇論文集》，上海：上海古籍出版社 2012 年版，第 13—19 頁。Cf. Nicholas Sims - Williams, "Early New Persian in Syriac script: Two texts from Turfan," *Bulletin of SOAS*, Vol. 74, No. 3, 2011, pp. 353 - 374. Also see Maróth, M., "Ein Fragment eines Syrischen - Pharmazentischen Rezeptbuches aus Turfan," *AoF*（*Altorientalische Forschungen*）, Vol. 11, 1984, pp. 115 - 125.

從梵語醫籍而來的胡語譯本則有:

(9)吐魯番出土的回鶻語譯本《醫理精華》。① 現存回鶻語譯本《醫理精華》殘片至少有十幾片,② 其譯本反映的是回鶻醫學與印度古代醫學之間的密切關係。

(10)吐魯番出土的回鶻語譯本《八支心要方本集》。③ 婆跋吒(Vāgbhaṭa)的《八支心要方本集》成書於 7 世紀,是印度古代生命吠陀(Āyurveda)的三大醫典之一,代表了生命吠陀的內科和外科的綜合成就。該醫典在吐魯番的出現,其意義十分重大,表明印度生命吠陀的主流知識進入了西域,而且是以翻譯文本的形式出現的。

上述文獻中,《醫理精華》有多種語言的譯本,分為兩個系統,即梵語本—藏語譯本—于闐語譯本;梵語本—回鶻語譯本。同一語種的文獻出現於不同的區域,如梵語醫書見於吐魯番、克孜爾和敦煌等地。

除了這些外來的醫學文本外,還有從中原地區西傳的漢語醫學文獻,主要包括吐魯番阿斯塔那墓地出土的一些漢語醫學殘片、德國吐魯番考古探險隊以及大谷探險隊所獲的西域文獻(多收錄於《大谷文書集成》④)

---

① Peter Zieme, "Notes on Uighur Medicine, Especially on the Uighur Siddhasāra Tradition," *Asian Medicine*: *Tradition and Modernity*, Vol. 3, 2007, pp. 308 – 322. 另見楊富學、侯明明譯《回鶻醫學與回鶻文本〈醫理精華〉考釋》,《吐魯番研究》2014 年第 2 期, 第 125—136 頁。

② 巴克力・阿卜杜熱西提:《古代維吾爾語醫學文獻的語文學研究》,中央民族大學博士學位論文, 2013 年 10 月。古艾爾尼沙・買沙地克:《回鶻醫學文書〈醫理精華〉詞彙研究》,碩士學位論文,新疆大學, 2015 年。

③ Dieter Maue, "An Uighur version of Vāgbhaṭa's *Aṣṭānga – hṛdaya – saṃhita*," *Asian Medicine*: *Tradition and Modernity*, Vol. 4, No. 1, 2008, pp. 113 – 173.

④ 猪飼祥夫:《大谷文書の漢文医書類の概要と整理》,都築晶子等《大谷文書中の漢語資料の研究——〈大谷文書集成〉IVにむけて》之三,《佛教文化研究所紀要》第四十六集, 2007 年版, 第 24—118 頁。

中的漢語醫書。①

這說明來自不同語言的醫學知識在西域是同時共存的。因此，在研究西域出土的醫學寫卷時，研究者需要從兩個不同的視域進行考察。一方面，我們有必要對域外或者中原的醫學知識在新疆的“傳入”綜合考察，其中又包括兩個不同的方向，即“西來”（域外—西域）和“東去”（中原—西域）；另一方面，我們也不能忽視新疆當地的醫學知識的“傳出”過程，盡管該方面的史料非常缺乏，類似“西州續命湯”這樣的例子就愈顯珍貴。“西州續命湯”不僅被記錄在《古今錄驗方》、《千金要方》、《千金翼方》和《外臺秘要方》等隋唐中醫家的名著之中，而且流傳到日本。2001年，在日本奈良出土的6枚木簡中就有“西州續命湯方”的書寫。② 因此，只有通過由“內”、“外”之間的視域結合，我們纔能對新疆醫學文化的流傳和使用有比較完整的認識。

從醫學文獻的內部結構及內容來看，不同語種的醫學文獻有不同的特色。《八支心要方本集》按照印度生命吠陀的分科“八分醫方”（或“八支”，aṣṭa - aṅga、來分部和排列次序，共有6部120章。《醫理精華》共31章，前4章敍述生命吠陀醫學理論；后26章以疾病為綱，分別敍述每種病的原因、分類以及治療的藥方等；最後1章是補充，其構架也與“八支”暗合。《百醫方》則是由100多條藥方組成，但這些藥方也有內在的邏輯，其內在的次序亦符合“八支”的原則。《耆婆書》基本上是一部藥方集，大體上按照不同的藥物劑型（阿揭陀藥方、酥藥方、油藥方、散藥方）來排列的。③《鮑威爾寫本》中的《精髓［集］》也按照散藥方、

① 于業禮、王興伊：《新疆出土醫藥文獻研究概述》，《中醫文獻雜誌》2014年第3期，第62—64頁；陳陗：《吐魯番出土中醫藥文書研究》，碩士學位論文，南京中醫藥大學，2014年6月；陳陗、沈澍農：《中國藏吐魯番中醫藥文書研究》，《西部中醫藥》2014年第6期；王興伊、段逸山：《新疆出土涉醫文書輯校》，上海：上海科學技術出版社2016年版。

② 戊己：《唐西州的古代藥方研究》，《中國地方志》2006年第9期，第55—58頁。

③ 陳明：《敦煌出土胡語醫典〈耆婆書〉研究》，臺北：新文豐出版公司2005年版。

酥藥方、油藥方等劑型來安排次序的。①

　　這些由不同原則構成的醫籍，雖然有些出自敦煌藏經洞，但幾乎都與西域有一定的聯繫。它們在西域流傳的過程中，相互之間難免存在一定的影響，而具體的影響程度有待我們進行深入的探究。此外，通過原典與譯本之間的比較（如《醫理精華》、《耆婆書》等），乃至一些漢語醫學殘卷的用語分析，可以發現譯本對原典有某種程度的改變（如 "四百四病" 等專門的術語），以及套用中醫文獻的表達方式來 "改寫" 原典的表述。這些現象說明了醫學文本與知識流傳的複雜性。需要在現有的寫卷的基礎上進行細緻的分析，我們纔能辨析出隱藏其中的、來源不同的醫學知識。

## 二　非醫學文本中的醫學知識及其流傳

　　有關醫學知識在西域地區的傳遞，除現存的出土文獻之外，我們從文學作品、往來信札、民間故事（逸聞趣事或傳聞）以及圖像史料中，也能發掘出其中所傳遞的醫學信息。有些醫學知識往往不是成體系化的傳入，而是由各色人等的口頭流傳（特別是對經驗方的描述）、譯注（在譯本中添加註釋，有時與正文相混淆）、宗教宣傳（以治療作為傳教的一種輔助手段）與圖像（壁畫、雕刻、圖畫）等諸多方式，部分或者零星地傳入，并逐漸形成知識的層累。比如，出自敦煌的漢語——于闐語雙語的《護諸童子女神》紙畫，源自于闐，就包含了印度、于闐地區對兒童保護的民俗、醫療與宗教的觀念混合，也表達了來自印度婆羅門教的女神觀念在西域地區的變化。② 在新疆鄯善出土的一件佉盧文書信的背面，抄寫了一份藥方，可稱之為 "達子香葉散"。該藥方中蘊含了來自希臘和印度的醫學知識，以梵文、佉盧文、于闐文等多種語言抄寫，並在于闐、吐魯番

----

① 陳明：《殊方異藥：出土文書與西域醫學》，北京：北京大學出版社 2005 年版，第 249—306 頁。

② 陳明：《 "揭囉訶" 與 "曜母鬼" ——絲綢之路的佛教女神形象及其傳播》，《絲瓷之路》2016 年第 5 輯，第 56—108 頁。

等地流傳甚久，是一個不容忽視的、具有國際色彩的藥方。① 克孜爾壁畫中的一些佛教故事畫也描述了印度的治療情形，并以新疆當地的形象表達出來。② 這些醫學知識是由不同媒體方式表述出來的，與西域地區文化的複雜性是分不開的。

　　從非醫學文本中，我們還可以找出與新疆當地有關的醫療信仰或者習俗方面的記載，耆婆（Jīvaka）就是一個很好的例證。印度神醫耆婆的事蹟在于闐文化中頗有影響，于闐語佛經譯本與于闐本土的文獻中，多處提及了耆婆。像《耆婆書》開篇敘述的那樣，耆婆常與佛陀討論有關醫學方面的問題。于闐語《贊巴斯塔書》（Zambasta）第十三章也提到佛陀應該向耆婆（Jivo）咨詢服藥的事情。10 世紀用晚期于闐語書寫的佛經 P. 4099 背面《文殊師利無我化身經》中也稱耆婆為醫王。這說明了于闐繼承了印度佛經語境中將耆婆和佛陀並尊為醫王的做法。同樣的例子還見於印度史詩《羅摩衍那》的于闐語編譯文本之中，在羅摩受傷昏迷之後，耆婆指點猴子南樂去採雪山上的草藥（“起死回生的甘露”）以便解救羅摩。③ 而在《羅摩衍那》梵文原本中，哈奴曼去求取雪山神藥一事與耆婆毫不相干，因為該史詩梵本中根本就沒有耆婆這一人物。耆婆之所以出現在《羅摩衍那》于闐語編譯本中，無疑是于闐當地作者增衍的。將耆婆作為具有起死回生能力的關鍵性人物安排進場，這說明在當時熟悉和信奉佛教的于闐人心目中，耆婆有著至高無上的醫術。此外，吐魯番出土唐永隆二年（681）旅帥張相歡墓誌中，也有“追諸耆域”和“啼傷龍樹”

---

①　陳明：《一件新發現的佉盧文藥方考釋》，《西域研究》2000 年第 1 期，第 12—22 頁。另見陳明《印度梵文醫典〈醫理精華〉研究》（修訂版），北京：商務印書館 2014 年版。

②　阿尔伯特·冯·勒柯克、恩斯特·瓦尔德施密特著，管平、巫新華譯：《新疆佛教藝術》，烏魯木齊：新疆教育出版社 2006 年版。

③　H. W. Bailey, "Rama," *BSOAS*, Vol. X, No. 2, 1940, pp. 365 – 376. Idem, "Rama Ⅱ", *BSOAS*, Vol. X, No. 3, 1940, pp. 559 – 598. 段晴：《于闐語〈羅摩衍那〉的故事》，張玉安主編：《東方民間文學比較研究》，北京：北京大學出版社 2003 年版，第 138—157 頁。

之類的套語，① 以及交河古城出土的《耆婆五藏論》（詳下），可見，當地人們心目中形成了對耆婆的一種類似崇拜的信仰，② 這與耆婆在于闐、吐魯番等西域地區受到佛教信眾的崇敬氛圍是分不開的。

# 三 西域醫學與宗教的密切聯係

從醫學與宗教的關聯來看，西域不同語種的醫籍往往依託不同的宗教背景。梵語的醫書既與佛教有關（比如，吐魯番出土的涉及醫學的密教典籍），也不乏與印度婆羅門教（印度教）的聯繫（比如，來自印度的多位"長年婆羅門僧"）。在佛教文化的影響下，于闐地區對印度醫學文化進行了吸收、補充甚至改造。典型的佛教醫學術語"四百四病"，幾乎未見於與印度婆羅門教有密切關係的生命吠陀的傳統醫籍中，但出現在《耆婆書》于闐文本第 47 條藥方中（tcahausitcaura acha，四百四病），而梵文本《耆婆書》的相應部分卻不見該詞的蹤跡，這表明《耆婆書》的于闐語本有著更明顯的佛教醫學色彩。因此，在討論印度醫學對西域地區中醫學的影響時，我們必須注意到于闐、吐魯番等地對印度醫學文化的"中轉"作用。

新疆出土的敘利亞語的醫學殘片或許是景教僧人之作。粟特語的醫學殘片與中亞的祆教徒有關。中亞摩尼教徒頗重視醫治疾病。吐魯番出土的《回鶻文摩尼教寺院文書》中第 105—123 行就有明顯的記載："……生病時，要派人照看，要讓人治療。要請醫生（診治）並從管事的那裏及時取來藥好好治療。如哪個摩尼生病，Yïγmïš 未照看好，要挨三百大板，並要被問罪。……摩尼寺專用醫生為藥師（Yaqšï）阿闍梨（ačari）及其弟和其子，……所有這些人都要在摩尼寺做工。醫生們要常住（摩尼寺

---

① 張相歡墓誌的圖版見：A. Stein, *Innermost Asia*, *Detailed Report of Explora-tions in Central Asia*, *Kan－su and Eastern Iran*, Vol. 4, Oxford, 1928, p. 125. 錄文見陳國燦《斯坦因所獲吐魯番文書研究》（修訂本），武漢：武漢大學出版社 1997 年版，第 383 頁。另見侯燦、吳美琳《吐魯番出土磚墓集注》下冊，成都：巴蜀書社 2003 年版，第 404 頁。

② 陳明：《耆婆的形象演變及其在敦煌吐魯番地區的影響》，國家圖書館善本特藏部編《文津學志》第一輯，北京：國家圖書館出版社 2003 年版，第 138—164 頁。

中）。"（馬小鶴譯）① 既然是常住摩尼寺中的、專門藥師阿闍梨及其弟子，那麼，十有八九，他們本身就是摩尼教信徒。儘管此段文字是有關醫治寺院患病教徒的規定，從中仍不難得見摩尼教團日常生活中的一些醫療信息。

在不同宗教的文獻中，往往有關於"醫王"（宗教祖師）、"靈藥"（宗教理論）的一些類似表述；而且作為具有宗教身份的人士（和尚、法師、大穆護等），不乏精通（或兼通）醫藥者。由於他們兼具法師與醫師的雙重身份，因此，傳醫與傳教甚至難以分切成兩種截然不同的活動。甚至涉及醫學知識的宗教文獻也不免被作為醫學文獻來閱讀。舉例如下：

國家圖書館（北京圖書館）收藏的一批敦煌西域文獻舊照片中，有向達先生從德藏西域出土文獻中所拍攝的一張照片（原編號不明），被疑為"似本草書一類古籍"，實際乃唐代求法高僧義淨譯《根本說一切有部百一羯磨》（卷五）在西域的傳本,② 該殘片相應的文字如下：

（前缺：……應服下之一藥）

1. ［與七日藥］相雜者，齊七 ［日應用 舊云四藥相和，從強而服者，謂時非時自有
2. 強弱，不據多少。有云 ［麨與薑相和］，
3. 麨多時噉、薑多非 ［時者，皆臆斷］。
4. 其盡壽藥若欲守 ［持長服者，如是應作，先淨］
5. 洗手，受取其藥。對 ［一苾芻蹲踞合掌］，

（後缺）③

這一段文字主要講述僧團中四種藥物（時藥、更藥、七日藥、盡壽藥）的使用原則，又夾雜了義淨的譯注，當代的讀者很容易將其與醫藥書混淆，

① 馬小鶴：《粟特文 t'mp'r 肉身考》，收入馬小鶴《摩尼教與古代西域史研究》，北京：中國人民大學出版社 2008 年版，第 237 頁。

② 有關義淨譯律的傳播情況，參見陳明《義淨的律典翻譯及其流傳：以敦煌西域出土寫卷為中心》，《文史》2015 年第 3 輯，第 145—176 頁。

③ 李德範校錄：《敦煌西域文獻舊照片合校》，北京：北京圖書館出版社 2007 年版，第 375 頁。

而古代西域的讀者基本上就是當作記載了域外醫學知識的文本來閱讀。當然,我們還要注意到讀者的身份,因爲這是一部律典,只有出家的僧衆有資格閱讀,一般的讀者是被排除在閱讀的範圍之外的。因此,有必要注意到新疆這些文獻的作者與使用者的身份、性別等區別,而不能將各種文獻的實際使用混爲一談。對涉醫的宗教文本要考察其是否有實際的引用與應用,既不能誇大其實際的傳遞效用,也不能完全否認其内涵的知識價值。

德國所藏吐魯番出土文書中,還有一件來自交河古城的漢文醫書,錄文如下:

正面《耆婆五藏論》(Ch. 3725,原始編號 TIIY49):

(前缺)

1. 分,右搗節(篩)爲散,一服方寸匕,☐☐☐☐ [忌]

2. 如藥法。五夢(勞):肺勞則語聲□澁;心勞

3. 則脊(腰)疼痛。傷心即吐血;傷腎即尿血;

4. 傷肥宓(肉)即白(百)骨疼,惡寒盜汁(汗);傷腸

5. 即洩 [痢];傷肺則語 [聲] 不通。傷肝即

6. 眼膜腤(暗)。        爲(耆)婆五藏論一卷

背面《諸醫方髓》(Ch. 3725V):

1. 諸醫方髓　一卷

2. 夫天 [地] □(竪?)立之時,[天人] 无異,衆生福

3. 重,隨身光明,飢飡(餐)淋(林)籐(藤)、地味、自然

4. 粳米,衆生受五欲樂,君王有道,無有

5. 諍事,衆生不識生老病 [死],□□□

6. 四足床,梵云伽囉都伽時☐

(後缺)①

---

①　陳明:《殊方異藥:出土文書與西域醫學》,第 158 頁。另見王興伊、段逸山《新疆出土涉醫文書輯校》,第 30—31 頁。

從該殘片正背面的關係來看，《諸醫方髓》開篇的内容是佛教創世神話的濃縮敍述，林藤、地味、自然粳米是佛教創世神話的典型意象，無疑與梵漢佛教文獻有密切的關聯。① 其後殘存的 "四足疢，梵云伽囉都伽時" 等字眼，則顯然轉入了醫學的敍述。"四足疢" 是描述四足狂走的一種病症，"伽囉都伽時" 是一個梵語名詞的音譯，可能與 "四足疢" 相對應。若從此音譯詞的對音而言，二者的意思可能有差池，不能對應。《耆婆五藏論》也是出自佛教徒或者佛教信仰者之手的作品，而不是一件與佛教無關的文本。Ch. 3725 殘存的文字前面肯定有一些藥方，最後僅列舉了 "五勞"、"七傷" 的内容，而沒有展開任何論述，就直接以 "《耆婆五藏論》一卷" 為尾題而匆匆結束。若與敦煌出土的數件《張仲景五藏論》相比，後者只記錄了藥名與性能，而並未發現任何藥方。② 那麼，《耆婆五藏論》的特色之一就是收錄了藥方，而 "搗篩爲散，一服方寸匕，忌如藥法" 這樣的句子正表明那些藥方的書寫與使用的格式，與傳統中醫典籍常用的格式相吻合。再者，宋代陳自明《婦人大全良方》卷十中，還記錄了 "《五臟論》有稱耆婆者" 一段佚文。據上推斷，筆者認爲，無論是從名稱還是内容來看，《耆婆五藏論》都可歸屬於那種經過了 "加上" 的文獻之列。③ 換句話來說，作者（編譯者或者撰著者）在編譯或者匯聚一些印度醫學知識（或者某一文本）的基礎上，"加上" 了大量的中醫内容。面對這些 "加上" 的内容，我們自然很難找到異域的 "原典" 成分，實際上，也不必去追溯原本，而應該從本土文獻中去尋找相關的元素或成分。《耆婆五藏論》這樣的文獻爲何會在西域出現？這需要從佛教傳播的大歷史背景上去考察。由於耆婆是佛教醫王，他在西域出土的佛教、醫學、文學等多類文獻，包括佛教註疏、變文、願文、《五藏

---

① 陳明：《印度佛教創世神話的源流——以漢譯佛經與西域寫本為中心》，《外國文學評論》2010 年第 4 期，第 14—29 頁。另見陳明《印度佛教神話：書寫與流傳》，北京：中國大百科全書出版社 2016 年版，第 10—54 頁。

② 范家偉：《張仲景〈五藏論〉研究》，《中國文化研究所學報》第 45 期，2005 年版，第 23—46 頁。

③ 有關 "加上" 的論述，可參見張廣達《唐代漢譯摩尼教殘卷——心王、相、三常、四處·種子等語詞試釋》，《東方學報》第 77 卷，第 3 號，2005 年，第 336—376 頁。

論》、邈真讚、塔銘、墓誌等不同體裁或形制的文本中經常出現。[①] 耆婆作爲外來高超醫術的化身,經常與扁鵲等中土神醫相提並論。因此,只有在中古中外佛教文化傳播的大背景中,我們纔能明晰《耆婆五藏論》與《諸醫方髓》這類中醫文獻的組成元素及其"生成"過程。

# 四 音譯域外藥名的考證與外來藥物的貿易及使用

從現存藥方的組成來看,一個方劑常由多味藥組成,而其中的許多藥物都是"藥出異域"的。麴氏高昌時代的《高昌內藏奏得稱價錢帳》以及《天寶二年(743)交河郡市估案》等相關的文書,記錄了吐魯番地區的藥物貿易的實例,這些藥物既有常用的中藥,也有域外的"胡藥",多見於出土的醫方殘卷中,因此,它們確實是日常使用的藥物。這些多地區輸入的藥物在西域彙聚,不僅具有巨大的商業價值,而且具有重要的醫療意義。從語言的角度來看,同一種藥物在西域不同的語言背景中,往往有多種名稱,結合佛經音義等相關著作中的解釋,也可以瞭解相關詞彙的流變情況。

大谷收集品中的漢語醫方殘片中,出現了一些比較罕見的音譯藥名,比如,大谷4363號殘片中的"沙摩路多"(samudra – phena,"海水沫",烏賊魚骨)、"蘇伏靈善"(sauvīraka – añjana,一種礦物眼藥)。這些音譯的藥名背後,隱含了古代近東到南亞、中亞和西域的藥物交流的線索。[②]還有一些音譯的藥名值得進一步討論,比如:

大谷1078號藥方書斷片

(前欠)

1. 油一升共煎取油 濾 □

2. 蓮子草汁四升　　　　　針沙三 升 □

---

① 陳明:《佛醫東漸——以耆婆的醫方和醫著爲中心》,《華學》第9—10期(2),2008年8月,第717—734頁。

② 陳明:《中古醫療與外來文化》,北京:北京大學出版社2013年版,第490—523頁。

3. 烏麻油一升　　　勃盆地叩<sup>勺〔葉是〕</sup>□

4. 麁擣篩煎，煎取油濾之，盛一瓶中，密塞口□

5. 齋前時鼻一一孔中著卅沸，又淨燒□□

6. 食如此頻 練<sup>?</sup> 六個月依法著藥令白□

7. 令黑色何況於人乎。但項已上所有頭□

8. □□□又方：你利　 蓮子 草□

9. □□為□□

（後欠）


此殘片中有"你利"一名。該名很顯然是一個音譯詞。北宋天息災譯
《大方廣菩薩藏文殊師利根本儀軌經》卷八〈第二成就最上法品第九〉中
有一個藥方："若男女孩子所患諸病，用阿嚂謨根（Ālambuṣa）、儞梨迦
根（Nīlikā），使乳汁同磨，加持八百遍。然後服食，即得安樂。"① 從語
音的角度，筆者推測，"你利"就是"儞梨迦"中的"儞梨"的不同音
寫形式，是梵語"Nīlikā"的不完整音譯，而梵語名詞後綴"ka"（或
"kā"）在翻譯時被略去的現象較為普遍，比如，佛教醫王耆婆（Jīvaka）
的名字的完整音譯形式有"侍縛迦"、"時縛迦"等，而不完整的音譯形
式有"耆婆"、"耆域"等。因此，"你利"是梵語"Nīlikā"的不完整音
譯，這一推測是有道理的。

又，大谷 1383 號藥方書斷片


（前欠）

1. □□又方：乾〔薑〕□

2. □麻 油一升共煎，取油每服

3. □人 強記。　　又方：勃分地叩<sup>勺藥</sup>

4. □取唵羅汁四升、牛 乳 二升、烏〔麻〕

5. □〔油〕令人 白 髮為黑　又方：□

---

① 《大正新修大藏經》第 20 冊，第 865 頁下欄。

6. ▢▢唵▢

（後欠）

又，大谷 3539 號藥方書斷片

（前欠）

1. ▢▢如乾木羸▢▢
2. ▢▢骨痛　若▢▢
3. ▢緣三種俱▢▢
4. ▢▢盧俱▢▢
5. ▢一兩搗篩和乳▢
6. ▢入膚中、其患▢▢
7. ▢瓶出血　又方　勃分（盆?）〔地叨〕▢
8. ▢者＊右各等分搗〔篩〕▢
9. ▢▢[治]身上塗摩又〔方〕▢
10. ▢黃芩三兩▢▢
11. ▢▢[煎]取二升▢▢

上述三件殘片中，分別有 "勃盆地叨<sup>勺〔藥是〕</sup>"、"勃分地叨<sup>勺藥是</sup>"、"勃分（盆?）〔地叨〕" 這樣的表述，但實際上，它們應該是同一藥物的音譯名稱。筆者在以往的研究中指出，由於 "盆" 與 "分"、"勺" 和 "勾" 的字形相似，在沒有其他旁證材料的情況下，尚不能輕率地判定其中的正誤；而且還從本土的藥名來考察，將其指認為 "芍藥"。① 筆者通過反復閱讀大谷 1078 號和大谷 1383 號這兩件殘片中該藥名的語境，尤其是所在藥方均可黑髮的用途，並結合日本杏雨書屋刊出的《敦煌秘笈》中的羽 043 號《換鬢髮方》、漢譯佛經中的相關史料和《外臺秘要方》中的 "婆羅勒" 一藥，筆者目前基本上可以推測出，所謂的

① 陳明：《書寫與屬性——再論大谷文書中的醫學殘片》，《西域研究》2013 年第 2 期，第 105—116 頁。

"勃盆地叨"或"勃分地叨"應該是指可以用來烏髮的藥物"勃羅得迦",即梵語"bhallātaka"(或譯"婆羅怛迦"、"婆羅得")的音譯。該藥在羽 043 號《換鬚髮方》中稱為"婆羅得",在唐宋中醫文獻中稱作"婆羅勒",有關該藥的譯名以及在西亞和南亞的用途,筆者在《"生西海波斯國"——"婆羅得"與"八剌都而"的來源及使用》一文中有詳細的討論,此不贅言。① 為什麼說"勃盆地叨"或"勃分地叨"是指"勃羅得迦"(bhallātaka)呢?起碼有兩個理由:其一,從語音上來分析,"勃盆地叨"或"勃分地叨"與"勃羅得迦"中的有些音節是相吻合的。而"分"是"盆"字的上半部分,漏寫了下半部分。"盆"很可能是"羅"字的誤寫,"叨"則是"加"字的形誤。其二,"勃盆地叨"或"勃分地叨"均出現在用來烏髮的藥方之中,與"勃羅得迦"的用途完全吻合。因此,筆者認為,"勃盆地叨"與梵語藥名"bhallātaka"有直接的關係,很可能是後者的一個寫法不太準確的音譯詞,出現不準確的寫法,是抄本文獻相互傳抄過程中的常見現象。不過,大谷 1078 號和大谷 1383 號中對該藥名的注釋"勻藥"或"勾藥",都不會是指"芍藥"。"bhallātaka"在漢譯佛經中的注釋有"染木"② 和"天竺漆(木)"③,揭示該漆樹科植物婆羅勒(Semecarpus anacardium L.)的用途,正如《本草拾遺》中描述該藥(婆羅得)的用途為"可染髭髮令黑"。"勻藥"或"勾藥"與此解釋並不相符,還有待高明來解決此一難題。若能解明該藥物的來源,則其所隱含的中外藥物學的交流線索就會呼之而出了。

　　Дx. 1400 + Дx. 2148 + Дx. 6069 刊佈於《俄藏敦煌文獻》第八冊,由《天壽二年九月張保勳牒》(Дx. 1400)、《天壽二年九月弱婢員孃、祐定

────────────

① 陳明:《"生西海波斯國"——"婆羅得"與"八剌都而"的來源及使用》,收入許全勝、劉震編《內陸歐亞歷史語言論集——徐文堪先生古稀紀念》,蘭州:蘭州大學出版社 2014 年版,第 342—393 頁。

② 大唐北天竺國三藏阿質達霰譯《大威力烏樞瑟摩明王經》卷下:"勃羅得迦木 染木是 合子盛之。"(《大正新修大藏經》第 21 冊,第 157 頁中欄)

③ 《大威力烏樞瑟摩明王經》卷下:"以三金鍱裹之,勃羅得迦木 天[竺]漆,此漆通 合子盛之。"(《大正新修大藏經》第 21 冊,第 155 頁中欄至下欄)

牒》(Дх. 2148/1)、《天壽二年九月弱婢祐定等牒》(Дх. 2148/2 + Дх. 6069/1)和《天壽二年九月新婦小娘子陰氏上于闐公主狀》(Дх. 6069/2)等四封信函組成。其中,《于闐天壽二年九月弱婢祐定等牒》的 Дх. 6069/1 部分錄文如下:

1. 更有小事,今具披詞,到望
2. 宰相希聽允:緣宕泉造窟一所,未得周畢,切望
3. 公主、宰相發遣絹拾匹、伍匹,與碨戶作羅底買來,
4. 沿窟纏里工匠,其畫彩色、鋼鐵及三界寺繡
5. 像線色,剩寄東來,以作周旋也。娘子年高,氣冷
6. 愛發,或使來之時,寄好熱細藥三二升。又紺城細縑□
7. 三五十匹東來,亦乃沿窟使用。又赤銅,發遣二三十
8. 斤。  又咨
9. 阿郎宰相:醜子、醜兒要玉約子腰繩,發遣兩鞋。又好箭三、四十只,寄
10. 東來也。

據張廣達、榮新江考證,于闐天壽二年為 964 年,這一年是敦煌與于闐交往相當密切的年份之一。[1] 此處的"好熱細藥"具體所指不明,很可能是一類藥物的代稱,或指一劑細細研磨過的、質量好而有效的、用來治療"氣冷"病的熱藥。從"好熱細藥"的主治症狀來看,它雖與中醫和印醫均相符合,不過來自于闐的這劑藥,很可能與印度有著淵源關係。這就畫出了從印度經過于闐到敦煌的一條醫學交流的軌跡。

域外藥物通過新疆傳入內地,還有一個重要的途徑,就是獻貢。宋代王溥《唐會要》(961 年成書)卷一百"天竺國"條記載:"〔開元〕十七年(729)六月,北天竺國王三藏沙門僧密多獻質汗等藥"。《太平寰宇記》卷一百八十三引此條。宋王欽若等編《冊府元龜》(1013 年成書)卷九百七十一云,"〔開元十七年〕六月,北天竺國三藏沙門僧密多獻質

---

① 張廣達、榮新江:《十世紀于闐國的天壽年號及其相關問題》,《歐亞學刊》1999 年第 1 輯,第 181—192 頁。

汗等藥"。質汗藥是一種治外傷的成藥，唐代頗流行，中土甚至有藥物被稱爲"土質汗"。密多（Mitra）是北天竺國精通佛教經律論三藏的僧人，承擔了外交使節的角色。《冊府元龜》卷九百七十一云："吐火羅僧難陀來朝，貢獻瑞麦（表）香藥等。"《冊府元龜》卷九百七十一云："東天竺國三藏大德僧達摩戰來獻胡藥、卑斯比支等及新咒法……梵本諸方。"這些僧人在進貢藥物的過程中起到了積極的、肯定的作用。中古時期的于闐寺院有僧人使用阿魏等藥物，大谷 8056 號殘片甚至還記載了龜茲某寺的藥方邑，季羨林先生在考察龜茲的佛教史時，也揭示一些所謂的"和尚梵文"殘卷中包括了與醫療活動相關的藥物，這些都是中古西域地區佛教（甚至其他宗教）的信徒們深度介入醫療活動的反映。一些出身（或生活）於新疆的醫家或者佛僧在醫學知識的傳播或者醫療實際過程中，起到直接的作用。略舉幾例如下：

（1）攘那跋陀羅。道宣《續高僧傳》卷第一"譯經篇初"之"魏南臺永寧寺北天竺沙門菩提流支傳四"："至周文帝二年，有波頭摩國律師攘那跋陀羅（Jñānabhadra），周言智賢，共耶舍崛多等，譯《五明論》，謂聲醫工術及符印等，並沙門智僊筆受。"

（2）中印度沙門達摩戰涅羅（Dharmacandra）乃"學通三藏，善達醫明"的高僧。開元二十年，他與弟子利言（Satyacandra，龜茲人）抵達長安，"進奉方術、醫方、梵夾、藥草、經書，稱愜天心。……弟子比丘利言隨師譯語，方藥、《本草》隨譯上聞。"著名的密教高僧不空在促進"仙茅方"的傳播過程中，也起到了很大的作用。從吐魯番出土的墓磚（或墓誌）等史料中，我們還可以發現有不少中醫家的身影，以及患者們在求醫治療過程中的種種舉措。

（3）唐代胡僧傳播醫學最顯著的一個例子是王燾《外臺秘要方》卷二十一："《天竺經論眼》序一首　隴上道人撰，俗姓謝，住齊州，於西國胡僧處授。"這說明來自西北邊陲的謝道人在齊州（今山東濟南）的時候，一位來自西國的胡僧向他口述了這段眼科論著，最後由謝道人筆受整理而成。從其內容來看，《天竺經論眼》確實是來自印度傳統眼科理論的著作，而不是假托胡僧名義的中土撰述。①

（4）《宋高僧傳》卷十八《僧伽傳》記載，釋僧伽是何國比丘，昔年在長安，駙馬都尉武攸暨有疾。釋僧伽"以澡罐水噀之而愈，聲振天邑"。這種暴得大名的局面，對他的弘法事業大有幫助。"後有疾者告之，或以柳枝拂者，或令洗石師子而瘳，或擲水餅，或令謝過。驗非虛設，功不唐捐。卻彼身災，則心馬也。"從僧伽的方法來看，他採用的實際上是一種暗示性的心理療法。他所治療的對象不只是皇家貴族，當包括一般民眾在內。

# 五　餘論

中古時期，中央醫政的實施與西域醫政的"在地化"也是應該關注的問題。歷代中原政權對西域地區的治理過程中，有時在醫療行政方面的管理有積極的舉動。《唐大詔令集》卷一百二十八唐玄宗的"賜入朝新降蕃酋"詔令就做出如下的規定：

> 敕關内、河東、河西、入朝新降蕃酋等　曰：嘉爾蕃酋，慕我朝化，相率歸附，載變炎涼，而忠懇不渝，誠勤是勵，深宜輯乃戎索，捍彼方隅，使降火無驚，障塞咸謐，則厚賞崇班，當取富貴。朕比加恩貸，爾實安堵，猶衣服盡未充，災患且未恤，永言於此，良用憮然。其今春不入朝都督衙官、并箭頭將軍在蕃者，已令王晙、張說、楊敬述等，取軍中庫物，各量賜爾等衣一副。都落中有疾苦，便量給藥物，無令田隴廢業，含養失所。遞相勉諭，以悉朕意。開元八年三月

---

① 有關該著作的英譯和研究，Vijaya Deshpande & Fan Ka Wai, *Restoring the Dragon's Vision*: *Nagarjuna and Medieval Chinese Opthalmology*, Hong Kong: Chinese Civilization Centre, City University of Hong Kong, 2012; Vijaya Deshpande, "Indian Influence on Early Chinese Ophthalmology: Glaucoma as A Case Study", *BSOAS*, Vol. 62, No. 3, 1999, pp. 306 – 322; Vijaya Deshpande, "Ophthalmic Surgery: A Chapter in the History of Sino – Indian Medical Contacts", *BSOAS*, Vol. 63, No. 3, 2000, pp. 370 – 388.

　　對於新降蕃酋部落中的"疾苦"者，朝廷所司"便量給藥物"。開元八年（720）的這件詔令是有史可鑒的，早在貞觀年間，侯君集收復高昌之後，唐太宗要求對高昌的老病之士優加療治，其宗旨可謂一脈相傳。大谷文書中的第 8056 號殘片中，提及了龜茲某寺的藥方邑。這些社邑機構與當地的醫療救助或合作互助有一定的關係。因此，我們要從醫政的角度，分析中古時期的歷朝中央與西域地方在民眾疾苦與健康照顧方面的互動情形，以瞭解實際的醫政運作，為考察唐代《醫疾令》等醫政條文在西域地區是否貫徹實施或者實際效果做出評估。不僅要關注"中"、"外"醫學理論與醫療方法在新疆的接受與修正，而且要考察醫政法規在新疆的"在地化"（或"地方化"）的程度與傾向。在吐魯番等西域地區，既有《高昌延壽十七年（640 年）醫人墓表》中所記載的醫術高超的中醫名家，[1] 也活動著一些來自波斯或中亞的胡醫。胡語文獻中記載了 8 世紀西域的兩位醫生的名字。一位是焉耆的莫芬（m'xfrn，陽性粟特人名，"月亮的光輝"）醫生（bšyhq，中古波斯語，"醫生"）；另一位是于术的頓諾于呼啜醫生（byš'c，中古波斯語，"醫生"）。[2] 正是這些在歷史的風霜中被遮蓋了真容的醫家們，他們曾經為西域各族人民的健康付出了心血，其事跡也逐漸隨那漫天飛舞的黃沙而渺無人知。

　　廖育群在《醫史研究"三人行"——讀梁其姿〈面對疾病〉與〈麻風〉》一文中，[3] 對從歷史學的角度切入醫療史的研究，提出了許多有價值的建議。西域歷來是一個多民族、多文化的交匯之地，其中的醫藥文化匯合了多種外來文化的因素，尤其是來自印度和波斯的醫藥知識。而對中古時期西域醫學文化多元性的考察，或許對當今的現實有某些程度的啓示。而如何從"內"與"外"外的不同視域，來解讀

---

　　① 侯燦、吳美琳：《吐魯番出土磚墓集注》下冊，成都：巴蜀書社 2003 年版，第 404 頁。

　　② 王媛媛：《中古波斯文〈摩尼教讚美詩集〉跋文譯注》，《西域文史》第二輯，2007 年版，第 129—154 頁。

　　③ 廖育群：《醫史研究"三人行"——讀梁其姿〈面對疾病〉與〈麻風〉》，《中國科技史雜誌》2015 年第 3 期，第 366—375 頁。

中古西域的醫學文化史，仍然是一項難度很大的研究，需要多方面的學者攜手協作完成。

［陳明，北京大學外國語學院南亞系/北京大學東方文學研究中心教授］

# 性別與服食:漢唐之間的女性身影

章　原

**摘　要**　清代史家趙翼就服食與性別之間的關係提出了疑問,但並沒有得出結論。本文對漢唐之間女性服食的種類、服散之風對女性的影響等進行了梳理,認為就服食身體觀念而言,並沒有證據表明生理上的性別差異會導致服食效果的差異,在道教的服食理念中,決定服食效果的並不是服食者本身。在服食盛行的漢唐之間,服食中的性別觀念仍處於混沌時期。

**關鍵詞**　服食　身體　性別　漢唐之間

唐代帝王嚮往長生不老,多沉迷於服食丹藥,但反受其害,有多位君主因服食而中毒甚至死亡。但唯有女主武則天例外,她亦服食丹藥,但卻壽至八十二歲而終,名列古代最高壽的君主之列。所以清代的史家趙翼在強烈指斥唐代諸帝服餌"實由貪生之心太甚,而轉以速其死耳"之後,頗為疑惑地寫道:

> 惟武后時,張昌宗兄弟亦曾為之合丹藥,蕭至忠謂其有功於聖體,則武后之餌之可知。然壽至八十一,豈女體之本陰,可服燥烈之藥,男體則以火助火,必至水竭而身槁耶?[1]

---

[1]　趙翼著,王樹民校證:《二十二史劄記校證》卷十九,北京:中華書局1984年版,第399頁。

顯然，趙翼在這裡以陰陽之理來分析武后服食卻長壽的原因：丹藥多含燥熱之物，屬於陽性，是否適合本屬陰性的女體服用，取得陰陽相濟之效，從而有益於身體；而男體本屬陽，再加上燥熱的丹藥，無異於火上澆油，從而導致"水竭而身槁"的悲慘結果。

雖然趙翼並未給出答案，但他的確提出了一個有意思的問題。道教內丹修煉中，因男女生理不同而修煉的路徑迥異早已為人熟知。那麼在借外物服食的過程中，是否也因性別差異而有不同的要求，或者如趙翼所問，產生不同的結果？本文正是基於對此問題的好奇而進行的探討，由於篇幅所限，故探討以服食之風最盛的漢唐之間為限。

對於道教服食的研究成果已經很多，除了針對服食的技術層面展開研究外，① 對於服食與社會文化互動的研究也已有不少成果。② 但具體到服食與女性的視角，專門的討論還較少，僅在部分相關研究中有所涉及。代表性的如岳齊瓊《漢唐道教修煉方式與道教女性觀之變化研究》圍繞漢唐之間道教修煉方式中女性的角色有較為詳盡的分析，但該書討論重點在於修煉方式從雙修到清修的轉變，只是將服食藥物視為女性修道的輔助方法；③ 又如李素平《女神女丹女道》在論述女仙修仙途徑時，也將"服食藥餌、金丹仙藥"列為女性道教徒的一種探索方式。④ 因此關於本論題，仍有進一步進行分析研究的探討空間。

---

① 代表性的如《中國道教科學技術史》、《中國科學技術史‧化學卷》等均以極大的篇幅對於煉丹進行了極為詳盡的闡述，並明確提出"煉丹術是古代化學的一個主要方面，甚至可以說是中心內容。中國煉丹術史也就幾乎貫穿了整個封建社會時期的中國古代化學史中。"

② 魯迅的《魏晉風度與藥及酒之關係》為服食與社會的開山之作，余嘉錫、王瑤等學者亦對於服食與社會文化的關係有所探討。近年研究成果中，代表性的著作如《服食與六朝文學》、《唐代服食與文學》、《帝王煉丹與服食》、《道教服食技術研究》等，但其中已經涉及不少與社會、政權等相關的領域。

③ 岳齊瓊：《漢唐道教修煉方式與道教女性觀之變化研究》，成都：巴蜀書社2009年版，第175頁。

④ 李素平：《女神女丹女道》，北京：宗教文化出版社2007年版，第187—191頁。

# 一　女性服食的種類

　　服食是一個非常廣泛的概念，植物、動物、礦物等，幾乎無所不包，迄今也沒有完全統一的分類標準。[①] 但從其發展脈絡上來看，大體上由最初從自然界中尋找服食物（包括草木、礦物等）到後來逐漸以人工煉製丹藥為主。通過對相關文獻的梳理，不難發現在天然服食、人工煉製等中均有女性服食者的身影。以天然服食為例，不論是草木類，還是礦物類，女性的身影均有出現。

　　以草木類為例，常見的服食物包括松柏脂、茯苓、地黃、麥門冬、木巨勝、重樓、黃連、石韋、楮實、象柴等，這些均有女性服食的記錄。如松柏脂的服食，蕭氏乳母“不復食餘物，但食松柏耳”（《太平廣記·蕭氏乳母》）；黃觀福“或食柏葉，飲水自給，不嗜五穀”（《太平廣記·黃觀福》）；謝自然“食柏葉，日進一枝，七年之後，柏亦不食；九年之外，乃不飲水”（《太平廣記·謝自然》）。王法進“護持齋戒，茹柏絕粒”（《歷代真仙體道通鑒》卷四）；又如茯苓亦極受服食者的青睞，葛洪《抱樸子·仙藥》中認為“松柏脂淪入地千歲，化為茯苓”，亦將其視為松柏脂的轉化物，從而有著種種神奇的功效。漢代河南尹周暢伯之女周爰支“少好道，服茯苓三十年。後遇石長生教之以化遁。”（《歷代真仙體道通鑒》後集卷四）眉州民女楊正見偶食小兒形狀茯苓，“自此正見容狀益異，光彩射人”[②]。服食過程有單服顯效者，也有同時服食多種者，如邊洞玄以紡織所得買胡麻、茯苓、人參等，後得道士所贈丹藥，食後得道升天（《雲笈七籤》卷 116）。顏真卿《福州臨川縣井山華姑仙壇碑銘》：“姑（花姑）同學弟子黎瓊仙，恒服茯苓、胡麻，絕粒四十餘秋，年八十，齒發不衰。”晉代著名的女道士魏華存，頗通服食之術，據《魏夫人傳》記載，她“常服胡麻散、茯苓丸”。

　　除了這些常見的服食物之外，還有一些較為少見的服食物。如昌容

---

　　① 　關於服食的分類，較為詳細的探討有黃永鋒《道教服食技術研究》（東方出版社 2008 年 4 月版），認為服食可分為“服氣、服藥、服符、飲食、辟穀”五方面。

　　② 　《集仙錄》，中華書局標點本，1961 年，第 397—398 頁。

"修道於常山,食蓬藟根二百餘年,顏如二十許"(《墉城集仙錄》卷六)。蓬藟為《神農本草經》中"上品藥",具有"安五臟、益精氣"的功效,"久服輕身不老"。《太平聖惠方》中還記載有"夏姬服杏仁法":

> 杏仁三鬥。湯去皮、尖、雙仁。早朝蒸之,至午時,即便慢火微烘之。至七日即止。每日空腹,不拘多少,隨意服之。

這裡所說"夏姬"系指春秋時期鄭國君主鄭穆公的女兒,相傳服食杏仁後白日飛升。此自是託名,但杏仁多脂質潤,既能降氣化痰,又可潤腸通便,故孫思邈對其有"百日肥白,易容,人不識"之美譽。各類方書中"夏姬杏金丹"(《遵生八箋》)、"夏姬杏仁方"(《千金方》)、兌夏姬杏金丹方(《太上肘後玉經方》)等以杏仁為原料的方藥在所不少。

與草木類的藥物相比,礦石類的種類較少,但由於其長久不腐的特性,更受服食者的青睞。其中以金、玉、雲母等較為常見。以雲母為例,雲母被認為"久服輕身延年",《千金翼方》中記錄了由東海女子所發明的服食雲母法:

> 雲母粉法:雲母味甘平無毒,主治死肌,中風寒熱,如在船車上,除邪氣,安五臟,益子精,明目下氣,堅肌續絕,補中,五勞七傷,虛損少氣,止利。久服,輕身延年,強筋脈,填髓滿,可以負重。經山不乏,落齒更生,瘢痕消滅,光澤人面,不老,耐寒暑,志高可至神仙。此非古法,近出東海賣鹽女子,其女子年三百歲,貌同笄女,常自負一籠鹽重五百餘斤。如斯得效者其數不一,可驗神功矣。

此方後亦為《太平聖惠方》所錄,文字略有不同,但內容基本一致。礦物金石類藥雖名為仙藥,實際上多有一定的毒性,雖然對症下藥,的確對於一些病症會有療效,現在的中醫藥中依然有著對它們的使用。但過量、過多等盲目服食不但不能輕身延年,還會造成身體中毒,嚴重的會導致死亡。如黃金,雖然有"服金者壽如金"之說,但晉代的賈皇后則是明確死于"金屑酒"。"此方是把黃金鉊成細末,加入一些藥物,拌入酒中飲食，故起名叫'金屑酒'。西晉帝王們以為此酒安全無毒，服之長生。"①

人工煉製的丹藥也是女性服食者的重要選擇。由於煉丹過程極為複雜，且需要較高的資財、技術等條件的支撐，故此非一般人所能承受，只有少數人有資格享用。女主武則天服食丹藥的記載，除了本文開頭所引之外，武則天還曾屢次召見能夠"究金丹華池之事，易形煉化之術"的道士張氳，但其不願意奉召堅持歸山。於是，武則天又將願望寄託於另一名道士胡超身上，唐代筆記《朝野僉載》記載：

> 周聖曆中，洪州有胡超僧出家學道，隱白鶴山，微有法術，自云數百歲。則天使合長生藥，所費巨萬，三年乃成。自進藥於三陽宮，則天服之，以為神妙，望與彭祖同壽，改元為久視元年。放超還山，賞賜甚厚。服藥之後三年，而則天崩。

另一服食丹藥的顯赫女性則是唐明皇最寵愛的楊玉環，大詩人劉禹錫在《馬嵬行》中說："平生服杏丹，顏色真如故。"這裡所說的"杏丹"，或系"杏金丹"，乃方士所傳號稱能卻老延年、得道飛升的密藥，其煉丹原料中含有杏子研成的汁，丹藥練成後，"其色如金"，每天服食三次，百日後，令人顏色美好。有輕身延年之效。貴族中的女性由於家族顯赫，亦有機會得以服食丹藥。如東晉王彬長女王丹虎的陪葬物中，便有 200 餘粒隨葬的丹藥，大小不一，通體紅豔，均放在屍身頭部旁的一個漆盒中。根據現代研究，"丸劑原藥主要成份為硫化汞。從成份的定性定量來看，是丹砂的成份和含量。"② 按，王彬屬於東晉時琅琊王氏家族，本人又是東晉的王侯，其女陪葬以數量眾多的丹藥，顯然是生前有服食的習慣。另王丹虎死時 58 歲，其葬在父母墳墓之旁，當是未曾嫁人之故，故此有學者判斷其"因門不當、戶不對而不出嫁，且長期獨守閨房、迷信道教、

---

① 姜生、湯偉俠：《道教科學技術史・魏晉南北朝卷》，北京：科學出版社 2002 年版，第 300 頁。

② 姜生、湯偉俠：《道教科學技術史・魏晉南北朝卷》，第 301 頁。

服食丹藥"。① 又如漢代司空黃瓊之女黃景華"少好仙道，常密修至要。後師韓終，授其岷山丹方"，推測其意，"岷山丹方"當是某種丹藥的配製秘訣。又有屈家二女，無意中遇見正在修煉的葛玄，"撥灰而得丹一粒，姊妹分而服之，自後神氣衝衝，不饑不渴。"再如薛玄同得元君所授九華之丹，八年後服食上天。此類例子甚多，無須贅述。

此外，還有一些較為特殊的服食，如服食氣、霞等氣狀物質，也為女性服食者採納。如女真王妙想"幼年入道，居蒼梧山黃庭觀，辟穀服氣"。東漢《異聞記》中，記載有一個幼女效仿龜吐納服氣的記載：

> 郡人張廣定者，遭亂常避地，有一女年四歲……女言糧初盡時甚饑，見塚角有一物，伸頸吞氣，試效之，轉不復饑，日月為之，以至於今。父母去時所留衣被，自在塚中，不行往來，衣服不敗，故不寒凍。廣定乃索女所言物，乃是一大龜耳。女出食穀，初小腹痛嘔逆，久許乃習。（《抱樸子・仙藥》）

與服氣性質類似的還有"服霧"、"服霞"等，如相傳漢代張微子經過"服霧"而升天為仙："張微子者，漢昭帝大匠張慶之女，不知何郡人也……師東華玉妃，受服霧氣之道。雲霧是山澤水火之華，金石盈氣，久服之，能散形入空，與雲霧合體。微子修之，得其仙道也。"②《真誥》中也提及"東海玉華妃，青童君之妹，降授張微子服霧之法。"服食天體之精華也頗為盛行，如漢桓帝時侍中傅建"舉家奉佛"，其女傅禮和一心求仙，"常服五星精，身生光華，得道仙去"。當時還有所謂"服符"，主要包括吞服、化服、煎服等方法，此在符籙派的信徒中較為多見，一般用在治病療疾的場合較多。如《雲笈七籤》記載："謝良弼之妻，東晉右軍逸少之後……抱疾沉痼，歷年未愈……為禁水吞符，信宿即愈。"③

需要說明的是，雖然為了敘述的方便，上文按照不同的方法分類介

---

① 張承宗等：《中國婦女通史・魏晉南北朝卷》，杭州：杭州出版社 2010 年版，第 688 頁。

② 張君房：《雲笈七籤》，北京：中華書局 2003 年版，第 2546 頁。

③ 張君房：《雲笈七籤》，第 2549 頁。

紹，但實際上，在服食過程中，往往是多種方法並用，如魏華存除了服食茯苓、胡麻等之外，亦曾服食過多種配製的方藥，如 "甘草穀仙丸"、"遷神白騎神散"、"石精金光化形靈丸" 等，此外，服食的同時她還在進行 "吐納氣液，攝生夷靜" 的修煉。

綜上所述，雖然只是對女性服食的種類做了提綱挈領的介紹，但足可以看出女性服食的種類與男性一樣十分廣泛，歷史上流行的各類服食方法中，均有女性的身影。單從服食種類而言，並未出現性別所導致的不同選擇。

## 二　女性與服散之風

魏晉時服散之風盛行，女性亦有波及。雖資料不多，但亦可管中窺豹，使我們對於當時女性服散的情況有一個大體的瞭解。

西晉文學家潘岳《閒居賦》雲："太夫人乃禦版輿，升輕軒，遠覽王畿，近周家園。體以行和，藥以勞宣。常膳載加，舊痾有瘳。" 李善在 "藥以勞宣" 句下引杜預注曰："宣，散也。" 丁聲樹先生認為 "藥以勞宣" 即 "亦行藥行散之義，與皇甫謐所言服藥之後宜煩老正相會。" 余嘉錫也持相同觀點。[1]

《外台秘要方》記錄《同州孟使君餌石法》，其中提到服食的發散之道雲："丈夫、婦人多有積冷，若下熱必須上冷。若上下俱冷，胃口不下食。便成消渴致死。"[2] 此處丈夫與婦人並言，顯然是女性亦與男性一樣可以服食。又如皇甫謐在《解散說》中記雲：

> 少小氣盛及產婦臥不起，頭不去巾帽，濃衣對火者，服散之後，便去衣巾，將冷如法，勿疑也……若產婦中風寒，身體強痛，不得動搖者，便溫服一劑，因以寒水浴即瘥。[3]

---

① 余嘉錫：《余嘉錫文史論集》，長沙：嶽麓書社 1997 年版，第 178 頁。

② 王燾、高文柱：《外台秘要方校注》，北京：學苑出版社 2011 年版，第 1365 頁。

③ 巢元方：《諸病源候論》，北京：中國醫藥科技出版社 2011 年版，第 36 頁。

生產前後為女性的生理特殊階段,自應加倍調理與呵護。然皇甫謐以醫家之身份,卻主張產婦亦可服散,並提出了服散之後"發散"的相應措施,還以"勿疑"來安撫,以今日眼光來看,自足駭然。但也反映出當時服散之風的盛行無度!

當時亦有文獻特意提到孕婦禁止服食者,如《醫心方》中記載:

> 《服石論》雲……世人或有竊得此方合之者,俗共名之曰紅雪。皆盡不得其要決,……諸氣結聚,心腹脹滿,宿食不消,痰水積聚,醋咽嘔吐,產後血運(暈),中風悶絕,產後熱病,墜墮畜血。上患以前病者,並和酒服之。又私記雲:"婦人有孕,不得服之。"①

這裡的表述很清楚,女性在產後如果患有血暈、熱病等,亦可以服食,但倘若正處於懷孕期間,"不得服之"。

服散不當給人帶來的種種痛苦之狀見諸各類文獻中多矣,但大多是男性服食者發作的描述。女性由於身居閨閣之內,即便是有各種服散的苦痛之狀,也不易為外人知曉。如當時顯赫一時的王氏家族便多熱衷於服食,王羲之本人更是身體力行的服食者,他在與別人的通信中,便多次提到了家庭女性成員服食後導致的種種痛苦:

> 小妹亦故進退不孤,得散力,煩不得眠,食至少,疾患經月,兼燋勞不可言。
>
> 姊累告安和,梅妹大都可行,袁妹極得石散力,然故不善佳,疾久尚憂之。
>
> 賢妹大都轉差,然以故有時嘔食不已,是老年衰疾,更亦可倉卒,大都轉差,為慰以大。近不復服散,當將陟厘也。此藥為益,如君告。
>
> 賢妹大都勝前,至不欲食,篤羸,恒令人憂。(《法書要錄》卷

---

① 丹波康賴:《醫心方》,北京:華夏出版社 2011 年版,第 412 頁。

十）

　　王羲之子王獻之亦在書信中提及："承姑比日複小進退，其爾不得一極和，憂悚猶深。不審以服散，未必得力耳。"余嘉錫先生認為此處所說承姑"疑即右軍帖中所言'表妹極得石散力者'"。① 雖然這些書帖中的描述都很簡略，但已經透露出，其一，服食的女性成員不止一位，既有其姊妹，亦有其妻女，皆有服散之習，可見當時服散風氣之盛；其二，服食的女性長期遭受著服食副作用所帶來的苦痛，"煩不得眠，食至少"等正是服石之後的典型症狀，而且其持續時間也較長，"疾患經月"，故此讓見慣了服食後遺症的王羲之也頗為憂心。

　　對於服食的後遺症，當時各類醫藥書籍中記載頗多，如《外台秘要》卷三十八：

　　　　夫服食將慎至難，若不能將息，特宜勿服，非但服之若瘦熱，更增他疾，性行躁暴，唯多忽恚，飲食日減，形體日消，妻子不能供承，卑下何其能濟，此皆由將慎失度，致使然也。人之無檢，慎勿輕服，至於背坼腦裂，藥物無及也。婦人則髮乳體腫，帷薄不修，特宜審慎，自量其力將息尤佳。②

這段描述中，在描述了服食不慎的種種危害之後，特意提到了婦人服食不慎的後果"髮乳體腫，帷薄不修"，對於女性而言，這自然不僅不能算是所謂"風度"，而且是頗為失禮的行為。

　　風氣侵襲之下，女性服散不慎所引發的癲狂症狀亦有跡可尋，《晉書·鄧攸傳》就記載了與良吏鄧攸有關的一件事：

　　　　勒每東西，置攸車營中。勒夜禁火，犯之者死。攸與胡鄰轂，胡夜失火燒車。吏按問，胡乃誣攸。攸度不可與爭，遂對以弟婦散發溫酒為辭。勒赦之。

---

① 余嘉錫：《余嘉錫文史論集》，第 181 頁。
② 王燾、高文柱：《外台秘要方校注》，第 1412 頁。

鄧攸當時在石勒手下，石勒禁止夜間點火，違反的人要處以死罪。結果一天晚上，與鄧攸相鄰的胡人失火燒毀了車子，卻反而誣陷鄧攸。鄧攸覺得沒有辦法爭辯，於是便說因為弟媳婦散髮，需要溫酒而不慎著火，結果石勒赦免了他。這件事雖然並不是直接描寫鄧勒弟婦服散的情狀，但從其能想到以此為藉口來逃避軍事懲罰，而石勒也因此原諒他來看，當時女性服散並不鮮見，且能為大眾所接受並給予諒解。

服食帶來的諸多後遺症促使當時出現了不少對應的治療方法，除了"溫酒"等之外，如《千金翼方》卷二十二"飛煉"章"治女子先因月經不通，研生石服，即今見患胸肋熱沖頭面，腰胯冷極，宜服此方。"①這裡顯然描述的是女子由於服食不當，而產生的種種"熱沖頭面，腰胯冷極"的後遺症。又如《外台秘要方》所記"同州孟使君餌石法"："此石常在小腹內，仍附倉門，但小腹溫熱，于四肢膀胱頭目髓腦膚體之內，元無石氣，欲發從何而作？丈夫、婦人多有積冷，若下熱必須上冷。若上下俱冷，胃口不下食。便成消渴致死。"②

## 三　服食與性別

回到趙翼所提出的問題，男女身體的陰陽屬性不同是否造成了服食效果的不同？如果從服食的種類、服散等而言，似難以看出性別差異所導致的明顯影響，但這並不意味著服食的過程中沒有性別意識的存在。

在服食文獻中，強調其"男女皆可"的特性者並不少見：如"真人神水法"中提到的由第六丹——八石所組成的丹藥中，在描述了該丹藥的神通之後，特意提及"非獨男子，女子亦然。女子服之，亦飛仙。"第七丹——柔丹，則"九十老公服之，陽氣大強，可複生子。""八十老母

---

① 張印生等：《孫思邈醫學全書》，北京：中國中醫藥出版社 2009 年版，第 844 頁。

② 王燾、高文柱：《外台秘要方校注》，第 1365 頁。

服之，即複生子。"① 又如《上清九真中經內訣》中提及 "餌丹砂法"：
"八十老嫗服之，更得有子。丈夫、婦人皆可服。"② 不過，這些特意提及
性別的意圖可能只是為了突出其服食的價值與廣泛的適應性而已，並非意
味著大部分未提及性別的服食就只適合某一性別，"推其意，以為人同此
性命，即同一功夫。言男修而女子之功不煩言解矣。"③

但倘若是處於醫療的情境中，文獻中亦有不少有關服食方藥的描述中
會提及男女適宜與否的問題。如《醫心方》記載：

> 金汞丹方：主解五石熱毒發動，丈元、女人久患勞損。身體瘦
> 薄，益氣力，明眼睛，長髮，悅澤顏色。兼除百草毒，除冷疾外無不
> 治之。④

又如《千金翼方》卷二十二 "飛煉" 章，在介紹各類服食的時候多
次明確地指出某些服食對於男女的不同適應症：

> 更生散：治男子、女人宿寒虛羸，胸肋逆滿，手足煩熱，四肢不
> 仁，食飲損少……鐘乳、白石英、海蛤、赤石脂、防風……
> 五石烏頭丸：治男子五勞七傷……婦人產後惡血不盡，腹內堅
> 強，諸勞少氣，百病間發，或時陰腫，或即脫肛，及下出疼痛方。⑤

類似的例子頗多，不一一列舉。顯然，這裡強調性別的差異主要是著
眼於丹方治療方面的效果，並非針對基於服食長生者而言。醫藥與服食之
間雖然出發點並不同，但卻有著密切的關係，絕大多數用於服食的藥餌本
身亦被醫家用來療疾，藥性對於男女的不同症狀本就會有所區別，而作為

① 張繼禹：《中華道藏（第十八冊）》，北京：華夏出版社 2004 年版，第 153
頁。
② 張繼禹：《中華道藏（第十八冊）》，第 57 頁。
③ 陶秉福：《女丹集萃》，北京：北京師範大學出版社 1989 年版，第 53 頁。
④ 丹波康賴：《醫心方》，第 413 頁。
⑤ 張印生等：《孫思邈醫學全書》，第 844 頁。

服食養生的手段而言，並未有所區別。

有趣的是，在服食過程的具體操作上有時會出現男女的差異，如《千金翼方》卷十三"辟穀"中提到"服水大例法"時則明確提出了男女服食的差異:

> 凡服水訖，男先舉左足，向陽左行。女先舉右足，向陰右行。男奇女偶。①

雖然《千金翼方》中並未交代清楚男女有此差異的原因，但是從這段描述中不難看出，這顯然是男陽女陰、左陽右陰觀念下的產物。陰陽觀念所引發的男女修行的差別在後世的內丹修煉中更為明顯，如道教修行中內視秘觀的"存想"法也有性別的區分，該法男女均可，但"就其物件和過程而言，男女雙方對存想的施行又有各自的特點，《登真隱訣》卷上《九宮》:若男人守雌亦為雌形，女子守雄，則猶雄狀。"②

不止服食的規則中有這樣的差異，而且在服食後遺症的治療上，也有男女不同的記載，如《醫心方》中描述服食鐘乳後的"服發動對治法":

> 房室損乳者，必需閉氣調之一日一夜，又須牛羊骨煎作羹食之。男患之令婦人捼搦身體，女患令男人夫捼搦，必不得更犯。如此調之三日三夜，自然覺健。③

服食鐘乳之後，若房事不節引發某些症狀的話，則需要進行一些按摩，這裡強調男患則令女人按摩，女患則令男人按摩，雖然並未交代何以有這樣的差異，但是推測其意，似乎是涉及房事，夫婦之間較為方便而已，但亦不排除是為了尋求陰陽的平和。

服食活動中，還有一些涉及女性的禁忌，如《抱朴子・金丹》記載合丹藥的禁忌時說:"今之醫家，每合好藥好膏，皆不欲令雞、犬、小

---

① 張印生等:《孫思邈醫學全書》，第 739 頁。
② 詹石窗:《道教與女性》，北京:宗教文化出版社 2010 年版，第 139 頁。
③ 丹波康賴:《醫心方》，第 411 頁。

兒、婦人見之。若被諸物犯之，用便無驗。……況神仙大藥乎？"顯然，在葛洪看來，醫家普通的合藥均有包括婦女在內的多種禁忌，那麼"神仙大藥"之禁忌顯然只能更為嚴格。如《聖濟總錄》卷一百九十八"神仙服餌門"收錄的"輕身不老明耳目強力大茯苓丸方"便明確說，合藥時"於空室中，衣服潔淨，不得令雞犬婦人孝子見之。"又如《醫心方·服丹禁忌》引《招魂丹方》雲："凡有一切喪孝亡死之家，產婦淹穢之處，從始至末，並須慎忌。"① 《千金翼方·服水禁忌法》記載："凡服水，禁……又不得至喪孝產乳之家。世間之法……產婦觸……皆當慎之。"② 約成書於南北朝的《太極真人九轉還丹經要訣》中提及"黃帝四扇散"的煉製過程時明確說："盛以密器中，勿令女子、六畜、諸殗穢者見之。"實際上，所謂"黃帝四扇散"按照書中的說法，還只是在正式服食丹藥之前的準備性服食，目的是祛除身體的舊有疾病。但已經將"女子"與"六畜"以及污穢之物並列，女性的地位可想而知了。不過，這些禁忌似乎並不構成女性服食的障礙，因為這種禁忌似乎多存在於合藥、煉藥過程中，③ 而對於煉製完成的丹藥則似乎並無這麼多禁忌。

　　綜上所述，可以看出，在服食中確實有性別意識的存在，但是這種性別意識的影響只存在於服食的技術層面，對於服食後的效果並無實質性的影響。這其實並不難理解，因為服食之風雖在社會上風靡良久，但其思想基礎的建立與理論上的探討主要是由道教中人來進行的，可說受道教思想所支配。而在道家的意識中，丹藥的效果是遍及一切生命體的，如《九鼎丹隱文訣》說："故鳥得之為鳳，獸得之為麟，蛇得之為龍，鬼得之為神，女得之為玉女，男得之為仙也。"④ 《黃帝九鼎神丹經訣卷一》："神藥成，便為真人，上天入淵，變化恍惚，可以舉家皆仙，何但一身。"⑤ 《大道論》："修身之事，不拘男女，此金丹大藥隨愚昧野人得之立登仙

---

① 丹波康賴：《醫心方》，第 407 頁。
② 張印生等：《孫思邈醫學全書》，第 739 頁。
③ 詳可參見李貞德《危險卻有效——製藥過程中的女性身體》的探討，收錄於《女人的中國醫療史》，台北：三民書局 2008 年版。
④ 張繼禹：《中華道藏（第十八冊）》，第 143—144 頁。
⑤ 張繼禹：《中華道藏（第十八冊）》，第 77 頁。

位。"① 可見,服食的效果的關鍵並不在於性別的差異,也不在於人的智力高低,甚至也不苛求必須是人的形體,只需吞服"仙藥",皆能有所成。這或許就是它在歷史上能夠產生如此巨大吸引力的緣故吧!

# 結　語

與男性相比,女性在漢唐之間服食活動中的活躍度顯然遠為遜色,文獻記載也極為貧乏與零散,但這種反差的造成並非出於生理與身體的差異,而是因為介於養生與求仙之間的服食活動與傳統社會對女性倫理方面的設置與要求不符,而且活動本身亦需要多方面的條件,而在男性當權的社會中,女性要想獲得相關資源則面臨著重重阻礙,比之男性自然也就有了更多的限制和約束。

就服食而言,女性在其中的身影固然不夠清晰,但參與程度卻頗廣。不論是在自然界中尋求草木藥、礦物金石等服食藥餌,還是人工煉製丹藥的服食,乃至於服氣、服霧等,均可見到女性的存在與參與。就服食身體觀念而言,並沒有證據表明生理上的性別差異會導致服食效果的差異,事實上,在道教的服食理念中,決定服食效果的並不是服食者,甚至可以說與服食者無關,而只是在於仙藥的靈驗與否。顯然,與後世內丹修煉中女丹所體現的性別意識相比,在服食盛行的漢唐之間,身體的性別觀念仍然尚處於混沌時期。

[章原,上海中醫藥大學中醫藥文化研究與傳播中心副研究員]

---

① 　李素平:《女神女丹女道》,第 212 頁。

# 古籍中的預斷胎兒性別方法舉隅

丁　媛　張如青

**摘　要**　我國自古就流傳著形形色色預斷胎兒性別的方法，包括占卜、推算時間、判斷方位、脈診等。其絕大多數是遵循古代陰陽學說：陽為男，陰為女。古人之所以有著諸多辨胎兒男女之法，主要是因為在父系社會中強烈的求男意識。

**關鍵詞**　胎兒性別　辨別　古代

生育自古被視為一件要事，孟子曰："不孝有三，無後為大。"（《孟子·離婁上》）從原始社會的生殖崇拜到現代社會的人工授精，都是出於人類繁衍的需要。而婦人十月懷胎充滿著神秘和未知，從古至今許多人都希望盡早得知胎兒的性別、健康，甚至是將來的命運。今人可以通過各種科技手段來幫助判斷胎兒的性別和健康，而古人也有著形形色色的判斷方法。本文就傳世文獻和出土文獻中有關辨別胎兒性別的方法進行分類和舉例。

## 一　占卜

古人常以占卜來預測和判斷胎兒性別甚至是孩子將來的命運，例如《左傳·閔公二年》：

> 成季之將生也，桓公使卜楚丘之父卜之。曰："男也。其名曰

友，在公之右；間於兩社，為公室輔。"①

古人認為夢是人神溝通的一種管道，夢境對未來具有預測作用。胎夢通常指備孕婦女或者孕婦所做有關胎孕的夢，有的則是由其親友代其做的夢。胎夢有的暗示胎兒的性別，有的還預測胎兒未來命運。例如《詩·小雅·斯干》：

> 乃寢乃興，乃占我夢。……大人占之："維熊維羆，男子之祥；維虺維蛇，女子之祥。"箋云：大人占之，謂以聖人占夢之法占之也。熊羆在山，陽之祥也，故為生男。虺蛇穴處，陰之祥也，故為生女。②

易卜是通過《易經》進行占卜，是保存較為完整的古占卜術，主要根據《周易》的卦圖、卦辭、爻辭來預測求卜之事。若是卜得乾坎艮震四陽卦，其所懷為男胎；若是巽離坤兌四陰卦，其所懷為女胎。例如《萬病回春·求嗣》：

> 畫八卦算生男女訣：父母之年上下舉，坐胎之月為中主；乾坎艮震定是男，巽離坤兌決是女。算男卻生女，三六九歲死；算女卻生男，終久鬼來纏。若是正胎者，壽考不須言。③

式，又作"栻"，是古代糅合陰陽五行與天文曆法，用於占驗的一種工具。《唐六典》卷十四大卜署載："凡式占辨三式之同異。"注："一曰雷公式；二曰太一式，並禁私家畜；三曰六壬式，士庶通用之。"④ 六壬

---

① 《十三經註疏》整理委員會整理：《毛詩正義》，北京：北京大學出版社 2000 年版，第 353—354 頁。

② 《十三經註疏》整理委員會整理：《毛詩正義》，第 805—806 頁。

③ 李世華、王育學：《龔廷賢醫學全書》，北京：中國中醫藥出版社 1999 年版，第 390—391 頁。

④ 李林甫等：《唐六典》，北京：中華書局 1992 年版，第 413 頁。

式由來甚古，《吳越春秋》《越絕書》中已有相關記載，安徽阜陽雙古堆 M1 漢墓就出土了一個六壬式盤。六壬占法主要依據陰陽五行學說，共 720 課，一般總括為 64 誤體，以占卜人事著稱。六壬占法較為繁複，以 六壬占孕男女法主要是根據陽神為男，陰神為女。例如《醫心方》卷廿 四《知胎中男女法第三》：

占孕男女法：說云：以傳送①加夫本命②，見婦遊年③上，得陽 神為男，得陰神為女。一云：天罡天後④加母年上，或酉臨陽辰，或 功曹臨陽，或干有氣，或時與日比，或陽神臨日者，必為男；或功曹 臨陰辰，支有氣，皆為女。一云：用得青龍太裳，子多為男；或得天 後太陽（陰），子多為女。一云：常以傳送加婦人本命，年在陽神下 為男，年在陰神下為女。……一云：騰蛇、朱雀、青龍、勾陳、玄 武、白虎，加日辰皆為男。六合、天官（空）、大陰、天後、大裳， 加日辰皆為女。⑤

數占是以數字進行占卜的方法。用來占卜胎兒性別的占法，主要是以 49 加上難月⑥的月份，再減去孕婦懷孕當年的歲數。然後再將所得之數分 別除以 1、2、3、4、5、6、7、8、9。最後將所有未除盡的餘數相加，餘 數之和若是奇數即男胎，偶數為女胎。例如《孫子算經》卷下：

今有孕婦，行年二十九歲。難九月，未知所生？答曰：生男。術 曰：置四十九加難月，減行年，所餘以天除一，地除二，人除三，四

---

①　傳送：六壬十二神名。十二神：登明、河魁、從魁、傳送、小吉、勝光、太 乙、天罡、太沖、功曹、大吉、神後。

②　本命：星命家語。指人生年干支。

③　遊年：星命家語。指人某歲遊於八卦某宮。

④　天後：六壬十二將名。十二將分別是：貴人、騰蛇、朱雀、六合、勾陳、青 龍、天空、白虎、太常、玄武、太陰、天後。

⑤　高文柱校注：《醫心方》，北京：華夏出版社 2011 年版，第 485 頁。

⑥　敦煌文獻中有許多"难月文"，是臨產之前的祈愿之文，难月疑為分娩所在 的月份。

時除四，五行除五，六律除六，七星除七，八風除八，九州除九。其不盡者，奇則為男，耦則為女。①

上文具體計算過程是：49 + 9 − 29 = 29。然後以 29 分別除以 1、2、3、4、5、6、7、8、9，其餘數分別是 0、1、2、1、4、5、1、5、2，餘數之和為 21，是奇數，故為男胎。在敦煌文獻 P. 2859《五兆要決略》和《醫心方》卷廿四《知胎中男女法第三》中都有類似記載，只是計算方法略有不同，如：

先下卌九運算元，後加婦人所授受胎月數。假令正月胎，至三月下運算元。先與婦人年歲除，除天除一，十亦不錯，在地除二，人除三，四時除四，五行除五，六律除六，七星除七，八風除八，九宮除九。如無八、九可。除餘，有只生男，雙生前□女，依大吉。②

欲知男女演算法，先下夫年，次下婦年，仍下胎月，正月胎下算十二月，並取十二月算合數。仍除天一，又除地二，又除人三，又除四時四，又除五行五，又除六律六，又除七星七，又除八風八，又除九章九，算只（單）即男，偶即女，萬無參差。③

## 二 推算時間

天水放馬灘秦簡《日書》甲種和乙種都有"生男女"一章，內容相同，主要是根據出生日之時段來預測胎兒的男女性別。與常見的十二時制計時方法不同，《日書》"生男女"一章採用的是十六時制，有學者研究認為，《日書》所反映的十六個時段很可能會隨著晝夜長短的變化進行縮

---

① 李淳風等注釋：《孫子算經》，《續修四庫全書》，上海：上海古籍出版社2002 年影印本，子部，第 1041 冊，第 594 頁。

② 上海古籍出版社、法國國家圖書館編：《法藏敦煌西域文獻》，上海：上海古籍出版社 2001 年版，第 19 冊，第 152 頁。

③ 高文柱校注：《醫心方》，第 485 頁。

減。① 出生男女比例基本上是一男一女，如：

> 平旦生女，日出生男，夙食②女，莫食③男，日中女，日過中
> 男，日則（側）女，日下則（側）④ 男，日未入女，日入男，昏女，
> 夜莫（暮）男，夜未中女，夜中男，夜過中女，雞鳴男。⑤

古人認為胎兒的性別與夫妻交合的時間有密切聯繫，這在出土馬王堆
帛書《胎產書》和傳世文獻《外臺秘要》卷三十三《男女受胎時日法》
中都有記載：

> 月朔巳去汁□，三日中從之，有子。其一日南（男），其二日女
> 毆（也）。⑥
> 凡男女受胎，皆以婦人經絕一日、三日、五日為男，仍遇月宿在
> 貴宿日，又以夜半後生氣時瀉精者，有子皆男，必壽而賢明高爵也。
> 若以經絕後二日、四日、六日瀉精者，有子皆女。過六日皆不
> 成子。⑦

帛書《胎產書》認為女子月經去盡後的三天，與男子交合就能懷孕，
第一日交合為男胎，第二日為女胎。現代醫學理論認為婦女在排卵期
（下次月經來潮前 14 日左右）與男子交媾容易受孕。帛書所述時間雖然
與現代認識不合，但已明確男女交合須避開經期，更可貴的是，已經認識
到受孕時間與月經週期有密切關係，從中可以看出古人企圖通過擇時受孕

---

① 尚民傑：《從〈日書〉看十六時制》，《文博》1996 年第 4 期。

② 夙食：时段名，或即 "蚤食"。

③ 莫食：時段名，在此應該也是指早飯的時間，不能釋為 "暮食"。

④ 日下側：是指太阳位置比 "日側" 更偏下的一段時間。

⑤ 张德芳、孫占宇：《天水放馬灘秦簡集釋》，蘭州：甘肅文化出版社 2013 年
版，第 162 頁。

⑥ 裘錫圭主編：《長沙馬王堆漢墓簡帛集成》，北京：中華書局 2014 年版，第 6
冊，第 93 頁。

⑦ 高文柱：《外臺秘要方校注》，北京：學苑出版社 2011 年版，第 1172 頁。

來獲得理想後代的思想。《外台秘要》認為，經淨後一、三、五日交者為男，二、四、六日交者為女，過六日交者不成子。此法鑒別男女主要源於古代陰陽學說，奇屬陽，男為陽；偶屬陰，女為陰。

此外，認為胎兒的性別與孕婦受孕的月份，以及孕婦年齡相關，如《萬病回春》卷六《求嗣》：

> 凡女人生長十三歲為始，至四十九歲為終。五十歲生者，四十九歲受胎來也。每年十二月，有生男生女之月不同。按婦歲數有三十七圖交合，可揀生男之月，以待婦人經水來時，有兩日半淨者、三日淨者，亦有女人血旺氣盛六七日淨者，不可拘定。……或揀生女月交合卻生男、揀生男月交合卻生女，何也？蓋陰陽運會之差，以致胎氣之錯。①

上文認為一年十二月可分男月、女月，但男女月並不是固定的月份，而是根據婦人年齡來確定。婦人的生育年齡從十三歲至四十九歲，所以有三十七幅規定男女月的圖。此法就是民間所流傳的"清宮圖"，根據受孕時間（農曆月份），再結合孕婦的年齡（虛歲）來判斷胎兒性別。

古人認為男胎較女胎成熟更早，故胎動有早晚之分，如《景嶽全書·婦人規上·胎孕類·胎脈》：

> 是以胎有男女，則成有遲速，體有陰陽，則懷有向背，故男動在三月，陽性早也；女動在五月，陰性遲也。②

## 三　判斷方位

古人認為婦人子宮有一穴位，左側為男，右側為女。左為陽，右為陰，故男左女右。交合後婦人左側臥位，則精液會聚集在左側作用於左側

---

① 李世華、王育學：《龔廷賢醫學全書》，第 390—391 頁。
② 張介賓：《景嶽全書》（上冊），上海：第二軍醫大學出版社 2006 年版，第797 頁。

穴位，那麼就會懷男胎；而如果右側臥位，則懷女胎。例如《萬病回春》卷六《求嗣》：

> 殊不知子宮有一穴，男在左穴，女在右穴。入爐偏於左，施精亦在於左。交合畢，令女人穩睡，勿動，屈左足而左側臥者，男胎多成；若屈右足而右側臥，而女胎多成。①

古人認為男胎位於孕婦子宮左側，女胎位於右側，如敦煌文獻 S. 2073《廬山遠公話》：

> 生苦者，生身讬（托）母蔭在胎中，臨月之間，由如蘇酪。九十日內，然可成形，男在阿孃（娘）左邊，女在阿孃（娘）右脅，貼著俯近心肝，稟氣成形，乃受諸苦，賢愚一等，貴賤亦同。②

《三國志·魏書·方技傳》中有一則華佗治療孕婦小產的醫案，還印證了胎兒位置男左女右的說法：

> 故甘陵相夫人有娠六月，腹痛不安，佗視脈，曰：“胎已死矣。”使人手摸知所在，在左則男，在右則女。人云“在左”，於是為湯下之，果男形，即愈。③

胎兒在子宮的體位除了左右不同之外，還有伏和仰之不同，伏向內屬陽，所懷為男胎；仰向外屬陰，所懷為女胎。例如敦煌文獻 P. 2859《五兆要決略》：

> 男懷胎伏向內，女懷胎則向外。昂休（伏），休（伏）而為陽；

---

① 李世華、王育學：《龔廷賢醫學全書》，第 390—391 頁。

② 中國社會科學院歷史研究所等：《英藏敦煌西域文獻（漢文佛經以外部份）》，成都：四川人民出版社 1994 年版，第 3 卷，第 269 頁。

③ 陳壽：《三國志》，北京：中華書局 1964 年版，第 799 頁。

女仰，仰而為陽（陰）。①

《褚氏遺書・受形》對男女胎的伏仰體位有一番解釋：

　　陽氣聚面，故男子面重，溺死者必伏；陰氣聚背，故女子背重，
溺死者必仰。②

《景嶽全書・婦人規上・胎孕類・胎脈》和《醫宗金鑒・婦科心法要
訣・嗣育門・胎男女辨》也有類似說法，只是不用伏仰，而是面向或背
對母體而言，且根據孕婦腹部之形狀、軟硬來判斷胎兒之體位：

　　女胎背母而懷，故母之腹軟；男胎面母而懷，故母之腹硬。③
　　上小下大女腹箕，中正圓高男腹釜。……注：上小下大，如箕之
形，蓋以女胎面向母腹，其足膝抵腹，故有是形也。中正圓高，如釜
之形，蓋以男胎面向母背，則背脊抵腹，故有是形也。④

古人以胎兒"男左女右"的位置特點，認為孕婦的某些反應也隨之
呈現出相應的特點，如《脈經》卷九《平妊娠分別男女將產諸證第一》：

　　遣妊娠人面南行，還複呼之，左回首者是男，右回首者是女也。
　　又法：看上圊時，夫從後急呼之，左回首是男，右回首是女也。⑤

明代汪機對上文之原理進行了分析："蓋男受胎于左子宮，女受胎於
右子宮。男胎在左則左重，故回首時慎護重處而就左也；女胎在右則右

　　①　上海古籍出版社、法國國家圖書館編：《法藏敦煌西域文獻》第 19 冊，第
152 頁。
　　②　侯中原：《褚澄與褚氏遺書》，香港：香港天馬圖書有限公司 2010 年版，第
8—9 頁。
　　③　張介賓：《景嶽全書》（上冊），第 797 頁。
　　④　吳謙：《醫宗金鑒》，北京：人民衛生出版社 2007 年版，第 1185 頁。
　　⑤　賈君、郭君雙整理：《脈經》，北京：人民衛生出版社 2007 年版，第 174 頁。

重，故回首時慎護重處而就右也。"①

# 四　脈診

中醫診斷有四診——望、聞、問、切，其中"切"即脈診，脈診在我國有著悠久的歷史，古代醫家在長期臨床實踐中有許多經驗總結。其中，就有不少關於孕婦所懷胎兒性別的脈診經驗，如《脈經》卷九《平妊娠分別男女將產諸證第一》：

> 婦人妊娠四月，欲知男女法：左疾為男，右疾為女，俱疾為生二子。又法：得太陰脈為男，得太陽脈為女。太陰脈沉，太陽脈浮。又法：左手沉實為男，右手浮大為女。左右手俱沉實，猥生二男；左右手俱浮大，猥生二女。又法：尺脈左偏大為男，右偏大為女，左右俱大產二子。大者如實狀。又法：左右尺俱浮，為產二男，不爾則女作男生。左右尺俱沉，為產二女，不爾則男作女生也。②

古人認為妊娠三月以內男女未分，所以妊娠四月才能從脈診上判斷胎兒性別。但有著多重的判斷標準，有的是遵循"男左女右"，有的則是根據脈象的特點。汪機認為："胎在左則氣血護胎而盛於左，故脈亦從之，而左疾為男，左大為男也；胎在右則血氣護胎而盛於右，故脈亦從之，而右疾為女，右大為女也。"③ 明·張介賓則摒棄了《脈經》之"男左女右"的判斷標準，而以八卦中的坎、離之象來類比脈象之沉實、浮虛："凡辨男女之法，自古及今，無不以陰陽二字為綱領，然言多矛盾，悉屬疑似，茲余以坎離之象定之，庶得其要。蓋坎為天一之卦，坎中滿，陽在內也；離為地二之卦，離中虛，陰在內也。得坎象者為男，得離象者為

---

①　高爾鑫：《汪石山醫學全書》，北京：中國中醫藥出版社 1999 年版，第 571 頁。

②　賈君、郭君雙整理：《脈經》，第 173—174 頁。

③　高爾鑫：《汪石山醫學全書》，第 571 頁。

女。所以男脈多沉實，沉實者，中滿之象；女脈多浮虛，浮虛者，中虛之象。"①

# 五　催產方

古代剖宮產技術不發達，因難產導致產婦和嬰兒的死亡率很高。古時婦人生產如過鬼門關，所以當時流傳著許多催產方。古人認為通過婦人所使用的催產方也能判斷胎兒的性別，主要根據男左女右和男單女雙的原則，如《本草綱目》卷三十八引《胎產方》：

產婦催生：路旁破草鞋一隻，洗淨燒灰，酒服二錢。如得左足生男，右足生女，覆者兒死，側者有驚，自然之理也。②

又如《益世經驗良方·女科·治婦人難產門》：

治難產方：即取土蜂幾窠土，將滾水泡湯飲之即下。如取窠土時，逢單眼生男，逢雙眼生女。經驗良方。③

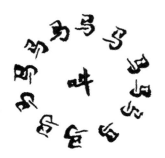

又如《厘正按摩要術·立法·咒法》：

監生之神，衛生之靈，脫骨成胎，化骨成形。骨速開，骨速開，勿傷母命，勿損子胎，敬請九老仙子君，日月光明普照生。吾奉太上老君急急如律令。催生神咒 按：是咒虔誠默誦三遍，

---

①　張介賓：《景嶽全書》（上冊），上海：第二軍醫大學出版社 2006 年版，第 797 頁。

②　李時珍：《本草綱目》，北京：人民衛生出版社 2007 年版，第 2191 頁。

③　邱金鱗等：《明清驗方三種》，北京：中國中醫藥出版社 1995 年版，第 135 頁。

畫對太陽，夜對燈光，衣冠正揖，另用黃紙一條，持硃砂新筆，於紙中間寫一吽字，頂上寫馬，挨次順寫，圓圈合縫。切勿潦草，寫畢付產婦親人，用溫水一盞，持符於燭上焚化，入水中，令產婦服下即產，兼能保胎，並下死胎。且寫符時，便知生男生女，以寫馬字合縫，數雙生女，數單生男，以無心寫之最為應驗。①

# 六　宗教祈求

敦煌第 420 窟窟頂東坡整壁繪《觀世音菩薩普門品》中有滿足二求（求男得男，求女得女）內容的描繪。② 與壁畫內容對應的經文是鳩摩羅什譯《妙法蓮華經》卷七《觀世音菩薩普門品》：

若有女人，設欲求男，禮拜供養觀世音菩薩，便生福德智慧之男。設欲求女，便生端正有相之女，宿殖德本，眾人愛敬。③

# 結　語

以上種種辨別胎兒性別的方法，其絕大多數是遵循古代陰陽學說和"男左女右"之習俗。古代陰陽學說認為：凡徵兆屬陽皆為男，屬陰則為女。例如，男奇女偶；男單女雙；男對應陽獸熊羆，女對應陰獸虺蛇；男對應乾坎艮震四陽卦，女對應巽離坤兌四陰卦等。這些辨別胎兒性別的方法大多不具有科學內涵和機制，在今人看來屬無稽之談，卻延續千年，有的方法至今仍在民間廣為流傳。這主要是因為父系社會中強烈的求男意識，導致性別歧視。例如司馬光《書儀·婚儀上》載："世俗生男則喜，

① 張振鋆：《厘正按摩要術》，北京：人民衛生出版社 1990 年版，第 56 頁。
② 賀世哲：《敦煌壁畫中的法華經變》，敦煌研究院編：《敦煌研究文集：敦煌石窟經變篇》，蘭州：甘肅民族出版社 2000 年版，第 137 頁。
③ 高楠順次郎編：《大正新修大藏經》第 9 冊，第 57 頁。

生女則戚,至有不舉其女者。"① 古時民間常有溺女的陋俗,《顏氏家訓·治家第五》也載:"若生女者,輒持將去;母隨號泣,使人不忍聞也。"② 於是人們以各種方法和手段對胎兒的性別進行分辨,甚者試圖干預胎兒的性別。未受孕時,通過選擇時間和體位,宗教祈禱等方法懷上男胎。受孕之後,除了通過各種方法盡早知曉胎兒的性別之外,古人還認為懷胎三月以內,胎兒性別未分,可以通過"外象內感"改變胎兒性別。例如,馬王堆帛書《胎產書》第4—6行記載:"三月始脂,果隋(蓏)宵(肖)效,當是之時,未有定義(儀),見物而化……若(?)欲產男,置弧矢,【射】雄雉,乘牡馬,䏏(觀)牡虎;欲產女,佩簪(簪)耳(珥),呻(紳)朱(珠)子,是謂內象成子。"③《諸病源候論》卷四十一、《備急千金要方》卷二等古醫籍中也有類似記載。《備急千金要方》卷二和《醫心方》卷二十四等書還載有轉女為男的藥方和巫方。其原理大多遵循陰陽學說,孕婦多佩戴或食用陽性之物,可以扶陽抑陰,令胎兒朝男性的方向生長發育。雖說重男輕女的思想廣泛影響著古代各個階層,但古人也並不是一味求男,當男嗣太多時也希望有女兒,可以兒女雙全。例如,馬王堆帛書《胎產書》第18行載:"字而多男毋(無)女者而欲女,後□□□□包(胞)狸(埋)陰垣下。"④

[丁媛,上海中醫藥大學中醫文獻研究所副教授;張如青,上海中醫藥大學中醫文獻研究所教授]

---

① 司馬光:《司馬氏書儀》,《叢書集成初編》第1040冊,北京:中華書局1985年版,第33頁。
② 檀作文譯注:《顏氏家訓》,北京:中華書局2007年版,第40頁。
③ 裘錫圭主編:《長沙馬王堆漢墓簡帛集成》第6冊,第93頁。
④ 裘錫圭主編:《長沙馬王堆漢墓簡帛集成》第6冊,第96頁。

# 《詩經》與本草名物研究關係略論

李　科

**摘　要**　《詩經》名物研究與本草名物研究在内容上互相重合。雖然二者學術源流各異，但是通過訓詁學、博物學逐漸出現本草名物研究對《詩經》名物研究成果的大量採用和引述，同時也通過訓詁學、博物學在一定程度上反過來影響《詩經》名物研究。類書匯集《詩經》與本草名物研究的成果於一處，對於二者研究成果的交流與融通起了重要作用。本草本身的儒化使其在充分吸收訓詁學、博物學以及經傳百家成果的基礎上排斥仙道不經之說後，在名物考證方面的水平大大提高，甚至遠超過同時期《詩經》名物研究的水平。在這種情況之下，以鄭樵爲代表的儒家學者在研究《詩經》名物的同時，注意到了本草名物研究的重要價值，并加以大量引用。後歷宋、元、明、清，《詩經》名物研究方面採錄本草名物研究的内容甚眾，並且大大推動了《詩經》名物研究的精細化。同時，也使得《詩經》名物研究離《詩經》之本旨更遠，甚至名物研究本身已經無關乎《詩》義。

**關鍵詞**　詩經　本草　名物　訓詁　博物學

# 引　論

名物研究，是歷代《詩經》研究中的重要内容。自《論語·陽貨》記載了孔子關於學《詩》可以"多識於鳥獸草木之名"① 的言論之後，歷代學者在研究解釋《詩經》時即有意識地注意到《詩經》的名物。以《詩經》本身特點而言，《詩》之作者往往託名物以爲比興。因此，解釋名物是理解《詩》義所必須要越過的障礙。② 所以《朱子語類》卷八一載朱子之言曰："解《詩》，如抱橋柱浴水一般，終是離脫不得鳥獸草木。"③清納蘭性德《通志堂集》卷一一《毛詩名物解序》亦云："六經名物之多，無踰於《詩》者。自天文、地理（筆者按：原誤作'里'）、宮室、器用、山川、草木、鳥獸、魚蟲，靡一不具。學者非多識博聞，則無以通《詩》人之旨意，而得其比興之所在。"④ 戴震：《戴東原集》卷九《與是仲明論學書》亦云："不知鳥、獸、蟲、魚、草、木之狀類名號，則比興之意乖。"⑤ 由此可見，瞭解《詩》之名物，對於理解《詩》之比興以及更深入理解《詩》旨至關重要，正如宋蔡卞《毛詩名物解》卷一七所言

---

① （魏）何晏集解，（宋）邢昺疏：《論語注疏》卷一七，（清）阮元校刻：《十三經注疏（附校勘記）》下冊，北京：中華書局1980年影印世界書局縮印本，第2525頁中。

② 按，關於此，鄭樵有比較詳細的論述，其《昆蟲草木略序》云："夫《詩》之本在聲，而聲之本在興，鳥獸草木乃發興之本，漢儒之言《詩》者，既不論聲，又不知興，故鳥獸草木之學廢矣。若曰'關關雎鳩，在河之洲'，不識雎鳩，則安知河洲之趣與關關之聲乎？凡鳸鶩之類，其喙褊者，則其聲關關；雞雉之類，其喙銳者，則其聲鷕鷕，此天籟也。關鳩之喙似凫鴈，故其聲如是，又得水邊之趣也。《小雅》曰'呦呦鹿鳴，食野之苹'，不識鹿，則安知食苹之趣與呦呦之聲乎？凡牛羊之屬，有角無齒者，則其聲呦呦；駞馬之屬，有齒無角者，則其聲蕭蕭，此亦天籟也。鹿之喙似牛羊，故其聲如是，又得蔓蒿之趣也。使不識鳥獸之情狀，則安知詩人'關關'、'呦呦'之興乎？若曰'有敦瓜苦，蒸在栗薪'者，謂瓜苦引蔓於離落間，而有敦然之繫焉。若曰'桑之未落，其葉沃若'者，謂桑葉最茂，雖未落之時而有沃若之澤。使不識草木之精神，則安知詩人'敦然'、'沃若'之興乎？"見（宋）鄭樵《通志》卷七五，中華書局1987年版，第1冊，志第865頁。

③ （宋）黎靖德：《朱子語類》卷八一，北京：中華書局1986年版，第6冊，第2096頁。

④ （清）納蘭性德：《通志堂集》卷一一，《四庫存目叢書》集部第247冊，濟南：齊魯書社1997年版，第332頁下。

⑤ （清）戴震：《戴東原集》卷九，《續修四庫全書》第1434冊，上海：上海古籍出版社1995年版，第520頁下—521頁上。

"聖人言《詩》而終於鳥、獸、草、木之名，蓋學《詩》者始乎此。"①

　　《詩經》之名物研究，有廣義與狹義之分。所謂狹義的《詩經》名物，就是指的草、木、鳥、獸、蟲、魚等，其直接來源於《論語·陽貨》中孔子之言，也是後世研究《詩經》名物的主流。究其原因，不僅僅是孔子"多識"之教，而且還因爲草、木、鳥、獸、蟲、魚多爲《詩經》比興之所寄。所謂廣義的《詩經》名物，如納蘭性德所言包括天文、地理、宮室、器用、山川、草木、鳥獸、魚蟲等各方面的內容。廣義的《詩經》名物，除了草、木、鳥、獸、蟲、魚等直接爲《詩》比興所寄之物外，其他如天文、地理、宮室、器用、山川往往與當時宗教信仰、地理山川、禮樂制度、日常生活有關，雖非《詩》之比興所寄，然亦是理解研究《詩經》所必需的。尤其是在去古既遠之後，這些天文、地理、宮室、器用、山川是研究《詩經》以及《詩經》所反映的古史所當措意之處。故後世日漸爲學者所重視，尤其是清代學者，多所考證。至於拙文所探討的《詩經》名物主要指狹義的方面，即草、木、鳥、獸等方面。

　　《詩經》名物研究，起源甚早，漢初三家《詩》說既有不少關於名物之訓釋。其後《詩》之毛《傳》與鄭《箋》，其中亦多訓釋名物。約成書於漢初之《爾雅》，共十九篇，其中除《釋詁》、《釋言》、《釋訓》三篇外，其餘《釋親》、《釋宮》、《釋器》、《釋樂》、《釋天》、《釋地》、《釋丘》、《釋山》、《釋水》、《釋草》、《釋木》、《釋蟲》、《釋魚》、《釋鳥》、《釋獸》、《釋畜》，凡十六篇，解釋各類名物，其中多爲《詩》之名物。然三家《詩》說、毛《傳》、鄭《箋》、《爾雅》對於名物，皆是隨文訓釋，並無煩瑣考證，且不僅釋草、木、鳥、獸之屬，其他如天文、地理、宮室、器用、山川等亦隨文訓釋。此時之《詩經》名物研究，可以歸入訓詁學，尚未獨立發展。蓋漢初三家《詩》，未倡比興之說，不必斤斤計較於草木鳥獸之間，且去古未遠，經師口耳相傳，《詩》之名物，多所熟悉，唯隨文訓釋耳。及毛《詩》興起後，倡爲比興之說，多揣意於草木鳥獸之名，然距《詩》之時代較近，於其名物，大體皆明，但施訓詁，無煩考證。然至漢末，儒者於《詩》之名物，間有不明，康成箋《詩》，附會比興，穿鑿名物，多見於篇。其後，學者因不明《詩》之名物，轉而考證其詳，故有陸璣《毛詩草木鳥獸蟲魚疏》之屬。其後去古愈遠，而《詩經》名物考證愈

---

① （宋）蔡卞：《毛詩名物解》卷一七，《通志堂經解》第 7 冊，揚州：江蘇廣陵古籍刻印社 1996 年版，第 544 頁中。

繁，逐漸成爲專門之學，亦逐漸離《詩》之本旨更遠。

《詩經》名物研究成爲專門之學後，不少研究《詩經》名物之作，逐漸脫離《詩》義，而專事名物考證。這一類考證與以《爾雅》、《釋名》、《廣雅》爲代表之雅書，以《博物志》爲代表之博物學著述以及與以《神農本草經》爲經典文本的本草名物考證都產生了密切的關係。彼此引證、糾駁，內容多所交叉。拙文即打算對《詩經》名物研究與本草名物研究之間的關係以及這種關係形成的過程及相關機制進行分析考證，以期梳理出二者之間的關係及產生這種關係之原因與機制。

# 一　彼此獨立的體系與相互重合的研究內容

## （一）獨立之體系

《詩經》名物研究與本草名物研究，原本屬於各自獨立的學術體系。《詩經》名物研究出於《詩經》。漢代立於學官的三家《詩》和民間流傳的毛《詩》，雖然彼此師法家法各有差異，官學私學又復有殊，但是皆屬於五經體系，在《漢書·藝文志》中屬於《六藝略》，所研究的是經書中的聖人之教、先王之道，所以施用的領域是治國安邦，所謂“古有採詩之官，王者所以觀風俗，知得失，自考正”[1] 是也。而本草之學，[2] 本爲中國傳統醫

---

① （漢）班固撰，（唐）顏師古注：《漢書》卷三〇，北京：中華書局 1962 年版，第 6 冊，第 1708 頁。

② 按，本草之學以《神農本草經》爲經典文本，雖然《神農本草經》於《漢志》無載，而其成書又難以考訂，但本草之學，其起源當甚早。《周禮·天官事塚宰下》有“醫師”、“食醫”、“瘍醫”、“獸醫”諸職，其中“醫師掌醫之政令，聚毒藥以共醫事。”鄭注：“毒藥，藥之辛苦者。藥之物，恒多毒。”（漢鄭玄注，唐賈公彥疏：《周禮注疏》卷五，清阮元校刻：《十三經注疏》，上冊，第 666 頁下）既然醫師聚藥以供醫事，而藥多毒，則必辨其性狀、藥理，則本草之學已含在其中矣。又《漢書》有“本草”之稱，《漢書》卷一二《平帝紀》載元始五年（5）：“徵天下通知逸經、古記、天文、曆算、鍾律、小學、史篇、方術、《本草》及以《五經》、《論語》、《孝經》、《爾雅》教授者，在所爲駕一封軺傳，遣詣京師。至者數千人。”（《漢書》卷一二，第 1 冊，第 359 頁）又同上書卷二五下《郊祀志下》“候神方士使者副佐、本草待詔七十餘人皆歸家。”師古注云：“本草待詔，謂以方藥本草而待詔者。”（同上書卷二五，第 4 冊，第 1258 頁）又同上書卷九二《遊俠傳·樓護傳》：“護誦醫經、本草、方術數十萬言，長者咸愛重之。”（同上書卷九二，第 11 冊，第 3706 頁）凡此皆可證漢時已有本草之學。

學的一個分支，以今天的話而言之，即中藥學。其以《神農本草經》爲經典
文本，通過不斷注釋、增益、考證以辨別敍述藥物之名稱、性狀、收采採月、
藥性藥理、炮製方法、方劑湯液等，重在"方藥本草"之實用性方面。其在
《漢書·藝文志》屬於《方技略》，居六略之末。其所施用在於治人之病，療
人之疾，故《藝文志》云："經方者，本草石之寒溫，量疾病之淺深，假藥味
之滋，因氣感之宜，辨五苦六辛，致水火之齊，以通閉解結，反之於平。"①

　　從學術源流而言，《詩經》名物研究，根植於六經。而本草名物研
究，根植於醫藥。《詩經》名物研究是研究《詩》義、詮釋比興、理解其
中先王之教的基礎。然古之醫者，源出巫祝，故"醫"字或從"巫"作
"毉"，揚雄《太玄》有"爲毉，爲巫祝"②之說。其書若《黃帝內經》、
《神農本草經》者，或託之黃帝、岐伯，或託之神農、雷公，且其中所
記，雖是草、木、鳥、獸、蟲、魚、金、石之屬，然於道士方術、長生、
房中之類，多所措意，③與六經所載實異。雖未可遽謂其神仙之流亞，然

---

　　①　《漢書》卷三〇，第 6 冊，第 1778 頁。
　　②　（漢）揚雄撰，（宋）司馬光集注：《太玄集注》卷八，北京：中華書局 1998
年版，第 196 頁。
　　③　關於本草與道教方術之密切關係，從歷代本草類著述的相關內容中即可發
現，如陶弘景：《本草集注·序錄》所言："道經仙方，服食斷穀，延年却老，乃至
飛丹轉石之奇，雲騰羽化之妙，莫不藥導爲先，用藥之理又壹同本草，但制御之途小異
世法。"（梁陶弘景：《本草集注》，上海：群聯出版社 1955 年版，第 24 頁）而《本草》
之書所載之藥，亦多神仙方術之言，如《重修政和經史證類本草》卷一二引《聖惠方》
云："神仙餌松實，用七月取松實，過時即落難收，去木皮，擣如膏。每服如雞子大，
日三服，服及百日，身輕，三百日，日行五百里，絕穀，久服昇仙，渴即飲水，亦可以
鍊了松脂同服之。"（宋唐慎微撰，宋寇宗奭衍義，金張存惠重修：《重修政和經史證類
本草》卷一二，四部叢刊初編景上海涵芬樓藏金泰和甲子（1204）晦明軒刊本，第 9
頁 a）又卷二〇引《抱朴子》云："真珠徑寸已上可服，服之可以長久。酪漿漬之，皆
化如水銀，亦可以浮石、水蜂窠、鱟化包肜、蛇黃合之，可以引長三四尺，丸服之，絕
穀得長生。"（同上書卷二〇，第 13 頁 a）凡此，本草之中，所見多有。至若"久服輕
身延年，不飢神仙"云云，則所見更夥。之所以如是，蓋一方面因傳統醫學的產生和
發展與神仙方術有關，另一方面受秦、漢流行之神仙方術，東漢末以來興起之正一、
靈寶諸道教之影響有關。關於道教方術與本草之關係，除上所言及外，當代學者關於
道教與醫學關係的研究中亦多有涉及，相關的成果如日本學者吉元昭治的《道教與不
老長壽醫學》（楊宇譯，成都：成都出版社 1992 年版），又如蓋建民《道教醫學》，

其間千絲萬縷，實難分析。又歷代傳言善醫者，或著醫書、本草者，亦多神仙道術之士，若扁鵲、倉公，雖非神仙，其技已近於方術；安期、瑕丘，賣藥於市，實列《仙傳》。至若陶弘景、孫思邈之儔，直是道士，更不論矣。故《漢書·藝文志》列醫經、經方於“方技略”，與神仙、房中相並，蓋班固以其皆近於神仙方術，故類而列之。以此言之，則源自六經之《詩經》名物研究，與本草名物研究，起源自異，其屬各別。

又以官學職掌而言之，儒、醫各別。儒者遊藝六經，上而佐君以安邦國、治天下，下而修己以齊其家、安其身。其在官學，《漢志》所謂“出於司徒之官，助人君順陰陽、明教化者也”.① 又漢成帝詔言：“儒林之官，四海淵原，宜皆明於古今，溫故知新，通達國體。”② 然醫之職掌，則非關國體，在明醫理藥性以施治療疾。《周禮·天官冢宰下》：“醫師掌醫之政令，聚毒藥以共醫事。”③ 又《後漢書·百官志》：“太醫令一人，六百石。本注曰：掌諸醫。藥丞、方丞各一人。本注曰：藥丞主藥。方丞主藥方。”④ 又《禮儀志》：“太醫令丞將醫人，就進所宜藥。”⑤ 由上可見，儒、醫官守有異，其職不同。且此種儒、醫各別之情況，在歷代官學中長期延續，鮮有交流融匯。雖然這種儒、醫各別之情況在很長歷史時期中延續，但二者經典中卻有不少內容是重合交叉的，這也成爲後世二者交流融合之基礎和紐帶。

---

（接上頁）（北京：宗教文化出版社 2001 年版），蓋建民、何振中《道教醫學精義》（北京：宗教文化出版社 2014 年版），另外相關論文如曠文楠《醫以道行　道墜醫顯——道教醫家之源流與特色》（《中華文化論壇》1994 年第 2 期，第 88—91 頁），蓋建民、劉賢昌《魏晉南北朝的道教醫學及其醫學創獲》（《中國道教》1999 年第 3 期，第 24—29 頁），張衛、張瑞賢《道教醫學服食方研究》（《國際中醫中藥雜誌》2006 年第 2 期，第 76—79 頁），張衛、張瑞賢《從〈證類本草〉看道教對中藥學的影響》（《中國中藥雜誌》2010 年第 20 期，第 2782—2784 頁），程雅群、程雅君《道教醫學與中醫關係芻論》（《四川大學學報》（哲學社會科學版）2008 年第 2 期，第 57—67 頁）等。這些成果雖然並不都是專門討論本草與道教之關係，但是從多個不同的角度皆有所涉及，可參看。

① 《漢書》卷三〇，第 6 冊，第 1728 頁。
② 《漢書》卷一〇，第 1 冊，第 313 頁。
③ （漢）鄭玄注，（唐）賈公彥疏：《周禮注疏》卷五，清阮元校刻：《十三經注疏》上冊，北京：中華書局 1980 年版，第 666 頁下。
④ （宋）范曄：《後漢書》，北京：中華書局 1965 年版，第 12 冊，第 3592 頁。
⑤ （宋）范曄：《後漢書》第 11 冊，第 3141 頁。

### （二）　互相重合的研究内容

《詩經》名物研究與本草名物研究，雖分屬儒、醫不同之學術體系，其學術源流和官學職掌各異，但二者在研究内容上多有重合。前《引論》已言及《詩經》名物有廣義、狹義之分，而狹義之草、木、鳥、獸之屬爲其主流。同時《詩經》名物研究中草、木、鳥、獸之類涉及"藥草及有關生物291種"，① 幾乎皆爲本草研究之内容。雖然本草的内容包含金、石、水、火等類，但其主要内容依然是草、木、鳥、獸、蟲、魚。《重修政和經史證類本草》引後蜀韓保昇《蜀本草》云："按藥有玉石、草木、蟲獸，而直云'本草'者，爲諸藥中草類最多也。"② 且歷代本草，乃一開放之系統，雖名之以"本草"，祖述神農，然前後所歷諸家，代有增益，蓋凡有益治療疾病者，皆第而錄之。考歷代本草所載藥數之增益，《神農本草經》所載藥三百六十五種，③ 漢以來諸家，遞有續補，至陶弘景復增三百六十五種。④ 其後唐《新修本草》，又增一百一十四種，宋

---

①　李經緯、張志斌主編：《中醫學思想史》，長沙：湖南教育出版社 2003 年版，第 357 頁。

②　《重修政和經史證類本草》卷一，四部叢刊初編景上海涵芬樓藏金泰和甲子（1204）晦明軒刊本，第 1 頁 a。

③　按，《神農本草經》已佚，其所載藥數，見於歷代諸家本草所載，多云三百六十五種，如陶弘景《藥決總序》云："上古神農作爲《本草》，凡著三百六十五種，以配一歲。歲有三百六十五日，日生一草，草主一病。"（王京州校註：《陶弘景集校註》，上海：上海古籍出版社 2009 年版，第 112 頁）又宋掌禹錫《嘉祐補注本草敍》云："然舊經才三卷，藥止三百六十五種。"（《重修政和經史證類本草》卷一，四部叢刊初編景上海涵芬樓藏金泰和甲子（1204）晦明軒刊本，第 1 頁 b）

④　按，陶弘景及以前本草所載藥數增益情況，陶弘景《本草集注序》所言甚詳，其云："今之所存，有此四卷，是其本經。所出郡縣，乃後漢時制，疑仲景、元化等所記。又云有《桐君采藥錄》，說其華葉形色；《藥對》四卷，論其佐使相須。魏、晉以來，吳普、李當之等，更復損益。或五百九十五，或四百四十一，或三百一十九。或三品混糅，冷熱舛錯，草石不分，蟲樹無辯。且所主治，互有得失。醫家不能備見，則識智有淺深。今輒苞綜諸經，研括煩省。以《神農本經》三品，合三百六十五爲主，又進《名醫別品》，亦三百六十五，合七百三十種。精粗皆取，無復遺落，分副科條，區畛物類，兼注諸時用，土地所出及仙經道術所須。"（《陶弘景集校註》，第 127 頁）

《嘉祐補注本草》又增一百三十三種，新舊相合達一千八十二種。① 至明李時珍，又增"三百七十四種"。② 至清，趙學敏撰《本草綱目拾遺》復增七百一十六種。如此，則近三千種藥物，幾乎涵蓋古人所能接觸到的各類草、木、鳥、獸、蟲、魚、金、石、水、火、器用等。換而言之，本草所載之名物，已幾乎涵蓋了《詩經》所涉及之草、木、鳥、獸、蟲、魚，即便宮室、器物，亦多有涉及。此就宏觀規模上而言，《詩經》名物研究與本草名物研究在内容上多有重合。

又就《詩經》與本草關於每一名物之具體研究内容而言，二者亦多有重合之處，甚至本草名物研究對每一種名物之考證研究的具體内容也涵蓋了《詩經》名物所研究每一種名物之具體内容。《詩經》名物研究，前已言及，其經歷了由訓詁到名物考證的過程。在兩漢時期，《詩經》名物研究尚處於名物訓解階段，但釋其名，無煩考證。而至魏、晉及以後，學者對《詩》之名物性狀已多有不識，出現同名異物、同物異名者，甚至並其名稱亦不能辨析，故而產生了專門之《詩經》名物考證之作，以題晉陸璣的《毛詩草木鳥獸蟲魚疏》爲代表。陸璣此書，基本奠定了後世《詩經》名物研究之範式。其内容專釋《詩經》所載之名物，一般先列名

---

① 按，陶弘景至宋《嘉祐補注本草》所載藥數增益情況，宋掌禹錫《嘉祐補注本草敘》云："然舊經才三卷，藥止三百六十五種。至梁，陶隱居又進《名醫別錄》，亦三百六十五種，因而注釋，分爲七卷。唐顯慶中，監門衛長史蘇恭，又摭其差謬，表請刊定；乃命司空英國公李世勣等，與恭參考得失，又增一百一十四種，分門部類，廣爲二十卷，世謂之《唐本草》。國朝開寶中，兩詔醫工劉翰、道士馬志等，相與撰集；又取醫家嘗用有效者一百三十三種而附益之。……新補八十二種，附於注者不預焉，新定一十七種。總新、舊一千八二十條，皆隨類粗釋。……新舊藥合一千八十二種：三百六十種《神農本經》，一百八十二種《名醫別錄》，一百一十四種唐本先附，一百三十三種今附，一百九十四種有名未用，八十二種新補，一十七種新定。"（《重修政和經史證類本草》卷一，四部叢刊初編景上海涵芬樓藏金泰和甲子（1204）晦明軒刊本，第 1 頁 b—3 頁 b）然《嘉祐補注本草》之總數，掌禹錫敘云"新舊藥合一千八十二種"（同上書卷一，第 3 頁 b），而李時珍《本草綱目自序》云"舊本一千五百一十八種"（《本草綱目研究》，北京：華夏出版社 2009 年版，第 1 頁），二者不符，或李時珍計數有所歸併而使然。

② 劉衡如、劉山永、錢超塵、鄭金生：《本草綱目研究》，北京：華夏出版社 2009 年版，上冊，第 1 頁。

物所出之詩句，然後解釋名物之性狀、產地，間有考證辨析，然多無關《詩》義。如卷上"隰有萇楚"條云：

> 萇楚，今羊桃是也。葉長而狹，華紫赤色，其枝莖弱，過一尺引蔓於草上，今人以爲汲灌，重而善沒，不如楊柳也。近下根，刀切其皮，著熱灰中脱之，可韜筆管。①

按，"隰有萇楚"出自《國風·檜》。《毛詩草木鳥獸蟲魚疏》此條專釋"萇楚"，以爲即"羊桃"，並詳釋其性狀及功用。而《魯詩》釋"萇楚"云："萇楚，銚弋。"② 毛《傳》同，③ 鄭《箋》云："銚弋之性，始生正直，及其長大，則其枝猗儺而柔順，不妄尋蔓草木。興者，喻人少而端慤，其長大無情慾。"④ 韓、毛二家但以異名爲釋，並不及其性狀、產地，與《爾雅》所釋同。⑤ 鄭玄解釋，雖及其性狀，然并不詳，且鄭玄本非專釋萇楚爲何物，乃言其比興手法，即借萇楚之性狀以"喻人少而端慤，其長大無情慾"。延及後世，蓋人多已不明何爲萇楚以及萇楚如何即可"喻人少而端慤，其長大無情慾"，故有陸璣所考，並詳言其性狀功用。然陸璣所考重在說明名物之基本情況，如異名、性狀、功用等，而罕及《詩》之比興，故其所考之內容與《隰有萇楚》一詩之比興乃至《詩》義已無甚關係了。然而對比《重修政和經史證類本草》卷一一所載"羊

---

① （晉）陸璣：《毛詩草木鳥獸蟲魚疏》卷上，《叢書集成初編》第1346冊，上海：商務印書館1936年版，第21頁。

② （清）王先謙：《詩三家義集疏》卷一一，中華書局1987年版，下冊，第10頁。

③ （漢）毛亨傳，鄭玄箋，（唐）孔穎達疏：《毛詩正義》卷七，（清）阮元校刻：《十三經注疏》上冊，第382頁下。

④ （漢）毛亨傳，鄭玄箋，（唐）孔穎達疏：《毛詩正義》卷七，第382頁下。

⑤ （晉）郭璞注，（宋）邢昺疏：《爾雅注疏》卷八，（清）阮元校刻：《十三經注疏》下冊，第2630頁上。

桃”，其引《神農本草經》與《名醫別錄》① 文云：

羊桃，味苦，寒，有毒。主燥熱、身暴赤色、風水積聚、惡瘍，除小兒熱，去五藏五水大腹，利小便，益氣。可作浴湯。一名鬼桃，一名羊腸，一名萇楚，一名御弋，一名銚音姚。弋。生山林川谷及生田野。二月採，陰乾。②

又引梁陶弘景《本草經集注》云：

山野多有，甚似家桃，又非山桃子。小細，苦不堪啖，花甚赤。《詩》云“隰有萇楚”者即此也。方藥亦不復用。③

又引“唐本注”④ 云：“此物多生溝渠隍壍之間。人取煮以洗風癢及諸瘡

_____

① 按，《重修政和經史證類本草》中所引《神農本草經》之文雖多與《名醫別錄》之文相雜糅，但在字體顏色上有所區分，宋初李昉等修《開寶重定本草》時對於《神農本草經》與《名醫別錄》之文即以不同顏色的字來區分，“凡神農所說，以白字別之；名醫所傳，即以墨字”（見《重修政和經史證類本草》卷一，四部叢刊初編景上海涵芬樓藏金泰和甲子（1204）晦明軒刊本，第25頁 b），其後《重修政和經史證類本草》亦繼承了這種方式。故本文在同時引用《重修政和經史證類本草》所引《神農本草經》與《名醫別錄》之文時，出於區別的需要，則依原本之舊，以白字、墨字別之；若但引其中一書之文，則俱用墨字，並以文字說明所引爲何書。

② 《重修政和經史證類本草》卷一一，四部叢刊初編景上海涵芬樓藏金泰和甲子（1204）晦明軒刊本，第29頁 a。

③ 《重修政和經史證類本草》卷一一，四部叢刊初編景上海涵芬樓藏金泰和甲子（1204）晦明軒刊本，第29頁 a。

④ 按，《重修政和經史證類本草》中引用的“唐本”、“唐本注”具體所指爲何書，尚無定論。一般根據《重修政和經史證類本草》卷一《序例上》諸家序所言，當爲唐蘇敬的《唐新修本草》，如掌禹錫所謂“凡書舊名‘本草’者，今所引用，但著其所作人名曰‘某人’，惟唐、蜀本則曰‘唐本云’、‘蜀本云’。……凡舊注出於陶氏者曰‘陶隱居云’；出於顯慶者，曰‘唐本注’”。（見《重修政和經史證類本草》卷一二，第29頁 b）然當代學者通過考證，則有不同意見。尚志鈞在《〈證類本草〉“墨蓋”下引“唐本”“唐本注”討論》一文，通過比對佚文，以爲《證類本草》“墨蓋

腫，極効。劍南人名細子根也。"①又引宋掌禹錫《嘉祐本草》云：

> 謹按：蜀本《圖經》云："生平澤中。葉、花似桃，子細如棗核，苗長弱即蔓生，不能爲樹。今處處有，多生溪澗。今人呼爲細子根，似牡丹。療腫。"《爾雅》云："萇楚，銚弋。"郭云："今羊桃也。"釋云："葉似桃，花白，子如小麥，亦似桃。"陸璣云："味長而狹，華紫赤色，其枝莖弱，過一尺引蔓于草上。今人以爲汲灌，重而善沒，不如楊柳也。近下根，刀切其皮，著熱灰中脫之，可韜筆管也。"②

又引唐陳藏器之言云：

> 味甘，無毒。主風熱羸老，浸酒服之。生蜀川川谷中。草高一尺，葉長小，亦云羊桃根也。③

---

（接上頁）下引"唐本""唐本注"文不見於《新修本草》目錄及殘卷中，而見於掌禹錫所引"蜀本注"中。（詳見《中國醫史雜誌》2002年第2期，第85—86頁）虞舜在《〈嘉祐本草〉增引的"唐本"考察》一文，通過對宋掌禹錫所編《嘉祐本草》所引"唐本"文字的分析，發現其與《蜀本草》有相同的特徵，認爲應來源於《蜀本草》，並進一步推測唐《新修本草》在嘉祐二年（1057）掌禹錫編纂《嘉祐本草》時或已亡佚，因此虞舜以爲《嘉祐本草》所引"唐本"佚文信實程度有待多方評估。（詳見《中華醫史雜誌》2004年第1期，第40—42頁）按，掌禹錫《嘉祐本草》今亦不存，虞舜所據《嘉祐本草》亦爲《證類本草》所引之文，故尚志鈞與虞舜所探討之問題其實相同。雖然二家皆認爲"唐本"、"唐本注"不一定出自《新修本草》，但今《新修本草》已亡佚，唯殘卷傳世，已不足以確證二家之說，故文中引用仍《重修政和經史證類本草》原書之舊，但稱"唐本"、"唐本注"。

① 《重修政和經史證類本草》卷一一，四部叢刊初編景上海涵芬樓藏金泰和甲子（1204）晦明軒刊本，第29頁a。

② 《重修政和經史證類本草》卷一一，四部叢刊初編景上海涵芬樓藏金泰和甲子（1204）晦明軒刊本，第29頁a。

③ 《重修政和經史證類本草》卷一一，四部叢刊初編景上海涵芬樓藏金泰和甲子（1204）晦明軒刊本，第29頁a。

按，上引《重修政和經史證類本草》卷一一所載宋及宋以前諸家本草對"蓑楚"之考證，可見除《神農本草經》主要言藥性外，其餘皆詳辨"蓑楚"之名稱、性狀、產地、功用等，并雜引《詩經》、《爾雅》及郭璞注、陸璣《毛詩草木鳥獸蟲魚疏》等以爲證。將此與《毛詩草木鳥獸蟲魚疏》對比觀之，本草名物考證除言藥性之外，其餘内容亦多爲單純的名物考證。其所涉及名物之具體内容，如名稱、性狀、產地、功用等，實涵蓋《詩經》名物考證之具體内容而更詳細。

又《毛詩草木鳥獸蟲魚疏》卷上"其下維穀"（筆者按，此"穀"誤，當作"穀"，下同）條云：

> 穀，幽州人謂之穀桑，或曰楮桑，荆、揚、交、廣謂之穀，中州人謂之楮。殷中宗時，桑穀共生是也。今江南人績其皮以爲布，又搗以爲紙，謂之穀皮紙，長數丈，潔白光輝，其裹甚好。其葉初生，可以爲茹。[1]

按，"其下維穀"出自《小雅·鶴鳴》。毛傳釋"穀"，但云"穀，惡木也。"[2] 而陸璣所釋，先釋其異名，又考其功用甚詳，遠勝毛《傳》，然無關《詩》義。而《重修政和經史證類本草》卷一二引《名醫別錄》"楮實"條云：

> 楮實，味甘，寒，無毒。主陰痿、水腫，益氣，充肌膚，明目。久服不飢不老，輕身。生少室山。一名穀實。所在有之。八月、九月採實，日乾，四十日成。
>
> 葉，味甘，無毒。主小兒身熱，食不生肌，可作浴湯。又主惡瘡，生肉。
>
> 樹皮，主逐水，利小便。
>
> 莖，主癮疹癢，單煮洗浴。

---

① （晉）陸璣：《毛詩草木鳥獸蟲魚疏》卷一，《叢書集成初編》第 1346 冊，第 29—30 頁。

② 《毛詩正義》卷一一，第 433 頁中。

皮間白汁，療癬。①

又引梁陶弘景《本草經集注》云：

此即今穀音構。樹也。仙方採搗取汁和丹用，亦乾服，使人通神見鬼。南人呼穀紙，亦爲楮紙，武陵人作穀皮衣，又甚堅好爾。②

又引宋掌禹錫《嘉祐本草》云：

謹按：蜀本《圖經》云："樹有二種，取有子葉似葡萄者佳。八月採實，所在皆識也。"《藥性論》："穀木皮亦可單用。味甘，平，無毒。能治水腫氣滿。葉乾炒末，搜麵作餺飥食之，主水痢。"段成式《酉陽雜俎》云："構，穀田久廢必生構。葉有瓣曰楮，無曰構。"日華子云："楮實，壯筋骨，助陽氣，補虛勞，助腰膝，益顏色，皮斑者是楮，皮白者是穀。"又云："楮葉，凉，無毒。治刺風身癢，此是斑穀樹。"又云："穀樹汁。傅蛇、蟲、蜂、犬咬，能合朱砂爲圖，名曰五金膠漆。"③

又引宋蘇頌《本草圖經》云：

楮實，生少室山，今所在有之。此有二種：一種皮有班花文，謂之班穀，今人用爲冠者；一種皮無花，岐葉大相類。但取其葉似葡萄葉作瓣而有子者爲佳。其實初夏生，如彈丸，青綠色，至六七月漸深紅色，乃成熟。八月、九月採，水浸去皮、穰，取中子。日乾。仙方單服其實。正赤時收取中子，陰乾篩末（筆者按：原作"木"，據文義當爲"末"），水服二錢匕，益久乃佳。俗謂之穀。一說："穀田久

---

①　《重修政和經史證類本草》卷一二，四部叢刊初編景上海涵芬樓藏金泰和甲子（1204）晦明軒刊本，第 29 頁 b。

②　《重修政和經史證類本草》卷一二，第 29 頁 b。

③　《重修政和經史證類本草》卷一二，第 29 頁 b。

廢必生構，葉有辦曰楮，無曰構。"《詩·小雅》云："爰有樹檀，其下惟穀。"陸璣《疏》云："幽州謂之穀桑，或曰楮桑。荆、揚、交、廣謂之穀。江南人績其皮以爲布。又擣以爲紙，長數丈，光澤甚好。又食其嫩芽，以當菜茹。"……①

其後所引內容，皆爲楮實入藥諸方，與名物所涉較少，且文繁，故不備錄。《重修政和經史證類本草》此條所引諸家本草雖然多言藥性、主治，然其中亦有考證"楮實"異名、種類、產地等。尤其所引《本草圖經》部分，其名物考證尤細，且引及《詩》文及陸璣之《疏》，可與陸璣《疏》相參證。《重修政和經史證類本草》此條若除言"楮實"藥理、藥性及相關藥方外，直可視之爲名物考證之作。

歷代本草，其研究內容除藥性、藥理、方劑之外，多爲名物考證，尤其如明李時珍《本草綱目》、清趙學敏《本草綱目拾遺》、清吳其濬《植物名實圖考》，名物考證之豐富，辨析之詳細與確鑿，實不亞於專門之《詩經》名物考證之作。由此觀之，不論從宏觀還是具體微觀而言，《詩經》名物研究與本草名物研究之內容多相重合，當無疑義。

## 二　以訓詁學、博物學爲媒介而建立聯繫

上面論述了《詩經》名物研究與本草名物研究雖分屬各自獨立之體系，然其研究內容從宏觀和微觀而言，皆互相重合。而此種重合，正是後世《詩經》名物研究與本草名物研究交匯融合之基礎。而《詩經》名物研究與本草名物研究交匯融合首先是通過訓詁學與博物學而建立聯繫的。

### （一）以訓詁爲媒介的《詩經》與本草名物研究

上面嘗提及《詩經》名物研究經歷了從名物訓詁到名物考證之過程，其訓詁階段即兩漢時期，關於《詩》之名物，三家《詩》、毛《傳》、鄭《箋》皆無詳細考證，多僅訓釋其名，其中鄭《箋》或偶有詳細解釋名

---

① 《重修政和經史證類本草》卷一二，四部叢刊初編景上海涵芬樓藏金泰和甲子（1204）晦明軒刊本，第30頁a。

物，然亦多就比興、《詩》義而爲說。即便如此，這些關於《詩經》名物訓詁的成果依然非常豐富，且成爲後世名物考證的基本材料。這些成果除保存在三家《詩》、毛《傳》、鄭《箋》之中外，同時期之《爾雅》、《釋名》、《方言》、《說文》等雅書、字書"雖主於訓詁，要以名物爲重"，①故保存了以《詩》爲主的大量名物訓釋成果，其中以釋《詩》爲主的《爾雅》所存爲尤富。此外，東漢鄭玄《三禮注》等也有不少關於名物的訓釋，亦可與《詩經》名物相參證。在魏、晉之時，又有張揖依乎《爾雅》，增輯其所不載者爲《廣雅》，其中彙集名物訓詁之材料亦極富。同時晉郭璞注《爾雅》、《方言》，對其中名物亦多有訓釋考證，亦往往爲後世名物研究所資。此外，如魏、晉其他經書、史傳之舊注，亦多有名物訓詁之資料。訓詁在傳統學術之中屬於小學，而小學是進階經學所必需的基礎。且通經必明其中名物，明其中名物，亦須小學之書。故《爾雅》之郭璞序云："若乃可以博物不惑，多識於鳥、獸、草、木之名者，莫近於《爾雅》。"② 不惟《爾雅》有此功用，與其同一類之雅書、字書，亦皆有此功用。所以這些或源自《詩經》之名物訓詁，或者來自漢、魏其他經史舊注、雅書、字書之名物訓詁資料，皆爲後世《詩經》名物研究之基礎材料。

　　然而在本草學領域並無小學之書，而本草又爲人命所繫，涉及名物眾多，後來學者注釋考證本草典籍，必然要有所參考，然捨《爾雅》、《說文》之屬而奚從？且隨著時間推移，語言聲音之演變，如《詩經》所載名物一樣，本草所載諸藥亦逐漸出現同名異物、同物異名的情況，甚至彼此錯混，難以明晰。又因時代久遠，雖官守其學，師相傳授，然時代既遠，於藥物或有但識其名而不別其物之情況出現。然本草乃人命所繫，故不得不詳細考證每一種藥物之異名、產地、性狀、功用。爲了保證所載藥物信息之準確，則必然依據在當時看來最具權威性之《五經》以及輔經而行之小學類書籍。而《五經》之中《詩經》於名物最富，且與《詩

---

　　① （清）納蘭性德：《通志堂集》卷一一，《四庫存目叢書》集部第 247 冊，第332 頁下。

　　② （晉）郭璞注，（宋）邢昺疏：《爾雅注疏》卷一，清阮元校刻：《十三經注疏》，下冊，北京：中華書局 1980 年版，第 2567 頁中。

經》名物相關之三家《詩》說、毛《傳》、鄭《箋》以及如《爾雅》、《說文》等小學類著作及相關注釋於名物所載尤富。故後來研究注釋本草之學者，在訓釋本草名物時多引用《詩經》本文以及以《爾雅》、《說文》爲代表的小學類著作中相關名物訓釋考證之資料。

兹以《重修政和經史證類本草》所錄諸家本草在名物考證方面的引用情況爲例。① 此書自陶弘景《本草集注》始引《爾雅》，至宋寇宗奭《本草衍義》、唐慎微《證類本草》，前後明確注明引用《爾雅》及郭璞《爾雅注》者凡三百餘處，而陰用《爾雅》之說未加注明者尚復不少，且其中毛《傳》、鄭《箋》與《爾雅》同者，亦未計入。根據時代之發展，前後諸家所引《爾雅》還有一個發展的過程。從陶弘景《本草集注》來看，其中明確引用《爾雅》者僅兩見，此外尚有郭景純之說一見，其他則有少量三家《詩》、毛《傳》、三《禮》及鄭注之說。其後“唐本”、“唐本注”中明確注明引自《爾雅》者二十七處，其他引及《說文》、《釋名》、《廣雅》、《玉篇》、《三禮》、《左傳》等尚有少量。且《重修政和經史證類本草》所錄“唐本”、“唐本注”既非《新修本草》之全貌，亦非《蜀本草》之全部，其文當刪減甚多，故原本《唐本草》及《蜀本草》所引用《爾雅》等書關於名物之訓詁，其數量當遠在上述數字之上。至於《重修政和經史證類本草》所錄宋代馬志《開寶本草》、蘇頌《本草圖經》、寇宗奭《本草衍義》、唐慎微續補內容中所引《爾雅》等小學著作以及漢、魏經史古注中之名物訓詁數量更大。到明代李時珍《本草綱目》，其中所涉及《爾雅》之名物訓詁竟至五百多處，其他如雜引《釋名》、《說文》、《廣雅》、經史舊注關於名物訓詁者，數量亦甚多。又以歷代本草所引用書目來看，其中關於名物考證之所資，主要來自於經史舊注和雅書、字書。如《重修政和經史證類本草》中涉及名物訓詁之內容，主要來自於諸經傳注疏、《爾雅》及注、《說文》、《廣雅》以及諸史及注

---

① 按，以《重修政和經史證類本草》所錄諸家本草爲例，是因爲此書所錄諸家本草從《神農本草經》、陶弘景《本草集注》以迄宋唐慎微，前後時代經過漢、魏、晉直至南宋，且編排直接引用諸家原文，按時間排列，既保留諸家本草之主要內容，而且也反映了本草名物的發展情況，且所錄時代也正好與《詩經》名物研究的發展脈絡相契合。

釋等書。其引用書目中首列《毛詩注疏》、《尚書注疏》、《禮記注疏》、《周禮注疏》、《春秋左傳注疏》、《爾雅注疏》,① 雖然因諸書爲正經,屢加徵引,實亦緣其中多名物訓釋之內容,故采錄甚夥。

　　就本草名物考證之具體內容而言,其所引用經傳注疏及《爾雅》、《廣雅》、《說文》等小學類著作中關於名物訓詁的內容,也多是應用在單純的名物考證上,而不是直接用在辨析藥效、藥性上面。例如《重修政和經史證類本草》卷一二"枸杞"條引宋蘇頌《本草圖經》云:

　　　　枸杞,生常山平澤及丘陵坂岸,今處處有之。春生苗,葉如石榴葉而軟薄,堪食,俗呼爲甜菜。其莖稈高三五尺,作叢。六月、七月生小紅紫花。隨便結紅實,形微長如棗核。其根名地骨。春夏採葉,秋採莖、實,冬採根。謹按《爾雅》云:"杞,枸檵。"郭璞云:"今枸杞也。"《詩·小雅·四牡》云:"集于苞杞。"陸璣《疏》云:"一名苦杞,一名地骨。春生,作羹茹微苦。其莖似莓。子秋熟,正赤。莖、葉及子服之,輕身益氣。"②

上引蘇頌《本草圖經》在考證枸杞之異名、生狀、生長規律時,即引用《爾雅》及郭璞注、《詩經》、陸璣《毛詩草木鳥獸蟲魚疏》。且其所引之文皆用於純粹之名物考證,無關藥性、方劑。當然這種純粹之名物考證在本草名物考證中實際上關係到辨別藥性,但此處拋開藥性,直看作《詩·小雅·四牡》"集於苞杞"之"杞"之考證,亦無不可。又同上書卷一三"紫葳"條引宋蘇頌《本草圖經》云:

　　　　紫葳,陵霄花也。生西海川谷及山陽,今處處皆有,多生山中,人家園圃亦或種蒔。初作藤蔓生,依大木,歲久延引至巔而有花。其花黃赤,夏中乃盛。陶隱居云:"《詩》'有苕之華',郭云'陵

---

　　① 詳見《重修政和經史證類本草》卷首《證類本草所出經史方書》,四部叢刊初編景上海涵芬樓藏金泰和甲子(1204)晦明軒刊本,第 1 頁 a。
　　② 《重修政和經史證類本草》卷一二,四部叢刊初編景上海涵芬樓藏金泰和甲子(1204)晦明軒刊本,第 14 頁 a—b。

霄'。"又蘇恭引《爾雅·釋草》云:"苕,陵苕。"郭云:"又名陵霄。"按今《爾雅》注"苕":"一名陵時,《本草》云。"而無陵霄之說,豈古今所傳書有異同邪?又據陸璣及孔穎達疏義亦云:"苕,一名陵時。"陵時乃是鼠尾草之別名,郭又謂苕爲陵時。《本草》云:"今紫葳無陵時之名,而鼠尾草有之。"乃知陶、蘇所引,是以"陵時"作"陵霄"耳。又陵霄,非是草類,益可明其誤矣。①

此條考證紫葳,所引《爾雅》及郭璞注、陸璣《疏》、孔穎達《正義》等關於"紫葳"訓詁之資料,以考證辨析"紫葳"之名與實,并駁陶弘景、蘇頌之誤。又如明李時珍《本草綱目》卷一三"白茅"條集解云:

《別錄》曰:"茅根生楚地山谷田野,六月採根。"弘景曰:"此即今白茅菅。《詩》云'露彼菅茅'是也。其根如渣芹甜美。"頌曰:"處處有之。春生芽,布地如針,俗謂之茅針,亦可啖,甚益小兒。夏生白花茸茸然,至秋而枯。其根至潔白,六月採之。又有菅,亦茅類也。陸璣《草木疏》云:'菅似茅而滑無毛,根下五寸中有白粉者,柔韌宜爲索,漚之尤善。'其未漚者名野菅,入藥與茅功等。"時珍曰:"茅有白茅、菅茅、黃茅、香茅、芭茅數種,葉皆相似。白茅短小,三四月開白花成穗,結細實。其根甚長,白軟如筋而有節,味甘,俗呼絲茅,可以苫蓋及供祭祀苞苴之用,《本經》所用茅根是也。其根乾之,夜視有光,故腐則變爲螢火。菅茅只生山上,似白茅而長,入秋抽莖,開花成穗如荻花,結實尖黑,長分許,粘衣刺人。其根短硬如細竹根,無節而微甘,亦可入藥,功不及白茅,《爾雅》所謂'白華,野菅'是也。黃茅似菅茅,而莖上開葉,莖下有白粉,根頭有黃毛,根亦短而細硬無節,秋深開花重穗如菅,可爲索綯,古名黃菅,《別錄》所用菅根是也。香茅一名菁茅,一名璜茅,生湖南及江淮間,葉有三脊,其氣香芬,可以包借及縮酒,《禹貢》所謂'荊州苞匭菁茅'是也。芭茅叢生,葉大如蒲,長六七尺,有二種,

① 《重修政和經史證類本草》卷一三,四部叢刊初編景上海涵芬樓藏金泰和甲子(1204)晦明軒刊本,第32頁b。

即芒也。"①

此條李時珍在考證"白茅"時，引用了《詩經》、陸璣《疏》、《爾雅》、《尚書·禹貢》關於白茅之訓詁資料，對白茅這一名物之名實、性狀、產地、生長時月以及相關茅之種類等方面進行了詳細考證。由此可見，前面所引《重修政和經史證類本草》、《本草綱目》關於"枸杞"、"紫葳"、"白茅"之考證，皆吸收了《詩經》名物研究及相關經傳、小學之名物訓詁成果，以考證本草中相關名物之名實、性狀等內容。本草通過長期大量地吸收《詩經》以及經史舊注、雅書、字書關於名物訓詁之成果，并藉以考證本草名物，使得本草名物考證的質量得到很大提高。以至於，在宋代以後，《詩經》名物研究反過來大量吸收本草名物研究的成果。而上述的過程，正是本草名物研究對《詩經》名物研究成果的吸收，而且主要是對名物訓詁材料或成果的吸收，這些名物訓詁資料大多無關詩之比興、旨意。因此，通過此一部分之論述，可以說本草名物研究對《詩經》名物研究之吸收是以訓詁學爲媒介的。

## （二）以博物學爲媒介的《詩經》與本草名物研究

博物學亦是《詩經》名物研究與本草名物研究產生聯繫的一個媒介。博物學之產生，來源比較複雜，古人很早既有博物之觀念，《左傳·昭公元年》有"博物君子"② 之言，《史記》卷三一《吳太伯世家》有"嗚呼，又何其閎覽博物君子也"③ 之歎。博物學之來源，實有源於此類觀念。而孔子"多識於鳥獸草木之名"，其中"多識"，亦博物之意，故後世不唯言《詩經》名物者多引孔子此言，即博物雜記雜纂之書，抑或以此爲口實，或以此名書，若清曹昌言"雜採諸書所載物性、物理"④ 的

---

① 《本草綱目》卷一二，第 564 頁。

② （晉）杜預注，（唐）孔穎達正義：《春秋左傳正義》卷四一，（清）阮元校刻：《十三經注疏》下冊，北京：中華書局 1980 年版，第 2024 頁下。

③ （漢）司馬遷著，（南朝宋）裴駰集解，（唐）張守節正義，司馬貞索隱：《史記》卷三一，北京：中華書局 1959 年版，第 1475 頁。

④ （清）永瑢：《四庫全書總目提要》，第 1133 頁。

《多識類編》、朱桓《多識集類編》之屬即是。博物學的真正產生，歷代多以張華《博物志》爲始。張華《博物志》撰著之緣由，其實就是自古以來之博物觀念，而其目的亦是彌補前代之作如《山海經》、《禹貢》、《爾雅》、《說文》等著述所載方物之未備，如其序言：

> 余視《山海經》及《禹貢》、《爾雅》、《說文》、地志，雖曰悉備，各有所不載者，作略說。出所不見，粗言遠方，陳山川位象，吉凶有徵。諸國境界，犬牙相入。春秋之後，並相侵伐。其土地不可具詳，其山川地澤，略而言之，正國十二。博物之士，覽而鑒焉。①

爰據其序而參照其書之內容，可知是書內容包括地、山、水、五方人民、物產、外國、異人、異俗、異產、異獸、異鳥、異蟲、異魚、異草木、物性、物理、物類、藥物、藥論、食忌、藥術、戲術、方士、服食、人名、文籍、典禮、樂、服飾、器名、異聞等多方面，且其中所含名物之內容甚豐。而本草所載之名物，包括金、石、草、木、鳥、獸之類，且對於異產、異獸、異蟲、異草木等內容亦多有措意。在這一點上，本草與博物學在內容上有契合之處。②

根據《博物志》序言，張華之博物學似乎將《山海經》、《禹貢》、《爾雅》、《說文》、地志亦涵蓋在內。《山海經》多載殊方異物，雖後世多流爲遊記、志怪之流，非以博載方物爲務，但其有關名物之內容，亦間爲本草與《詩經》名物研究所引用。尤其是"好經術，博學有高才"③的郭璞注釋的《山海經》，或引經傳、雅書、字書以考釋名物，或者以當時之語以解名物，或者以方言俗語訓釋名物，或者以目見耳聞之實以證名物，而爲後世研究《詩經》和本草名物者所引用。《爾雅》、《說文》之

---

① （晉）張華撰，范寧校證：《博物志校證》，北京：中華書局1980年版，第7頁。

② 本草與博物學在內容上多有契合之處，朱淵清在《魏晉博物學》一文中認爲中國傳統學術中對博物學影響最大的是名物學、地志學、農學、本草學、圖學等，本草學爲其中之一。從朱淵清此觀點亦可看出博物學與本草之間在內容上之契合。參見《華東師範大學學報》2000年第5期，第43—51頁。

③ （唐）房玄齡等：《晉書》卷七二，北京：中華書局1974年版，第1899頁。

類，雖然博記方物名稱，然自有體例，且重在文字訓詁，已爲小學之書，故不可算入後世博物之學中。雖然《爾雅》、《說文》之類不算博物學著述，但卻同爲博物學著述及本草諸書所引據。至於《禹貢》本屬《尚書》，列於五經，雖然其記九州地理，多載物產，但並非僅博載九州物產，凡山川地理、溝瀆河渠、風俗沿革，並皆有載，故後世地志，實相祖述。然後世地理文獻中有專門記述一地物產、山川、古跡者，若盛弘之《荊州記》、何晏《九州記》、顧微《廣州記》、徐表《南州記》、萬震《南州異物志》、房千里《南方異物志》、孟琯《嶺南異物志》之類，《隋書·經籍志》載在地理類之中。這一類文獻雜記地方之古跡、山川、名勝、方物甚詳，尤其記載物產既詳且博，故此類文獻實可歸入博物一類。與這一類文獻相似的即後世地志中專門記載物產、貢賦的部分。換而言之，地方志中記載物產、貢賦部分的內容其實就是祖述《禹貢》而直接由魏晉六朝時期這一類專門記載物產之地理文獻直接演化而來。那麼上述專記一地物產之地理文獻與後世地志中專記物產、貢賦的部分，實則皆可歸入博物一類。這一類文獻所記名物，其中有《詩經》及當時本草文獻所既有之物，亦有《詩經》及當時本草所沒有之物。然而這一類與地方志關係密切之博物文獻與《詩經》、本草所共有之名物，往往成爲研究《詩經》和本草名物的學者所引以考證的材料。

　　《詩經》所載之草、木、鳥、獸之名，對後世的名物研究者而言，其時代甚早，且處於當時周文化所影響之主要地區，加上《詩》逐漸成爲正經，因此其所載之草、木、鳥、獸之名，在很大程度上被古人視爲正統或者標準之名。記載一地方物之地理學著述或博物學著述，所記之物多爲方物，所記之名多爲方名，即便可入於藥物，亦屬方藥。然這類方物、方藥，其中亦有《詩經》及當時本草所載之名物。只是因時代地域之不同，方言聲轉的變化，而在方名上多有差異，造成同物異名的情況。雖然說記載方物之地理文獻因重在記當地物產而不重考據名實，所以引據《詩經》及《爾雅》等經傳關於名物的訓釋較少，但如《博物志》、《山海經》、《廣博物志》等博物類文獻，在博記海內方物，或者後人注釋考證方物之名時，則多爰據《詩經》及《爾雅》相關傳注。儘管魏晉六朝時期這一類地理學或博物學著述多已亡佚，難以考見其詳，但是就張華《博物志》、郭璞《山海經注》等文獻還能推測其大概。後世研究本草的學者在考證藥物名稱性狀時，往往涉及藥物異名，而這些藥物異名中，有不少即爲地理文獻中所載名物之方名。而記載名物方名最集中的文獻，除了《詩經》、《爾雅》等文獻外，就是地理和博物類文獻了。故本草名物在考證諸藥物性狀、異名時，亦會引據這一類文獻之記載。例如《重修政和經史證類本草》卷六"薇"條引陳藏器《本草拾遺》云：

> 薇，味甘，寒，無毒。久食不飢，調中，利大小腸。生水傍，葉似萍。《爾雅》曰："薇，垂也。"《三秦記》曰："夷、齊食之三年，顏色不異。武王誠之，不食而死。"《廣志》曰："薇葉似萍，可食，利人也。"①

又如《本草綱目》卷三一"枳椇"條，在"釋名"中所列諸異名，其中"蜜屈律"之名出自《廣記》，"木珊瑚"之名出自《廣志》，"鷄爪子"爲俗名，"金鈎木"出自地志。② 上引兩例，其中第一條之"薇"，即《國風·草蟲》"言采其薇"之"薇"，唐陳藏器爲釋其性狀、名義，除《爾雅》外，所引之《三秦記》、《廣志》即屬於地理、博物一類文獻。又第二條"枳椇"即《小雅·南山有臺》中的"南山有枸"之"枸"，李時珍引蘇頌之言以爲"此《詩·小雅》所謂'南山有枸'也"。③ 李時珍釋其異名，所引之《廣志》、《廣記》、地志等亦屬於博物與地理類文獻。

同樣《詩經》名物研究在考證異名、性狀之時，亦多援據上述一類地理文獻或博物文獻。雖然作爲今傳最早專門研究《詩經》名物的著作的《毛詩草木鳥獸蟲魚疏》中並無直接注明引自《山海經》、《博物志》以及相關記載地方物產的博物類文獻，但其中卻有大量記載《詩經》名物的性狀、不同地區的異名，而這些異名很大部分是超出《方言》範圍的。例如《毛詩草木鳥獸蟲魚疏》卷上"采葑采菲"條：

---

① 《重修政和經史證類本草》卷六，四部叢刊初編景上海涵芬樓藏金泰和甲子（1204）晦明軒刊本，第 63 頁 a。

② 《本草綱目研究》下冊，第 1237 頁。

③ 同上書，第 1238 頁。

　　葑，蔓菁，幽州人或謂之芥。菲似葍，莖麤葉厚而長，有毛，三
月中蒸虌爲茹，甘美，可作羹，幽州人謂之芴，《爾雅》又謂之蕦菜，
今河內人謂之宿菜。①

又卷下"黃鳥於飛"條：

　　黃鳥，黃鸝留也，或謂之黃栗留。幽州人謂之黃鸎，或謂之黃
鳥，一名倉庚，一名商庚，一名鵹黃，一名楚雀。齊人謂之摶黍，關
西謂之黃鳥，一作鸝黃。當葚熟時，來在桑間，故里語曰："黃栗
留，看我麥黃葚熟。"亦是應節趨時之鳥。或謂之黃袍。②

此兩條所涉及"葑"、"菲"、"黃鳥"之名實、性狀等內容，非《爾雅》、
《方言》所有，也不可能是撰述者實地考察，那麼很有可能即爲參考當時
記載各地掌故名物之博物類文獻而來。又今傳《毛詩正義》關於名物的
內容也很少引用博物學一類文獻，今可考見引用《山海經》有三處：一
爲《周南·芣苢》解釋"芣苢"，③ 一爲《秦風·晨風》解釋"駁"，④
一爲《大雅·卷阿》解釋"鳳"。⑤ 其中《周南·芣苢》一處爲《釋文》
引《山海經》的內容，《秦風·晨風》一處是《爾雅注》中郭璞所引的
《山海經》的內容，並非孔穎達等纂修正義者直接引用。且《毛詩正義》
直接引用其他如《博物志》及記載地方物產的博物類文獻則未見。儘管
如此，但是《毛詩正義》關於名物疏釋的內容卻多直接摘錄《毛詩草木
鳥獸蟲魚疏》，因此，如果《毛詩草木鳥獸蟲魚疏》中大量參考當時記載
各地掌故名物之博物類文獻，那麼《毛詩正義》也就直接繼承了《毛詩
草木鳥獸蟲魚疏》所參考的博物類文獻的內容。因此，從這一點上說，

---

① 《毛詩草木鳥獸蟲魚疏》卷上，第12頁。
② 同上書卷下，第44頁。
③ 《毛詩正義》卷一，第281頁中。
④ 同上書卷六，第373頁中。
⑤ 同上書卷一七，第547頁上。

即便今傳《毛詩草木鳥獸蟲魚疏》與《毛詩正義》很少直接注明引用當時的博物類文獻，但是並不能證明其中有關《詩經》名物的内容與博物類文獻無關，尤其是《毛詩草木鳥獸蟲魚疏》中的大量涉及名物性狀、名實的内容，不參考當時記載海内外方物的博物之書，很難說明其來源。只是今傳三國兩晉時期的博物類文獻鮮有流傳，很難一一實考其出處。如果說《毛詩草木鳥獸蟲魚疏》以及《毛詩正義》等早期關於《詩經》名物研究的文獻中明確標明引用《山海經》、《博物志》以及相關博物類文獻的情況不多見，那麼在宋元以來關於《詩經》名物研究的文獻中引用這一類文獻的情況就逐漸增多以至於非常普遍，如宋蔡卞《毛詩名物解》引《博物志》凡三見，引《交州記》、《廣志》各一見，至明馮復京《六家詩名物疏》則引《博物志》凡二十七見，引《山海經》凡五十四見，引《廣志》凡二十三見，引《交州記》凡三見，引《荊州記》凡四見，引《郡縣志》凡二十二見，其他如明毛晉《毛詩陸疏廣要》、清陳大章《詩傳名物集覽》、馬瑞辰《毛詩傳箋通釋》等在疏釋《詩經》名物時，也普遍引據《山海經》、《博物志》等博物類文獻以及地方志中記載物產之文獻。

又《詩經》名物研究中本身亦有博物一系，也可以視爲博物學的一部分。揚之水在《詩經名物新證》一書中提出孔子"多識"之教，"此後遂有《詩經》名物研究中的'博物學'一系，乃專以'多識'爲務，考校《詩》中草、木、鳥、獸、蟲、魚之名，記述異聞異稱，此中以陸璣《毛詩草木鳥獸蟲魚疏》爲最古，後世治名物者多從之。"① 就《詩經》名物發展的情況而言，確實如此，後世大約六朝時之《毛詩草蟲經》一卷、② 宋鄭樵《通志・昆蟲草木略》、元許謙《詩集傳名物鈔》八卷、明林兆珂《毛詩多識編》七卷、毛晉《草木鳥獸蟲魚廣疏》四卷、清徐士

---

① 揚之水：《詩經名物新證》，北京：北京古籍出版社 1999 年版，第 2 頁。

② 按，此書已佚，清馬國翰有輯本，且序云："《毛詩草蟲經》一卷，撰人缺。隋、唐《志》皆不著錄。《初學記》及《埤雅》引之，則六朝人所作，至北宋其書尚存也。今佚，輯錄四節。其說《狼跋》、《鹿鳴》，究悉物理，益見一般矣。"所謂"其說《狼跋》、《鹿鳴》，究悉物理，益見一般矣"云云，故可知其專以考證名物爲務。又從馬國翰所輯四則來看，亦爲專釋名物。（清馬國翰：《玉函山房輯佚書》卷一七，清光緒九年（1883）癸未長沙嫏嬛館補校刻本，第 34 頁 a）

俊《三百篇鳥獸草木記》一卷、姚炳《詩識名解》十五卷、徐鼎《毛詩名物圖說》九卷等書，皆爲考證名物而考證名物，其實內容，與以《博物志》爲代表的一類博物學，無甚差異。之所以尚且名以"詩"者，乃限定其名物之範圍耳。例如《毛詩草木鳥獸蟲魚疏》所載一百三十一條，純爲考證敘述《詩經》所載名物之類屬、異名、性狀、產地、功用，如上引"隰有萇楚"條、"其下維穀"條皆是，又如卷上"樹之榛栗"條：

> 榛，栗屬。有兩種：其一種之皮葉皆如栗，其子小，形似杼子，味亦如栗，所謂"樹之榛栗"者也；其一種枝葉如木蓼，生高丈餘，作胡桃味，遼東、上黨皆饒，"山有榛"之榛，枝葉似栗樹，子似橡子，味似栗枝，莖可以爲燭。五方皆有栗，周、秦、吳、揚特饒，吳、越被城表裏皆栗。唯漁陽、范陽栗甜美長味，他方者悉不及也。倭、韓國諸島上栗大如雞子，亦短味不美。桂陽有莘栗蕘生，大如杼子中仁，皮子形色與栗無異也，但差小耳。又有奧栗，皆與栗同，子圓而細，或云卽莘也。今此惟江湖有之。又有茅栗、佳栗，其實更小，而木與栗不殊，但春生夏花，秋實冬枯爲異耳。①

觀此條所載，其中唯言榛爲栗屬，栗的種類，種類之間之差別以及產地、味道異同等，如不云出自《毛詩草木鳥獸蟲魚疏》之中，直視之爲博物、本草類著作之內容，似乎毫無問題。而《詩經》名物研究這一"博物學"系成果後來多爲歷代博物學、本草學著作所吸收。

　　不論是以張華《博物志》爲代表的博物學著作，還是記載方藥、方物的地理類文獻，以及《詩經》名物研究中的博物一系，其共同的特點就是所記名物豐富多樣。就上面所言之《博物志》，其中就包含了異產、異獸、異鳥、異蟲、異魚、異草木、藥物、藥論、食忌、藥術、方士、服食等內容，且不少內容爲後世本草所引用吸收，成爲本草名物研究的重要參考文獻。如《重修政和經史證類本草》明確注明引用張華及《博物志》的內容有近四十條，而作爲本草文獻的集大成者暨本草名物研究集大成之

---

① 題（晉）陸璣：《毛詩草木鳥獸蟲魚疏》卷一，《叢書集成初編》第 1346 冊，上海：商務印書館 1936 年版，第 33—34 頁。

《本草綱目》，其中明確注明引《博物志》及張華說者有超過百條，引《續博物志》九條。而其他引及記載一地方物之地理類作品如《南州異物志》、《荊州記》等，亦不在少數。蓋本草所記諸藥，要辨其產地，察其道地與否，或據以考其性狀，審其藥理藥性，故多引博物、地理一類之作。如《重修政和經史證類本草》卷六"柴胡"條載陶弘景《本草經集注》考"䒷蔞"之形狀，即引張華《博物志》爲證，云："《博物志》云：'芸蒿，葉似邪蒿。'"① 又如卷九"紅藍花"條所引宋蘇頌《本草圖經》考紅藍花之出產即引《博物志》以爲據，云："《博物志》云張騫所得也。"② 凡此可見本草在名物考證方面對博物學著作的重視，而加以征引。然上面論述及《詩經》名物學有博物學一系，而本草名物研究在吸收博物學資料之內容時，自然而然就會涉及《詩經》名物研究中博物一系的內容，但主要是早期的如《毛詩草木鳥獸蟲魚疏》及博物學著作中有關《詩經》名物的內容。考察《重修政和經史證類本草》和《本草綱目》，其中征引《毛詩草木鳥獸蟲魚疏》之情況非常多，前面已多有引用，粗略統計《重修政和經史證類本草》引用近六十條，而《本草綱目》有八十多條。此外《本草綱目》還引及鄭樵《通志》，主要是《昆蟲草木略》的內容，有近五十條之多。二書從引用陸璣《疏》以及《本草綱目》引用《昆蟲草木略》的具體運用來看，基本上全部是屬於名物考證的方面，如辨名、考察性狀、產地、性味等方面。

**（三）以訓詁、博物爲媒介，本草與《詩經》名物研究成果的互相吸收**

根據上面所述，經傳注釋和以《爾雅》、《廣雅》等爲代表的訓詁學著作以及以《博物志》等爲代表的博物學作品，往往是本草名物考證的主要文獻依據。宋蘇頌《本草圖經序》即說："若陸英爲蒴藋花，則據《爾雅》之訓以言之；諸香同本，則用《嶺表錄異》以證之類是也。"③《爾雅》小學訓詁之書，《嶺表錄異》博物之書，正可見本草名物考證與

---

① 《重修政和經史證類本草》卷六，四部叢刊初編景上海涵芬樓藏金泰和甲子（1204）晦明軒刊本，第 34 頁 a。

② 同上書卷九，第 24 頁 a。

③ 同上書卷一《本草圖經序》，第 5 頁 a。

二者之關係。而博物學著作，其中記載考證名物的內容亦多引經傳注釋以及《爾雅》、《廣雅》等訓詁學著作的名物訓詁，並且《詩經》名物研究本身，如《毛詩草木鳥獸蟲魚疏》之類，也是從訓詁學發展爲博物一系，從而成爲後世歷代本草名物考證所主要依據的文獻資料。雖然《爾雅》、《廣雅》以及經傳注釋中的名物訓詁來源各異，但其中關於草、木、鳥、獸的名物訓詁主要來源是《詩經》則無疑。又博物學著作中亦多記載《詩經》名物以外的殊方異物，但是就總體而言，其中關於草、木、鳥、獸、蟲、魚的記載，以《詩經》名物所佔比例最大，亦當沒有什麼問題。又博物學中以《毛詩草木鳥獸蟲魚疏》爲代表的一系列著作，本身就是針對《詩經》、《楚辭》所載名物而產生的，尤其是《詩經》所載爲最主要。因此，本草名物研究所據以考證名物文獻材料，皆與《詩經》有千絲萬縷的關係。

　　但是上面論述，在很大程度上只是本草名物研究在吸收訓詁學、博物學以及《詩經》本身關於名物記載的內容以爲考證之資。同樣，從魏晉南北朝以來，《詩經》名物研究也在逐漸吸收本草名物研究的內容，開始還只是零散吸收，如《毛詩草木鳥獸蟲魚疏》引用了兩條本草名物的記載，《經典釋文·毛詩釋文》引用三條，《毛詩正義》引用有十條，呈現遞增的趨勢。到宋代之後，《詩經》名物研究便出現大量引用本草名物內容的情況，如宋嚴粲《詩緝》引本草二十五處，元劉瑾《詩傳通釋》引本草六十三處，尤其是明、清時期，引用本草名物研究的內容則更爲普遍，如清陳大章《詩傳名物集覽》引本草類文獻達兩百多處。而《詩經》名物研究吸收本草名物研究的成果，在很大程度上也是以《爾雅》、《廣雅》、《說文》等小學類著作以及博物一系著作爲媒介的。郭璞注《爾雅》，其中就大量引用本草的相關記載，比如《釋草》"术，山薊"條注云："《本草》云：'术，一名山薊。'今术似薊而生山中。"① 又如"蘠蘼，虋冬"條注云："門冬，一名滿冬，《本草》云。"② 又如《經典釋文》引本草有五十多條，又如徐鍇《說文解字繫傳》引本草及相關之說有五十五條。而小學類著作中關於名物訓詁的內容所引本草者，基本上也

① 《爾雅注疏》卷八，第2625頁下。
② 同上書，第2628頁上。

是關於草、木、鳥、獸、蟲、魚的，其中多爲《詩經》所載之名物。而後世解釋《詩經》所引據的文獻資料主要也是《爾雅》、《說文》、《廣雅》、《經典釋文》等小學類著作。其中《詩經》關於名物訓詁的內容所引本草名物的內容，很可能就是來自這一類小學著作所引。同樣，博物學不僅僅是本草名物研究所主要依據的材料，本草類著作也反過來是博物學著作的主要引用文獻。當然，這裡需要說明一個情況，早期博物學著作的內容很多不是來自本草，如《博物志》、《南州異物志》等內容基本不來自本草，今傳《博物志》中，引及本草的只有一條，來自《神農本草經》。但是源自《詩經》名物研究一系的博物學著作，其關於名物的考證卻有不少來自本草，尤其是宋代及以後，對本草名物的吸收更爲普遍，如鄭樵《通志·昆蟲草木略》、宋李石《續博物志》、明董斯張《廣博物志》等。其中鄭樵《通志·昆蟲草木略》，既可以說是傳統博物學之著作，也可以說是源自《詩經》名物研究一系的博物學著作，其撰寫之目的就是糾正當時務尚虛無而擱置實學的風氣，且其中大讚本草在名物研究中之作用，所謂"《本草》一家，人命所係，凡學之者務在識真，……於是取陶隱居之書，復益以三百六十，……已得鳥獸草木之真，然後傳《詩》。已得詩人之興，然後釋《爾雅》"① 云云，即可看出其在解釋名物上對本草之重視。然而不管是《爾雅》、《說文》等小學著作，還是如《通志·昆蟲草木略》一類博物學著作，在很長一段時間都是《詩經》名物研究所主要依據的文獻，其中所引用的本草類文獻中的名物成果，很自然地也爲《詩經》名物研究所吸收。因此《詩經》名物研究吸收本草名物研究的成果，也是通過訓詁學、博物學這一媒介。可以說《詩經》名物研究與本草名物研究是通過訓詁學、博物學的媒介而建立起聯繫，互相吸收彼此成果的。

# 三 類書在二者之間的總結與融匯之功

通過上面論述，可知《詩經》名物研究與本草名物研究通過訓詁學、

---

① 《通志》卷七五，志第 865 頁下。

博物學而建立起聯繫，並且互相吸收成果。而自類書這一類型文獻產生後，對二者之間的交流融合，又起了重要的推動作用。類書是中國傳統文獻中重要的一種文獻形式，今可考最早的類書爲三國魏時編纂的《皇覽》，其後歷代皆有編纂，延續至今。其以類相從、摘錄原文的獨特體例，涵蓋當時各個文化門類知識的内容，在中國歷史很長一段時間裏起著百科全書的作用，同時也成爲歷代科技文化成果總結的一種有效形式。同樣，類書在《詩經》名物研究與本草名物研究的交匯融合過程中也起到了重要的作用。這種作用，主要表現在對《詩經》名物研究和本草名物研究成果的匯總，并爲二者互相吸收名物研究的成果提供了便利。

　　《詩經》名物研究，雖然說如上述通過訓詁學、博物學與本草名物研究產生了一定程度的交流，但是二者也在沿著各自的方向發展，并分別產生大量的著作和成果。而在類書產生之後，這些原本屬於不同學術體系的成果，因爲其研究内容的重合，在以類相從的類書中被編排在了一起，或者共屬同一門類，或者根據具體内容而分別匯集在各自條目之下。《詩經》名物研究，其主要内容爲草、木、鳥、獸之類，而本草的主要内容也是草、木、鳥、獸之類，在類書中，二者關於名物的内容都按具體條目被編排在了一起。例如唐歐陽詢《藝文類聚》卷八十一"芍藥"條：

　　　　《本草經》曰：芍藥，一名白犬。生山谷及中岳。

　　　　《古今注》：芍藥，一名可離。

　　　　《毛詩》曰：惟士與女，伊其相謔，贈之以芍藥。

　　　　【賦】宋王微《芍藥華賦》曰：原夫神區之麗草兮，憑厚德而挺受。翕光液而發藻兮，颺暉而振秀。

　　　　【頌】晉傅統妻《芍藥花頌》曰：曄曄芍藥，植此前庭。晨潤甘露，晝晞陽靈。曾不踰時，茬苒繁茂。綠葉青蒽，稍期吐秀。緗葩攢挺，素華菲敷。光譬朝日，色豔芙蕖。媛人是採，以厠金翠。發彼妖容，增此婉媚。惟昔風人，抗茲榮華。聊用興思，染翰作歌。①

---

　　① （唐）歐陽詢：《藝文類聚》卷八一，上海：上海古籍出版社 1965 年版，下冊，第 1383 頁。

又如唐歐陽詢《藝文類聚》卷八十二"蓼"條：

《爾雅》曰：嗇，虞蓼。虞，澤蓼也。

《毛詩》曰：予又集於蓼，言辛苦也。

《離騷》曰：蓼，蟲不能徙乎葵菜。

《吳氏本草》曰：蓼實，一名天蓼，一名野蓼，一名澤蓼。

《禮記》曰：鶉羹雞羹，駕釀之蓼。

劉向《別録》曰：尹都尉書有《種蓼篇》。

《吳越春秋》曰：越王念吳，欲復怨，非一日也。苦思勞心，夜以接日，臥則切之以蓼。

……①

根據上引《藝文類聚》兩條可見，類書不僅僅是將《毛詩》、《本草經》關於"芍藥"、"蓼"的内容匯集在一起，而且將其他經傳、訓詁、《楚辭》、博物、頌、賦等文獻的相關記載都匯集在了一起。在類書產生之前，中國春秋戰國以至漢魏時期，傳統的各門類的知識並未進行過整合，當時各家各守其學。而類書的產生，爲傳統各類學術的整合帶來了契機。就以名物研究而言，《詩經》名物研究和本草名物研究，這二者原來本屬於不同學術體系的内容，現在通過類書，其成果匯集在了一起。而在類書產生以後，考證《詩經》名物或者考證本草名物，理應藉助類書這一包羅萬象而又以類相從的工具書，而其中各家關於名物的知識都匯聚一處，櫛然而列，凡有益於名物研究的内容自然會加以引用。這種情況，於官修書籍中可能性更大。比如唐代官修的本草著作《唐本草》，今天雖然其書已佚，但是《重修政和經史證類本草》中保存了部分，其中引用《詩經》原文、毛《傳》、鄭《箋》、《毛詩草木鳥獸蟲魚疏》、《爾雅》、《博物志》等内容的書明顯較陶弘景《本草經集注》爲多，雖然不能確證其中所引大多藉助《藝文類聚》等類書，但是至少存在這種可能。而宋代蘇頌《本草圖經》所引《詩經》原文、毛《傳》、鄭《箋》、《毛詩草木鳥獸蟲魚疏》、《爾雅》、《博物志》以及其他經史百家相關記載尤其多，雖然亦

---

① （唐）歐陽詢：《藝文類聚》卷八二，第1418—1419頁。

沒有明說參考類書，但其編修時唐代諸類書皆存，宋初四大類書亦已編好。且宋唐慎微《證類本草》中引用《太平廣記》甚多，而《太平廣記》是宋代四大類書之一，既然參考了《太平廣記》，按理亦應當也參考了其他類書。之所以注出《太平廣記》而不注其他類書，蓋因爲《太平廣記》所記多爲小說家言，不少原書已佚，不明出處，故但注《太平廣記》。而其他如《藝文類聚》、《初學記》、《北堂書鈔》、《太平御覽》、《冊府元龜》等類書所引多爲經史百家之言以及詩賦文章，當時這些書多有留存，其參考類書，但以類書爲工具書而復引原書，或參考並引用類書而注原書之出處，故於其書中未見類書之名。此外，在唐宋時期，《詩經》名物研究方面著作不多，尚難考定具體情況。唐代修《五經正義》，《毛詩正義》雖然也間有名物考證，但在疏不破注的原則之下，並未大量引用本草名物研究的成果。只是《經典釋文》引用本草名物研究成果較多，蓋亦得益於唐以前之類書。只是時代久遠，且唐以前類書並未留存，其詳已難以考察。而宋代一反漢、唐之學，不太重煩瑣之考證，儘管程子、朱子等一再強調《詩經》名物在理解《詩》義中的重要作用，然而並沒有實際的成果。但是從宋代邢昺《爾雅注疏》來看，其中所引本草名物研究的成果甚夥，且爲官修，其中應當有不少是得益于類書。此外，後出的類書又是前代《詩經》與本草名物研究成果的總結與匯聚。只是自宋代之後，經過唐宋時期類書對《詩經》和本草名物研究成果的整合後，後世的類書已經顯得不是那麼重要了，但作爲考證之資，亦多爲人所參考，當是無疑。

## 四　本草學的儒化與學者的嘗試

儘管上面論述了《詩經》名物研究與本草名物研究通過訓詁學、博物學建立聯繫，又在類書的匯集整合之下推動了成果的交流與融合，但是在宋代及以前本草名物研究引用《詩經》名物研究的成果相對較多，而《詩經》名物研究引用本草名物研究的成果則相對較少。《詩經》名物研究真正大量吸收本草名物研究的成果是從宋代開始的。出現這種情形，和本草甚至整個中醫學發展的軌跡有關，其原因就是儒化。① 儒化正是宋以後諸儒對本草的性質改變看法，正視其在名物訓詁方面的價值并大量加以引用的關鍵。因爲論述的需要，這裏僅對與本草學有關的儒化作簡單介紹。上面曾提及早期醫祝合一，本草裏面不少内容還帶有誣祝和神仙方術的色彩。從目錄學的著錄來看，《漢書·藝文志》著錄經方於方技略，和房中、神仙之類並列，亦可看出其在學術源流上與這些帶有神仙方術色彩的内容密切相關。而且在魏晉南北朝以至隋唐，本草和道教、神仙方術的關係也極爲密切，其中很多内容來自道教以及相關的神仙方術。並且如陶弘景、孫思邈、蘇敬、陳藏器等撰述本草之醫家，大部分是道士或者信奉道教者。就以《重修政和經史證類本草》所引用宋以前的《神農本草經》、陶弘景《本草經集注》、蘇敬《唐本草》而言，其中多有道教丹道房中、服食養身、長生神仙的内容，其中以金、石部尤甚，草、木、禽、獸、蟲、鱗、介諸部亦有大量仙家言，比如所謂服黃精成地仙，服人形人參飛昇之事，屢見諸簡端。另一方面，因爲佛、道二教在魏晉南北朝隋唐時期的興起和發展，彼此造作諸多靈異神怪故事，其中亦不乏借仙藥爲說冥報者。而這些内容，在當時注釋纂修本草時，亦往往被加以引用。以《重修政和經史證類本草》所錄諸家本草之引書而言，其中就有《仙方》、《斗門經》、《太上八帝玄變經》、《三洞要錄》、《青霞子》、《道書八帝聖化經》、《神仙秘旨》、《太清服煉靈砂法》、《丹房鏡源》、《神仙傳》、《東華真人煮石經》、《列仙傳》、《馬明先生金丹訣》、《修真秘旨》等道家、神仙家丹藥服食之書，又有《神異經》、《酉陽雜俎》、《異物志》、《伯夷叔齊外說》、《洞微志》、《搜神記》、《異術》、《異苑》等記載靈異神怪的志怪之書。然此類書籍，内容多荒誕不經，渺茫不可徵實。因此，對於反對怪力亂神的儒家學者而言，去解釋作爲正經、蘊含先王之教的《詩經》

---

① 關於中醫的"儒化"，最早涉及此問題的是民國初年的謝觀，其在《中國醫學源流論》"鈴醫秘方"一條中說："中國醫術，當以唐宋爲一大界。自唐以前，儒者多守專門受授之學，其人皆今草澤鈴醫之流。其有以士大夫而好研方術，若張仲景、皇甫士安、葛稚川、陶隱居、孫真人、王燾者，代不數人耳。自宋以後，醫乃一變爲士大夫之業，非儒醫不足見重於世。"見謝觀著，余永燕點校《中國醫學源流論》，福州：福建科學技術出版社 2003 年版，第 101 頁。

中所載的作爲比興所寄的名物，自然不能大量引用當時充斥著仙家丹道服食、靈異精怪的本草之書。

但是這種情況在唐代開始發生了改變。唐代顯慶年間，詔修《唐本草》，其中參與者已有不少爲儒臣，如《舊唐書·呂才傳》載："時右監門長史蘇敬上言，陶弘景所撰《本草》，事多舛謬。詔中書令許敬宗與才及李淳風、禮部郎中孔志約，並諸名醫，增損舊本，仍令司空李勣總監定之，並圖合成五十四卷，大行於代。"① 又《新唐書》卷五九《藝文三》"《圖經》七卷"下注云：

　　　　顯慶四年，英國公李勣、太尉長孫無忌、兼侍中辛茂將、太子賓客弘文館學士許敬宗、禮部郎中兼太子洗馬弘文館大學士孔志約、尚藥奉御許孝崇、胡子象、蔣季璋、尚藥局直長蘭復圭、許弘直、侍御醫巢孝儉、太子藥藏監蔣季瑜、吳嗣宗、丞蔣義方、太醫令蔣季琬、許弘、丞蔣茂昌、太常丞呂才、賈文通、太史令李淳風、潞王府參軍吳師哲、禮部主事顏仁楚、右監門府長史蘇敬等撰。②

其中參與纂修諸人，除醫官之外，已經有不少儒臣，且爲官修醫典，其目的是作爲國家藥典而通行全國，並非教人長生久視、羽化飛昇，故已多排除仙家不經之說。今其書已佚，唯殘卷存世，另《重修政和經史證類本草》中多有摘錄，今就其中摘錄而觀之，其中較陶弘景所言，仙家之論已明顯減少，而引及經傳、《爾雅》、《說文》以考訂名稱、方物之處，明顯較陶弘景《本草集注》爲多。

又自中唐開始，思想學術上韓愈、柳宗元、李翱等起而復興儒學，至宋，經以"北宋五子"爲代表的學者的努力，儒學大興。同時，在中唐時期，道教也發生新的變化，經過儒釋道的思想論爭與整合，使得道教吸

---

① （後晉）劉昫：《舊唐書》卷七九，北京：中華書局 1975 年版，第 8 冊，第 2726—2727 頁。

② （宋）歐陽修：《新唐書》卷五九，北京：中華書局 1975 年版，第 5 冊，第 1570 頁。

收融匯了儒、釋二家思想，"逐步由外丹學轉向内丹心性之學"。① 因此，從對儒家思想吸收整合的角度而言，可以說此時道教也開始儒化。在這種儒學復興，道教也出現儒化的情況之下，受二家影響至巨的醫家本草，也很明顯地出現儒化現象。從制度上講，宋代醫學教育的儒化，使得大量業儒士子進入醫者的行業，從而推動了醫學的儒化。如宋徽宗崇寧二年將醫學由太常寺改"隸於國子監"，② 將醫學教育納入儒學教育體系。又"朝廷興建醫學，教養士類，使習儒術者通《黄》、《素》，明診療，而施於疾病，謂之儒醫"。③ 又宋代繼承唐代官修本草之做法，先後詔定重修本草，且其中所主持者或參與者多爲儒生，如《宋史》卷二六九《扈蒙傳》："開寶中，受詔與李穆等同修《五代史》，詳定古今本草。"④ 扈蒙、李穆皆爲儒者出生，其中扈蒙"少能文，晉天福中，舉進士"，"宋初，由中書舍人遷翰林學士"，⑤ 李穆還從王昭素受《易》。⑥ 又宋掌禹錫《嘉祐本草補注敘》所載"嘉祐二年八月，有詔臣禹錫、臣億、臣頌、臣洞等，再加校正。"⑦ 其中掌禹錫，本身業儒，《宋史》卷二九四本傳載其"嘗預修《皇祐方域圖志》、《地理新書》。……著《郡國手鑑》一卷，《周易集解》十卷。"⑧ 而林億、蘇頌亦業儒，兼善醫學，其中林億"景祐元年，應書判拔萃科入選，除幕職。嘉祐二年七月，以職方員外郎試學士院，詔充秘閣校理"。⑨ 又蘇頌"自書契以來，經史、九流、百家之說，

---

① 王洪軍著：《中古時期儒釋道整合研究》，天津：天津人民出版社 2009 年版，第 369 頁。

② （清）徐松輯：《宋會要輯稿·崇儒三》，北京：中華書局 1957 年版，第 2213 頁上。

③ （清）徐松輯：《宋會要輯稿·崇儒三》，第 2217 頁下。

④ （元）脱脱：《宋史》卷二六九，北京：中華書局 1977 年版，第 26 冊，第 9239 頁。

⑤ （元）脱脱：《宋史》卷二六九，第 9239 頁。

⑥ （元）脱脱：《宋史》卷二六三，第 9105 頁。

⑦ 《重修政和經史證類本草》卷一《嘉祐補注本草敘》，四部叢刊初編景上海涵芬樓藏金泰和甲子（1204）晦明軒刊本，第 2 頁 a。

⑧ 《宋史》卷二九四，第 9808 頁。

⑨ 曾棗莊、劉琳主編：《全宋文》第 22 冊，上海：上海辭書出版社、合肥：安徽教育出版社 2006 年版，第 263 頁。

至於圖緯、律呂、星官、算法、山經、本草，無所不通"，① 嘗修《魯衛信錄》。② 不僅宋代校定、纂修藥典多儒臣參加，而且宋代以來士大夫對於醫學的認識也發生變化，例如林億《新校正黃帝鍼灸甲乙經序》認爲"通天地人曰儒，通天地不通人曰技，斯醫者雖曰方技，其實儒者之事乎"，并且將醫之"論病以及國，原診以和政"看作儒家助人君"順陰陽，名教化"之一端。③ 在這種認識之下，更是促進了醫學的儒化。伴隨著醫學的儒化，也同樣推動了本草學的儒化，所以當時學者對本草所載內容的取捨亦出現了明確的變化，如掌禹錫《嘉祐補注本草敘》：

> 應諸家醫書、藥譜所載物品功用，並從采掇；惟名近迁僻，類乎怪誕，則所不取。自餘經史百家，雖非方餌之急，其間或有參說，藥驗較然可據者，亦兼收載，務從該洽，以副詔意。④

其中所謂"名近迁僻，類乎怪誕"云云，即是對其中仙道之家附會怪誕之說的排斥，而所謂"自餘經史百家，雖非方餌之急，其間或有參說，藥驗較然可據者，亦兼收載，務從該洽"即是引經史百家之言互相參證，而使本草所載之名物歸於實。今觀掌禹錫《嘉祐本草》、蘇頌《本草圖經》之具體內容，確實比較真實可靠，不少名物的考證遠勝同時期《詩經》名物研究之內容。例如《重修政和經史證類本草》卷一二"桂"條引掌禹錫《嘉祐本草》：

> 《蜀本》注云："按此有三種：箘桂，葉如柿葉；牡桂，葉似枇杷葉；此乃云葉如柏葉。"蘇以桂葉無似柏葉者，乃云陶爲深誤，剩出此條。今據陶注云："箘桂正圓如竹，三重者良。牡桂皮薄，色黃

---

① 《宋史》三四〇，第 10867 頁。

② 《宋史》三四〇，第 10865 頁。

③ （晉）皇甫謐撰：《鍼灸甲乙經》卷首，北京：人民衛生出版社 1956 年版，第 1 頁上。

④ 《重修政和經史證類本草》卷一《嘉祐補注本草敘》，四部叢刊初編景上海涵芬樓藏金泰和甲子（1204）晦明軒刊本，第 2 頁 a。

多脂肉，氣如木蘭，味亦辛，此桂則是半卷多脂者。此云《仙經》有三桂，以葱涕合和雲母，蒸化爲水服之。此則有三種明矣。"陶又云："齊武帝時，湘州得樹，以植芳林苑中。"陶隱居雖是梁武帝時人，實生自宋孝武建元三年，歷齊爲諸王侍讀，故得見此樹而言也。蘇恭但只知有（筆者按：原誤倒作"有知"）二種，亦不能細尋事跡，而云陶爲深誤，何臆斷之甚也。[1]

又引蘇頌《本草圖經》云：

菌桂，生交阯山谷；牡桂，生南海山谷；桂，生桂陽。舊經載此三種之異，性味、功用亦別，而《爾雅》但言："梫木，桂一種。"郭璞云："南人呼桂，厚皮者爲木桂。"蘇恭以謂牡桂即木桂，及單名桂者是也。今嶺表所出，則有筒桂、肉桂、桂心、官桂、板桂之名，而醫家用之罕有分別者。舊說菌桂正圓如竹，有二三重者，則今所謂筒桂也。筒、菌字近或傳寫之誤耳，或云即肉桂也。牡桂，皮薄色黃，少脂肉，氣如木蘭，味亦相類，削去皮，名桂心，今所謂官桂，疑是此也。桂是半卷多脂者，今所謂板桂，疑是此也。今觀賓、宜、韶、欽諸州所圖上者，種類亦各不同，然皆題曰桂，無復（筆者按：原誤作"腹"）別名。參考舊注，謂菌桂，葉似柿葉，中有三道文，肌理緊，薄如竹，大枝、小枝皮俱是筒，與今賓州所出者相類。牡桂，葉狹於菌桂而長數倍，其嫩枝皮半卷多紫，與今宜州、韶州者相類。彼土人謂其皮爲木蘭皮，肉爲桂心。此又有黃、紫兩色，益可驗也。桂，葉如柏葉而澤黑，皮黃心赤，今欽州所出者，葉密而細，亦恐是其類，但不作柏葉形爲疑耳。皮厚者名木桂，即板桂是也。蘇恭以牡桂與單名桂爲一物，亦未可據。其木俱高三四丈，多生深山巖洞中，人家園圃亦有種者。移植於嶺北，則氣味殊少辛辣，固不堪入藥也。三月、四月生花，全類茱萸。九月結實，今人多以裝綴花果作筵具。其葉甚香，可用作飲香尤佳。一月、八月採皮，九月採

---

① 《重修政和經史證類本草》卷一二，第 3 頁 b—4 頁 a。

花，并陰乾，不可近火。中品又有天竺桂，云生西胡國，功用似桂，不過烈，今亦稀有，故但附於此。①

上所引掌禹錫對 "桂" 之考證以及對蘇恭之説駁斥，已可謂分晰著明，而蘇頌之考證較掌禹錫之言更加細緻詳審，并對蘇恭之説分別考察，可謂信而有徵。而同時期鄭樵的《昆蟲草木略》"桂" 條考證云：

> 桂，《本草》有桂、菌桂、牡桂三條，云："菌桂無骨，正圓如竹。牡桂一名梫，一名木桂。" 古云丹桂者，謂其皮赤耳。其花實似吳茱萸，藥中之靈物。而薑桂之滋，爲食味所重。《呂氏春秋》云："桂枝之下無雜木。" 雷公云："桂枝爲丁入木中，其木即死。" 江南李後主患清暑閣前草生，徐鍇令以桂屑布階縫中，宿草盡枯。《爾雅》云："梫，木桂。"②

其實將掌禹錫、蘇頌之考證與鄭樵之考證一對比，其高下不待言而自分。這正是本草儒化後在名物考證方面所達到的高度。宋、金、元以來，醫學與儒家 "格物" 觀念的結合，更推動了醫學的儒化，如金朱丹溪《格致餘論序》即言 "古人以醫爲吾儒格物致知之一事"，③ 又元王懷《衛生寶鑑序》云 "予聞醫之為學，古聖賢致知格物之一端也"。④ 隨著醫學儒化的程度不斷加深，相應的本草學的研究也不斷地深入。至明李時珍的《本草綱目》，儒化程度已經很高，其 "例言" 中說："雖曰醫家藥品，其考釋性理，實吾儒格物之學，可裨《爾雅》、《詩疏》之缺。"⑤ 所謂 "考釋性理" 即考釋名物之性狀、物理，而 "可裨《爾雅》、《詩疏》之缺" 云云，正道出本草在儒化之後在名物考證方面所能達到之高度及價值，不

---

① 《重修政和經史證類本草》卷一二，第 4 頁 a—b。

② 《通志》卷七六，志第 875 頁中。

③ （金）朱丹溪：《格致餘論》卷首，北京：人民衛生出版社 1956 年版，第 3 頁。

④ （元）羅天益：《衛生寶鑑》卷首，北京：人民衛生出版社 1987 年版，第 7 頁。

⑤ 《本草綱目研究》，第 224 頁。

唯服務於醫家藥品，實可補《爾雅》、《詩經》名物研究之不足。關於這一點早在宋代的鄭樵就有了比較充分的認識，詳後。

## 五 《詩經》名物研究對本草名物研究成果的吸收

通過上面論述，在早期名物研究中，主要是本草名物研究吸收《詩經》名物研究的成果，包括以《詩經》名物爲主要内容的小學類著作中的名物訓詁、博物學中的名物記載。本草通過對經傳、小學、博物之學中關於名物研究成果的吸收，使其自身名物考證水平有很大的提高。前面引及《重修政和經史證類本草》中所錄從陶弘景《本草經集注》到唐慎微《證類本草》，其間名物考證呈現出一種逐步精細的過程。到明代李時珍《本草綱目》，可謂集厥大成，其名物研究的成果遠遠超過同時期《詩經》名物研究的成果。因爲早期醫家與神仙方術有千絲萬縷的聯繫，而且不少醫家本身就是道教仙家，因此雖然本草類著作中的名物考證多有可取，且多前後相傳，行醫施診過程中也多有徵驗，但是因其本身屬於術的範疇，往往爲言先王大道之儒者所不道，又其中雜以神仙方術的内容，荒誕不經，更爲儒者所不道。但是本草經過唐宋時期儒化之後，業醫者多業儒出生，且官修藥典多儒者參與，因此對前代仙家方術荒誕之說往往加以排棄與駁斥，使得其考證篤實可靠，漸漸超越同時期的《詩經》名物研究和博物學的著作。從宋代鄭樵開始，已逐漸認識到了本草名物在《詩經》名物研究中的作用。其在《通志·昆蟲草木略序》中說：

> 陸璣者，江左之騷人也，深爲此患，爲《毛詩》作《鳥獸草木蟲魚疏》。然璣本無此學，但加採訪，其所傳者多是支離。自陸璣之後，未有以此明《詩》者，惟《爾雅》一種爲名物之宗。然孫炎、郭璞所得既希，張揖、孫憲所記徒廣。大抵儒生家多不識田野之物，農圃人又不識《詩》、《書》之旨，二者無由參合，遂使鳥獸草木之學不傳。惟《本草》一家，人命所係，凡學之者務在識真，不比他書，只求說也。……臣少好讀書，無涉世意，又好泉石，有慕弘景心，結茅夾漈山中，與田夫野老往來，與夜鶴曉猿雜處，不問飛潛動植，皆欲究其情性，於是取陶隱居之書，復益以三百六十，以應周天

之數而三之。已得鳥獸草木之真，然後傳《詩》。已得詩人之興，然後釋《爾雅》。今作《昆蟲草木略》，爲之會同，庶幾衰晚少備遺忘，豈敢論實學也。夫物之難明者，爲其名之難明也，名之難明者，謂五方之名既已不同，而古今之言亦自差別，是以此書尤詳其名焉。①

鄭樵在這裡批評了陸璣《毛詩草木鳥獸蟲魚疏》不明名物，所傳多支離，又不滿孫炎、郭璞所記之希，亦病張揖、孫憲佷好廣博而不加考證。並且指出儒者在《詩經》名物研究中的不足，即"儒生家多不識田野之物，農圃人又不識詩書之旨，二者無由參合，遂使鳥獸草木之學不傳"。而其中唯有"《本草》一家，人命所係，凡學之者務在識真，不比他書只求說也"。他對本草所載名物在《詩經》名物研究中的重要性有比較深刻的認識。因此其《昆蟲草木略》之中大量引用本草名物研究的成果來考證《詩經》所載之名物。如《通志》卷七五《昆蟲草木略》"蘭"條：

> 蘭，即蕙，蕙即薰，薰即零陵香。《楚辭》云："滋蘭九畹，植蕙百畝。"互言也。古方謂之薰草，故《名醫別錄》出薰草條。近方謂之零陵香，故《開寶本草》出零陵香條。《神農本經》謂之蘭莄，昔修《本草》以二條貫於蘭後，明一物也。臣謹案：蘭舊名煎澤草，婦人和油澤頭，故以名焉。《南越志》云："零陵香一名燕草，又名薰草，即香草。生零陵山谷，今湖嶺諸州皆有。"又《別錄》云："薰草一名蕙草，明薰蕙之爲蘭也。以其質香，故可以爲膏澤，可以塗宮室。"近世一種草，如茅葉而嫩，其根謂之土續斷，其花馥郁，故得蘭名，誤爲人所賦詠。②

其中考證"蘭"，就參考了陶弘景《名醫別錄》、宋馬志《開寶本草》、《神農本草經》的相關記載與研究成果。其實歷代學者對蘭和蕙多有混淆，然亦多有考辨，而本草亦往往加以考辨，李時珍《本草綱目》對其有非常詳細的考證，文繁不錄，其後多爲清人所接受。又如《通志》卷

---

① 《通志》卷七五，志第 865 頁中、下。

② 《通志》卷七五，志第 865 頁下—866 頁上。

七六 《昆蟲草木略》“昆蟲類”云：

　　蟬之類多，《爾雅》及他書多謬悠，惟陶弘景之注近之。《本草》“蚱蟬”，注雲：“瘖蟬也。瘖蟬，雌蟬也，不能鳴者。蟬類甚多。”《莊子》雲：“蟪蛄不知春秋。”則是今四月五月小紫青色者。而《離騷》雲：“蟪蛄鳴兮啾啾，歲暮兮不自聊。”此乃寒螿耳，九月、十月中鳴，甚悽急。又二月中便鳴者，名蟬母，似寒螿而小。七月、八月鳴者，名蛁蟟，色青。今此雲生楊柳樹上，是《詩》雲“鳴蜩嘒嘒”者，形大而黑，昔人噉之。故《禮》有“雀鷇蜩范”，“范有冠而蟬有緌”，亦謂此。蜩復五月鳴。俗云：“五月不鳴，嬰兒多夭。”今其療亦專主小兒也。按陶此說，今實考其物。寒螿、蟬母，蜎類也。蛁蟟與蜩，蟬類也。蜎類在階除間及叢薄中，夜鳴日不鳴。蟬類在木上，日鳴夜或鳴。《字林》云：“蟬，蟪蛄也。”《莊子》所謂“蟪蛄”者，蟬類之別名爾，而正名蟪蛄，乃是寒螿。又螻蛄條，《本經》云：“一名蟪蛄。”寒螿與螻蛄類也，故名號相亂。凡《本草》所載，名號有相亂者，皆是物類近似，故有互名，非若他傳釋有名號相亂者，非互名也，皆是訛謬。蜩蟬一物爾，《方言》云：“楚謂蟬爲蜩，宋、衛謂之螗蜩，陳、鄭謂之蜋蜩，秦、晉謂之蟬。”究而言之，實爲二物。《夏小正》云：“五月螗蜩鳴，七月寒蟬鳴。”是其義也。今就而驗之，有四五種，有大如雀，黑色，其鳴震巖谷者，是《爾雅》所謂“蝒，馬蜩”是也。五月以前鳴者，似大蠅而差大，青色，或有紅者，夜在草上，日在木上，聲小而清亮，此則正謂之蜩。七月以後鳴者，似蚱，色亦斑，此則正謂之蟬，亦名蛁蟟。而陶謂七八月鳴者，名蛁蟟，色青，此誤也。立秋已後，青、紅二色者，盡無之矣，獨斑蟬盛焉。有一種如大黃蜂，黑色，倦飛亦倦鳴，故謂之瘖蟬，即蟬之雌者爾，《本草》蚱蟬是也，夏秋俱有。蘇恭云：“蚱者，鳴蟬也。諸蟲獸以雄者爲良。”以陶說爲誤，後來注釋者又引《玉篇》云“蚱者，蟬聲也”，明蘇說是。且陶謂之瘖蟬，豈妄哉？蓋據當時所用之名物而言之。醫家多用蟬蛻，而希有用蟬者，故不親識其所用之名物，以意測度，又尋經引傳，以釋證之爾。且萬物之理，若非的識其情狀，求之經傳，展轉生訛。況《爾雅》、《玉篇》，何可盡信？舊云蟬是蜣蜋所轉丸久而化成，至夏便登木而蛻。此說非也。蜣蜋轉丸，但成其子，而蟬正是蜣蜋化爾。又糞中蠐螬及蛣蟲之類，亦化爲蟬也。蟬蛻，曰枯蟬，曰伏蜟。①

鄭樵此條考蟬之類，雖然其說不盡確，但引《神農本經》、陶弘景、蘇恭之說，且多以陶弘景、蘇恭之說爲是。其中所謂"《爾雅》及他書多謬悠，惟陶弘景之注近之"，又"且萬物之理，若非的識其情狀，求之經傳，輾轉生訛"云云，既認識到《本草》在名物研究上之價值，然亦指出名物研究應當的識各類名物之性狀、物理，而不僅僅是求之經傳。以上所引皆可見鄭樵在宋代的時候即已比較清楚地認識到本草名物研究的成果對《詩經》名物研究的價值，故而加以大量征引。其後學者研究《詩經》名物，亦往往多引本草，誠如李時珍所言，本草"雖曰醫家藥品，其考釋性理，實吾儒格物之學，可裨《爾雅》、《詩疏》之缺。"又清徐鼎《毛詩名物圖說》，其《發凡》云："名號難識者，薈說以參之，爰據《山經》暨唐宋本草。"② 今考其書，其中考釋名物者，多引《神農本草經》、《本草經注》、《唐本草》、《本草圖經》、《本草拾遺》、《本草衍義》等本草類著作，如卷五"綠"條：

> 《毛傳》："綠，王芻也。"《爾雅》："菉，王芻。"郭璞注："菉，蓐也，今呼鴨腳莎。"邢昺疏："某氏曰：'鹿蓐也。'《衛風》'菉竹猗猗'是也。"《唐本草》："葉似竹而細薄，莖亦圓小，生平澤溪澗之側，一名盭草。"③

又如同卷"艾"條：

> 《爾雅》："艾，冰臺。"《郭璞注》："今艾蒿。"《博物志》："削

_____

① 《通志》卷七六，志第 879 頁上、中。

② （清）徐鼎：《毛詩名物圖說》卷首《毛詩名物圖說發凡》，《續修四庫全書》第 62 冊，第 586 頁下。

③ 同上書卷五，第 625 頁下。

冰令圓，舉以向日，以艾承其影，則得火。艾曰冰臺以此。" 《坤雅》："艾字從乂，草之可乂病者，一曰灸草。" 《圖經》："處處有之。初春布地生苗，莖類蒿，葉背白，三月三日、五月五日采葉暴乾，陳久者良。即《孟子》所謂'三年之艾'是也。" 愚按：今吳人呼爲蘄艾，以蘄州出者尤勝故耳。①

以上兩條，第一條引及《唐本草》、第二條引及《本草圖經》。其他如元許謙《詩集傳名物鈔》、明毛晉《毛詩草木鳥獸蟲魚疏廣要》、清陳啟源《毛詩稽古編》、多隆阿《毛詩多識》、顧棟高《毛詩類釋》、胡承珙《毛詩后箋》、馬瑞辰《毛詩傳箋通釋》、王先謙《詩三家義集疏》等在考證《詩經》名物方面，引用本草名物研究的成果更是以數十上百計，或者直接採用本草成說。但是通過上述《詩經》名物研究不斷吸收本草名物研究成果而趨向精細化後，其名物研究已經不再關注名物本身所寄託之比興了，而是就名物而考證名物。換而言之，《詩經》名物考證精細了，但離比興與詩旨卻更遠了。

由上述可知，自宋代鄭樵發現本草名物研究在《詩經》名物研究方面的價值并加以大量引據後，元、明、清諸家在考證《詩經》名物時，不管是專門的《詩經》名物考證之作，還是箋釋疏證《詩經》及毛《傳》、三家義之作，凡涉及名物考證者多對本草名物研究的成果加以吸收引用，甚至直接採用本草成說以爲《詩經》名物考證之結論。

# 結　語

綜合上述，《詩經》名物研究在內容上與本草名物研究互相重合，雖然二者學術源流自異，分屬不同的學術體系，但是通過訓詁學、博物學逐漸出現本草名物研究對《詩經》名物研究成果的大量採用和引述，同時也通過訓詁學、博物學在一定程度上反過來影響《詩經》名物研究。自類書這一特殊文獻的產生，匯集《詩經》名物研究與本草名物研究的成

---

① （清）徐鼎：《毛詩名物圖說》卷五，《續修四庫全書》第 62 冊，第 628 頁上。

果於一處，對於二者研究成果的交流與融通起到了重要作用。本草本身的儒化使其在充分吸收訓詁學、博物學以及經傳百家成果的基礎上排斥仙道不經之說後，其名物考證的水平大大提高，甚至遠超過同時期《詩經》名物研究的水平。在這種情況之下，以鄭樵爲代表的儒家學者在研究《詩經》名物的同時，注意到了本草名物研究的重要價值，并加以大量引用。後歷宋、元、明、清，《詩經》名物研究方面采錄本草名物研究的内容甚眾，並且大大推動了《詩經》名物研究的精細化。當然，也使得《詩經》名物研究離《詩經》之本旨更遠，甚至名物研究本身已經無關乎《詩》義了。

[李科，北京大學哲學系暨《儒藏》編纂與研究中心博士生]

文獻研究

# 黑水城《傷寒論》抄本殘片考證

沈澍農

**摘　要**　黑水城編號為 F20：W10 的殘抄本的抄錄格式為先方後證，與各種傳世本《傷寒論》不相同；抄本內容是源於《傷寒論》的 3 個條證與方劑，3 條分別對應趙開美本中的第 7 方 "桂枝加附子湯"、第 37 方 "甘草附子湯" 與第 38 方 "白虎湯"，殘抄本與趙本存在同源關係；抄本內容形成可能偏早，而抄寫時間則可能在南宋或之後。

**關鍵詞**　黑水城　傷寒論　抄本　殘片　方源　時代

在中國內蒙古收藏的黑水城文物中，F20：W10 是一件《傷寒論》方藥抄本。內蒙古文物考古研究所聯合阿拉善盟文物工作站共同出版的發掘報告《黑城出土文書》（漢文文書卷），只稱其 "是治療內科疾病的服用湯劑。這是抄寫的某種醫書殘本。"[1] 馬繼興《出土亡佚古醫籍研究》一書，將該抄本命名為《傷寒雜病論·丁本》，並對該抄本作了如下解說："殘卷（原書 16 卷）。原脫書名及篇目。今據宋本《傷寒論》與該書 '辨太陽病脈證並治下第七' 的一部分（即桂枝附子湯 [原脫湯名]、甘草附子湯及白虎湯文）相近，其排列順序全同。應屬該書之異本殘文。"[2] 馬先生之說較為簡單，有些介紹不盡妥當。因而本文對其作進一步研究。

---

① 李逸友編：《黑城出土文書（漢文文書卷）》，北京：科學出版社 1991 年版，第 208 頁。

② 馬繼興：《出土亡佚古醫籍研究》，北京：中醫古籍出版社 2005 年版，第 95 頁。

# 一　原件形制

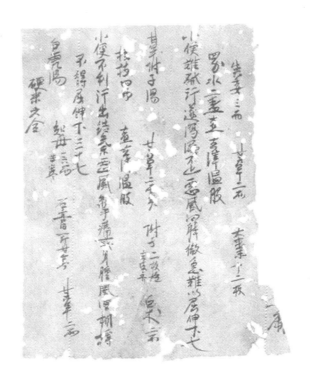

出土于黑水城的該抄本殘片大小為 18.3cm × 14.5cm，存有 10 行可見文字，以行書抄寫。10 行文字中，第一行僅存一個殘字和其前一字的殘筆），因而有意義的文字為後 9 行。該 9 行文字包含著一個完整方（第 2 方）和兩個殘方（第 1 方前殘後全、第 3 方前全後殘）。

　　從殘存的 3 方看，和各種通行的《傷寒論》傳本相比，抄本形式上很有特點——先載方藥，後述主證。歷來各種《傷寒論》皆無此體例，甚至也與大多數古代醫書的體例不相一致。此本格式別具特色，是傳抄者自出機杼，始創其例，以為便讀之制；還是古代有一種別傳之本（當然這也應是更有“自出機杼”於先者），尚難判斷。當然還存在著另一種可能性——此抄本出於某本他書（即為其他書的一部分），而該書統一體制為先列方名與藥物，後述主治，所抄入的《傷寒論》條文也受此體例約束而被修改，因而形成了該抄本現在的特殊狀貌。不過因為殘片現存內容均與《傷寒論》條文對應，因此後一種可能性暫且不列入考慮。

## 二　原件錄文

抄本以行書抄寫，有些字使用了草書、俗字，這類情況以下錄寫中徑改為繁體系統正字；有些字為古字和借字，則在字後的方括號中寫出相應的今字和本字。

1　□【厥】

2　生姜［薑］三兩甘草二兩大棗十二枚

3　四錢，水二盞，煮，去滓，溫服。

4　小便難，發汗遂漓漏不止，惡風，四體微急，難以屈伸。下七

5　甘草附子湯：甘草二兩炙附子二枚炮，去皮齊［臍］白朮二兩

6　桂枝四兩煮，去滓，溫服。

7　小便不利，汗出結氣，惡風，掣痛或身腫，風濕相搏，

8　不得屈伸。下三十七

9　白虎湯：知母三兩苦寒石膏一斤甘寒甘草二兩

10　硬［粳］米六合

## 三　方源考證

本殘卷可見文字見存 10 行，第一行只存殘字，此外的第 2—10 行，共存 3 方：第 1 方為原卷第 2—4 行，方首闕；第 3 方為原卷第 9—10 行，首全後闕；第 2 方為原卷第 5—8 行，該方比較完整，故先從第 2 方說起。

### （一）關於第 5—8 行

該部分前 2 行（第 5—6 行）先出方名“甘草附子湯”，然後列出方中藥物，計 4 種；後 2 行（第 7—8 行）則為本方主治。

後 2 行的主治條文為（條文中括弧裡的數字為證候的序號數。下同）：

　　小便不利（1），汗出結氣（2），惡風（3），掣痛（4）或身腫（5），風濕相搏（6），不得屈伸（7）。下三十七

趙開美本《傷寒論·辨太陽病脈證並治下第七》該方相應條文（括弧中的數字為抄本相同或相近證候對應的證候序號。下同）為：

　　風濕相搏（6），骨節疼煩，掣痛（4）不得屈伸（7），近之則痛劇，汗出短氣（2），小便不利（1），惡風（3）不欲去衣，或身微腫（5）者，甘草附子湯主之。方三十七。

對比之下很容易看到，抄本所列主證在《傷寒論》中都出現了。相比來看，雖然語序有別，但總體是一致的，缺少的只有"骨節疼煩"、"近之則痛劇"、"不欲去衣"這 3 個短語。大約抄本抄錄者認為，前二者都與"掣痛"義近，因而可以不特別列出；而"不欲去衣"也可視為"惡風"的補充（抄本"結氣"當據趙本校作"短氣"，此不贅）。

　　更重要的是，本條主證之後趙開美本《傷寒論》標注有"方三十七"，這是趙開美本的特點，而抄本也注有"下三十七"，兩個數字相合。這提示了抄本與趙開美本的淵源。

　　至於方藥部分，趙本"齊"作"破"，"桂枝四兩"下有"去皮"二字，餘皆相同。故二者近乎全同，只是服法部分抄本相對簡化。

　　綜上，二者的相似度極高。

**（二）關於第 9—10 行**

趙開美本《傷寒論·辨太陽病脈證並治下第七》中，與該二行相應的條文為：

　　傷寒脈浮滑，此以表有熱，裡有寒，白虎湯主之。方三十八。
　　●白虎湯方

　　知母六兩　　石膏一斤<sub>研</sub>　　甘草二兩<sub>炙</sub>　　粳米六合

　　右四味，以水一斗，煮米熟，湯成去滓，溫服一升，日三服。

　　本方在抄本中只存 2 行，即只有方名和藥物內容，後面還應有述證部分殘缺了。方名和藥名部分，抄本和趙本高度一致。只是在藥量方面，"知母" 的藥量有明顯差別。另有不同的是，抄本 "知母" 下標注有 "苦寒"，"石膏" 下標注有 "甘寒"，這是趙開美本所無而成無己《注解傷寒論》中有的內容。因此，抄本可能參考過成本。不過，成無己本在其他藥物下也都有藥性的標注，抄本並未吸收，是抄本書寫者只對他認為有必要標示的藥物參考成本作了標示？筆者認為，其實也還存在著另一種可能性：在成無己注解《傷寒論》之前，社會上已經流傳著一種部分藥物加注性味的傳本，而抄本正屬於此種傳本；至成無己注本則完善了這種做法，更加全面地加注性味。如果是這樣，則殘抄本未必參考過成本。

### （三）關於第 2—4 行

抄本中第 2—3 行所載前方的部分藥物為：

　　生姜［薑］三兩＿甘草二兩＿大棗十二枚

抄本中第 4 行的主證部分為：

　　小便難（1），發汗遂漓漏不止（2），惡風（3），四體微急（4），難以屈伸（5）。

　　由於該主治條文之後是甘草附子湯，因而對比時自然會在《傷寒論》中尋找甘草附子湯之前的條文。在《傷寒論·辨太陽病脈證並治下第七》中，甘草附子湯之前的主證和方藥條文為：

　　傷寒八九日，風濕相搏，身體疼煩，不能自轉側，不嘔不渴，脈浮虛而濇者，桂枝附子湯主之。若其人大便鞕，小便自利者，去桂加白朮湯主之。三十六。

217

●桂枝附子湯方

桂枝四兩<sub>去皮</sub>　附子三枚<sub>炮去皮破</sub>　生姜三兩<sub>切</sub>　大棗十二枚<sub>擘</sub>　甘草

二兩<sub>炙</sub>

右五味，以水六升，煮取二升，去滓，分溫三服。

●去桂加白朮湯方

附子三枚<sub>炮去皮破</sub>　白朮四兩　生姜三兩<sub>切</sub>　甘草二兩<sub>炙</sub>　大棗十

二枚<sub>擘</sub>

右五味，以水六升，煮取二升，去滓，分溫三服，初一服，其人
身如痹，半日許復服之，三服都盡。其人如冒狀，勿怪。此以附子朮
並走皮內，逐水氣未得除，故使之耳。法當加桂四兩，此本一方二
法，以大便鞕，小便自利，去桂也；以大便不鞕，小便不利，當加
桂。附子三枚恐多也，虛弱家及產婦，宜減服之。

對比抄本第 4 行所列主證，《傷寒論》中的"桂枝附子湯方"或是
"去桂加白朮湯方"，與抄本的差異都很明顯。而抄本本方中現存三個藥
物生薑、甘草、大棗，在"桂枝附子湯"、"去桂加白朮湯"中卻都出現
了。特別是與"去桂加白朮湯"中後三藥的順序和用量都相同，二者相
似度很高；但馬繼興先生判斷該方是"桂枝附子湯"，大概因為該方在
《傷寒論》中正好位於下方"甘草附子湯"之前，並且方中也用著生薑、
甘草、大棗這三味藥。可是，這三味藥都是佐使藥，在多個方子中均出
現，因而不具有太大的證明力。而且，抄本中標明，這個方是"下七"，
而《傷寒論》中"桂枝附子湯""去桂加白朮湯"為"三十六"方，二
者不相合。抄本既然注著"下七"，根據前述"下三十七"與趙本"方三
十七"存在著的關係，第一方或有可能是《傷寒論·辨太陽病脈證並治
上第五》中的第七方。

因此，再把《傷寒論·辨太陽病脈證並治上第五》中的第七方錄
於此：

太陽病，發汗遂漏不止（2），其人惡風（3），小便難（1），四
肢微急（4），難以屈伸（5）者，桂枝加附子湯主之。方七。

●桂枝加附子湯方

桂枝三兩去皮　芍藥三兩　甘草三兩炙　生薑三兩切　大棗十二枚擘　附子一枚炮去皮破八片

右六味，以水七升，煮取三升，去滓，溫服一升。本云桂枝湯，今加附子，將息如前法。

已知抄件中第4行的主證部分為：

小便難（1），發汗遂漏不止（2），惡風（3），四體微急（4），難以屈伸（5）。下七。

對比之下可以看到，二者主證用語高度接近，各主證表達只有個別字小別；順序方面，除"小便難"一證跳前，其他也都完全一致；用藥方面，抄本中現存的三味藥連同用量也基本一致。特別是因"下七"與"方七"之間數字的吻合，可以看出，該抄本的第一方應是"桂枝加附子湯"，而非"桂枝附子湯"或"去桂加白朮湯"。①

值得注意的是，本方主證中，只是"小便難"一證由通行本的第三證移為第一證；而抄本第二方甘草附子湯中的病證排列順序與通行本相比有些混亂，但同樣是把"小便不利"移在第一位。這樣的順序調整，是否提示著抄錄者所在的北方地區，當時小便不利的病證偏多，因而被特別重視？

另外在藥物順序方面，趙本《傷寒論》中遵循的是"桂枝加附子湯"為"桂枝湯中加入附子"這樣的思路記寫，因而前面是桂枝湯全方，最後寫入"附子"加炮製內容；而抄本中現存第2行中載著生薑、甘草、大棗三味，殘片中看不到的前行則應是該方的另三味藥桂枝、附子、芍藥，這或許是抄寫者所據本認為附子更為重要，因而將其前移了。成無己本沒有寫出該方組成，而是在卷十中列出方名，其下成無己注文謂："于桂枝湯方內加附子壹枚。炮去皮，破捌片，余依前法。""附子"若加在

① 本稿初成後，筆者在網上搜索到《長春中醫藥大學學報》2007年第3期發表的崔為、王姝琛合寫的《黑城出土的〈傷寒論〉抄頁》一文和《中華醫史雜誌》1998年第2期劉海波《〈黑城出土文書〉醫藥殘文考略》一文，此二文考證雖較為簡略，但也都認為該抄本第一方是"桂枝加附子湯"。

最後，則與趙本相似；而若加在前面，則與抄本近同。

# 四　文獻考證

## （一）從方序數看抄本與《仲景全書》本《傷寒論》同源

以上探討方源時，主要用趙開美《仲景全書》本《傷寒論》作對比。其實，也曾將抄本與《千金翼方》中的傷寒論條文相比，看到二者間的差異情況和前述與趙本間的差異基本相同，但在細節（主要是方序數）上，抄本依然是與趙本更為接近。加上趙本《傷寒論》與宋本的淵源，因此選擇主要與趙本相互比較是理所當然的。

傳世《傷寒論》定本為宋代校正醫書局勘定，于北宋治平二年（1065）刊刻頒行大字本，於北宋元祐三年（1088）刊刻頒行小字本。但當時所刊宋本後世已經失傳。明萬曆年間，趙開美先合刻《注解傷寒論》與《金匱要略》二書，作為張仲景著作的合集，並命名為《仲景全書》。此後偶得一種被認為是北宋小字本的《傷寒論》，趙氏認為此本明顯優於成無己《注解傷寒論》，故以此為底本，重刻並補充在其已初步完成的《仲景全書》中。正如趙開美萬曆己亥（1599）在《仲景全書》自序中所說："既合刻，則名何？從先大夫曰：可哉。命之名'仲景全書'。既刻已，復得宋板《傷寒論》……因復並刻之。"① 在這之後趙開美又加進了《傷寒類證》三卷，而成全璧。

在《仲景全書》的總目錄中，其中的《傷寒論》部分標明是"翻刻宋板傷寒論"。"翻刻"二字，文獻界一般認識是影摹之後上板重刻，也就是和原板近乎一致；但也有人說是版式一致，而字體可以不同。如李致忠《古書版本鑒定》（修訂本）說："翻刻本是照底本的原樣翻雕。它除了可以改變底本的字體以外，它如行款字數、版框大小、邊欄界行、版口魚尾等，都不能改變。"② 反觀《仲景全書》，所含四部書版式行款完全

---

① 《仲景全書·自序》，北京：中醫古籍出版社影印善本中醫經典叢書，2004年版，第 2 頁。

② 李致忠：《古書版本鑒定（修訂本）》，北京：文物出版社 1997 年版，第 97頁。

一致，都是每頁 10 行，每行 19 字；又據上引趙開美自序，已知其中的《注解傷寒論》、《金匱要略》先刊成，這時，《仲景全書》的版式當然已經確定（這個版式應該是趙開美自己設計或挑選的的）。這之後才得到宋板《傷寒論》，確定將其補入《仲景全書》。《仲景全書》中《傷寒論》的版式與另外三部書相同，這就說明，趙開美在刊刻新得《傷寒論》時，是以該本文字內容為底本，版式則一依已經刊成的兩部書另行雕版重印，而不是以影摹的方式刊刻的。再者，《仲景全書》中的每部書乃至每卷的首頁都標示著"趙開美校刻（校正）"，而且這個提示語都單獨占行；《傷寒論》部分還更多一行"沈琳仝校"，古本中不可能留白該行等待後人填寫，所以《傷寒論》部分插入的這兩行就意味著對底本版式的改變，這更是與"影摹"的概念格格不入。楊守敬《日本訪書志》於此有說："然開篇題名下即署'明趙開美校刻，沈琳仝校'字樣，是已非宋本舊式。……乃知趙氏本根源于宋本，但為題校刊姓名，遂移其行第。清常收藏名家，亦為流俗所染。"① 若據此說，已非嚴格的"翻刻"。何況該本為什麼和先刻二書版式行款（行數、字數）相同？楊氏亦似乎未曾注意到這一點，未為之掩飾。

（《傷寒論》與另二書每頁行數、每行字數都相同）

---

① 楊守敬：《日本訪書志》第三冊，臺北：廣文書局 1967 年版，第 603—605頁。

因此，雖然趙開美《仲景全書》本《傷寒論》自稱是"翻刻宋板"，但趙氏使用"翻刻"二字時用法應有別於一般認識。《漢語大詞典》釋："翻刻：本指依原刻本影寫而後上板重刻，後亦泛指翻印。"趙氏之"翻刻"權且可以視為後者吧。學界有將趙開美《仲景全書》版《傷寒論》說成"摹刻"、"影刻"宋板的，強化了趙板約等於宋板的感覺，以致很多人進一步尊稱該本為"宋本"，應該說與歷史事實不符。日本茨城大學真柳誠教授 2015 年於日本醫史學年會發表論文《趙開美"翻刻宋板傷寒論"的問題》，① 對此有更加詳細的討論，可參。②

趙開美翻刻本《傷寒論》與此前的《傷寒論》其他傳本一大不同，就是該本在各方（於每篇中）首出時依序注明了該方的編號，這樣的編序，是為了在該方名再次出現時便於稱引告知所用之方所在序位，而不必重復出現方劑內容（《千金翼方》傳本《傷寒論》將同方條文合併在一起，故不需要編號）。如上文所述，黑水城編號為 F20：W10 的殘抄本《傷寒論》前 2 方亦有方序編號見存，且 2 條中的編序分別對應著趙開美本中的第 7 方"桂枝加附子湯"、第 37 方"甘草附子湯"，二者完全一致；抄本第 3 方又與《傷寒論》中同序的第 38 方對應。因此，基本可以確認，抄本之底本與趙開美《仲景全書》本《傷寒論》底本同源。

另外，在趙氏《仲景全書》本《傷寒論》問世之前，社會上通行著成無己《注解傷寒論》。該本的特點是各藥附有性味記載。這一點在抄本中也有部分反映。但抄本中只有兩味藥附有性味，不能確證仿自成本，倒是可以逆推，成無己加注性味可能已是當時一種民間逐漸形成的習慣，而成氏則在《注解傷寒論》中將其普遍化了。

通行的成無己《注解傷寒論》沒有方劑編號，《仲景全書》本《注解傷寒論》在各方之後卻也是有方劑編號的，不過和《仲景全書》本《傷寒論》相比又小有差別——二書的方序數有所不同。抄本中的第二方中

① 真柳誠：《趙開美"翻刻宋板傷寒論"的問題》，《日本醫史學雜誌》第 61 卷第 1 號，第 49 頁。

② 真柳誠教授還認為，從《仲景全書》本《傷寒論》杏人、桃人寫作"杏仁""桃仁"的文字狀況以及一些其他證據看，趙開美當年所獲"宋本"《傷寒論》很可能是元初翻刻南宋初再刻小字本《傷寒論》。因此，"宋本"之說也還是需要商榷的。

記寫的方序數為"下三十七",恰好與趙開美本的"方三十七"相合,但成無已本中與該條文對應的則是"三十八"方。趙本和成本這個數字差別形成的原因可見下表:

| 方名 | 趙本方序數 | 成本方序數 |
|---|---|---|
| 桂枝附子湯 | 三十六 | 三十六 |
| 去桂(成本"桂枝")加白尤湯 | | 三十七 |
| 甘草附子湯 | 方三十七 | 三十八 |
| 白虎湯 | 方三十八 | 三十九 |

可知,由於桂枝附子湯與去桂加白尤湯同在一個條文,且後方系由前方加減而成,因而趙本中就兩方共用了一個方序數。這樣的共用方序數在使用中有所不便,不盡合理,因而成本改成了分別編序。抄本中"甘草附子湯"方序數與趙本一致,而與成本有別,這在一定程度上提示了抄本與趙本存在著親緣或同源關係,與成本則未必有此關係。因而,抄本中知母、石膏兩藥下的性味就很可能不出自成本,而是出自一種其他的具有此特點的古本。

### (二)從煮藥方法看抄本時代特徵

抄本雖然所存內容不多,但還是反映了一些有特點的內容。這主要反映在抄本第一方和第二方的服法方面。

抄本第 3 行為:

　　　　四錢,水二盞,煮,去滓,溫服。

前述,抄本第 2 行是第一方的後三味藥,最後一味藥是"大棗十二枚",那麼次行前二字"四錢"顯然不是哪一味藥的分量。而後一短語為"水二盞",這種煮藥用水量以"盞"計是北宋以後的一種煮藥方式。二者合觀,應該是煮散法的記載。

煮散,目前已知最早記載是《肘後備急方》卷二第十五篇之老君神明白散(同方又見於同書卷八第七十二)的服用法。唐代方書中稍見增多，在唐代的《千金要方》、《千金翼方》、《外台秘要》這三本重要方書中，就已經出現了數十例。宋臣《新校備急千金要方例》中曾指出："又昔人長將藥者，多作煮散法，蓋取其積日之功，故每用一方寸匕為一服，多不過三方寸匕，然而須以帛裹，煮時微微振動，是古人之意豈須欲多服藥哉？"可知，煮散，原是作為慢性病人"求積日之功"的一種服用法。但客觀上，煮散將藥物破碎成藥末，可以增加藥物有效成分析出量，適當減少藥物的耗用，在藥物資源不足時，不失為一種應對之法。宋代名醫龐安時《傷寒總病論》卷六就曾指出："唐遭安史之亂，藩鎮跋扈，迨及五代，四方藥石鮮有交通，故醫家少用湯液，多行煮散。"[①] 這種做法延續到兩宋，因其法簡便，故一度盛行。

《太平聖惠方》成書於淳化三年（992）。其書大量使用煮散之法。有些方子標名為"湯"，但實際用法也改為煮散。即使是《傷寒論》中的湯劑類的經典名方，在該書中收錄時也成了煮散。如該書桂枝湯服法為："右件藥，搗篩為散，每服四錢。以水一中盞，入生薑半分、棗三枚，煎至六分，去滓，不計時候，熱服。"白虎湯服法為："右件藥，搗篩為散，每服五錢。以水一大盞，入粳米五十粒，煎至五分，去滓，溫服。"小柴胡湯服法為："右件藥，搗羅為散，每服四錢。以水一中盞，入生薑半分、棗三枚，煎至五分，去滓，不計時候，熱服。"

《太平惠民和劑局方》始編於宋徽宗崇寧間（1102—1106），後曾在大觀、紹興、寶慶、淳祐年間多次修補，最後的定本為十卷，共 14 門，788 方。該書以成方便用為其特點，故書中丸散藥佔絕大多數，煮散法使用更為普遍。如麻黃湯服法為："右為粗末，入杏仁膏令勻，每服三錢，水壹盞半，煎至捌分，去滓溫服，以汗出為度。"大青龍湯服法為："右將柒味為粗末，入半夏令勻，每服三錢，水壹盞半，煎至壹盞，去滓溫服，食後。"小柴胡湯服法為："右為粗末，每服三大錢，水壹盞半，生薑伍片，棗壹個擘破，同煎至柒分，去滓，稍熱溫服不拘時。"

宋代這種煮散都是將藥物加工成藥末，然後取少量（三五錢）藥末，用較少量水煎服，這與通行本《傷寒論》每每以一斗左右的水量煎藥的

---

① 龐安時：《傷寒總病論》，見《叢書集成初編》卷六，上海：商務印書館 1936 年版，第 130 頁。

慣例形成明顯差別。例如前文引《傷寒論》白虎湯"以水一鬥"煎藥，而《太平聖惠方》白虎湯的煎藥則只"以水一大盞"。

抄本中的"四錢"，依上述句例應為"右為散（粗末），每服四錢"，只說"四錢"，正是宋代煮散法用語的簡略表達。而抄本第二方"甘草附子湯"的服法更為簡略，連每服幾錢都不寫出，進一步再簡化為"煮，去滓，溫服"，但可以看出應該也屬於煮散法。抄本中這樣的高度簡略，恰恰說明抄本形成時這種煮散法已經成為習慣，具體方法大體相似，不具體寫也沒有關係。因而，從煮藥方式看，抄本內容的形成應該是在兩宋之間。

還要注意的是，如以上舉例，《太平聖惠方》與《太平惠民和劑局方》在言及煮散時，都是用"煎"（《太平惠民和劑局方》中方名中標明為"煮散"的只有"人參煮散"和"丁香煮散"兩例，其下的煎煮法卻也是"煎"），而唐代方書湯劑通常用"煮"，一般只有涉及使用一些特別的輔料如有肉類、魚類、蜜飴類時用才"煎"。抄本前兩方卻都用了"煮"，這在一定程度上表明抄本所據底本或是內容形成的年代應該更偏早一些。

此外，抄本第 2 行寫著"生姜"，古代正字通例應是"生薑"，南宋以後的俗方書始有寫作"姜"的。抄本作"姜"，則又提示抄本應是南宋以後抄成的。

# 五　其他考證

關於抄本，還有幾個問題需要進一步探討。

## （一）關於第一行的殘字與可能存在闕行

抄本的第一行只剩一殘文，馬繼興先生《中國出土古醫書考釋與研究》一書將其識為"麻"，並連屬下行將下行首藥寫作"麻生薑"，似不成文。從殘跡看，此字應為"厥"字。已知第一方為"桂枝加附子湯"，根據抄本先方後證的錄寫慣例，後一行殘留著該方中的三味藥，那麼之前的一行應有內容大約為：

桂枝加附子湯 ____ 桂枝三兩 <sub>去皮</sub>　　附子一枚 <sub>炮去皮破</sub> ____ 芍藥三兩

　　即方名和桂枝、附子、芍藥三個藥名以及相應用量（附子下的"炮去皮破"或當作"炮去皮破捌片"）。比照第 5 行的文字量，這些文字應該佔滿一行，而其中不應該包含這個"厥"字。再從行間距看，"厥"字所在行與下麵的三個藥物所在第 2 行之間空當較大，或許有可能還有一行字，桂枝、附子、芍藥三個藥名以及相應用量寫在這一行，只是因為抄本該行上部的殘損而看不到了。如果這樣，抄本實際上是應該有 11 行文字的。但是，"厥"字所在行後面的間距也不是足夠寬，因此，若存在這一闕行，該行文字應較小，且與"厥"字所在行十分靠近，不過這又與圖中各行間距的實際情況不甚相合。因此，"厥"字出現在這裡也還有可能是其他未知的原因造成的。

### （二）為什麼第一方不與後方同序

　　抄本第二方"甘草附子湯"為《傷寒論》中的"方三十七"；其後的協力廠商"白虎湯"雖然方序數未出現，但"白虎湯"在趙本中恰恰就是合於順序的"方三十八"。則其前方理應是"方三十六"（《傷寒論》中該條處闕"方"字，不合全書體例），馬繼興先生就"猜想"第一方應是"桂枝附子湯"。但如上文所揭，抄本實際上抄了第七方"桂枝加附子湯"。

　　為什麼會這樣呢？

　　由於抄本內容太少，回答這個問題，不免要"猜想"。

　　筆者注意到，三十六方"桂枝附子湯"和七方"桂枝加附子湯"這兩個方名甚為相似（內容上主要也只是後者比前者多一味芍藥），因而認為，抄本中原本應該依序抄第三十六方的"桂枝附子湯"，但由於抄寫人"一不小心"，注意到《傷寒論》前面還出現過"桂枝加附子湯"，於是弄混了兩個相近方名的方，改而抄寫了前面的"桂枝加附子湯"條文、方證，並連帶抄成了該條文所在的方序數。

### （三）"下七"與"下三十七"

　　前面已經說到，從相關內容的對比看，抄本"下七"、"下三十七"二條與《傷寒論》中的"方七"與"方三十七"從序數看是對應的。但傳世本中的"方"字意思明確,抄本中的"下"字意思卻不怎麼分明,應該怎麼理解呢?

首先,"方"字與"下"字字形不相近,不太會形近誤寫,況且這樣簡單的字也不大會連續兩處誤寫。

根據具體情況,筆者認為:

"下"可能是提示篇序的。"方三十七"出於《傷寒論·辨太陽病脈證並治下第七》,因而抄本"下三十七"中的"下",似乎是指"下篇"。即位於太陽病下篇的第 37 方。

但如果照此類推,"方七"出於《傷寒論·辨太陽病脈證並治上第五》,位於太陽病上篇,那抄本就應該記為"上七",為什麼抄本不是"上",卻也是"下"呢?筆者認為,這很有可能源於抄錄者並不十分明白這個方序的含義。若按常規順序抄錄,原本該方應該抄寫"桂枝附子湯",相應地其方序數應是"下三十六";但後來抄成了"桂枝加附子湯",方序數就應是"上七"。可是因為先前的印象,在方名改變之後,抄寫者雖然相應地將方序數寫了"七",但表明篇序的提示字卻下意識地保留了原本要寫的"下三十六"中的"下"。這樣,就寫成了"下七"。

——姑且一猜,或許如此。

# 結　語

(一)黑水城編號為 F20:W10 的殘抄本,現存 10 行文字,其抄錄格式為先方後證,與各種傳世《傷寒論》不相同。

(二)抄本內容是源於《傷寒論》的 3 個條證與方劑。3 條分別對應著趙開美本中的第 7 方"桂枝加附子湯"、第 37 方"甘草附子湯"與第 38 方"白虎湯"。抄本有方序編號,並且與趙開美本相一致,因此,殘抄本與趙本存在同源關係。殘抄本與成本的關係則不能確定。

(三)抄本中煎煮法為煮散法,且行文簡略,這提示著抄本成於煮散法盛行的兩宋年間:內容形成可能偏早,而抄寫時間則可能在南宋(或更後如元代)。

[沈澍農,南京中醫藥大學教授]

# 《金縢》篇中的禱辭及相關文字的釋讀*

王化平

**摘　要**　文章以今本《金縢》的前半段為研究對象，先梳理了前半段的脈絡，然後結合甲骨卜辭、簡帛文獻和傳世文獻中的一些疾病占卜、禱告資料，分析疾病禱告的一般流程。作者依據這個流程及學界的一些意見，解釋了"穆卜"、"戚"、"丕子"三個疑難字詞的意義。認為"穆卜"就是占問疾病是否痊癒。"戚"憂的意思，"未可以戚我先王"當是反問句。"丕子"當讀作"懱子"，為使子孫患疾的意思。通過與同類資料的比較，可以看出清華簡《金縢》確實經歷過刪改，並導致文本多處出現矛盾，甚而與古代疾病禱告儀式不相符。

**關鍵詞**　《金縢》　禱辭　疾病　周公　清華簡

今本《尚書·金縢》篇敍述周武王重病之際，周公祈禱先王，希望以己身代替周武王，然後周武王痊癒。此過程是先秦社會常見的疾病禱告，在傳世文獻和出土文獻中多有其事。將《金縢》篇的內容與其他文獻中的疾病禱告相比較，會發現一些異同。這些異同既可以幫助理解古代疾病禱告的一般情形，也可以幫助理解《金縢》篇中的一些疑難。此前

* 本文系國家社科基金重大項目"簡帛醫書綜合研究"（12&ZD115）的階段性成果之一。

雖然有學者比較過《金縢》和楚簡、秦禱病玉版中的禱辭，① 但他們的重點在雙方的共同點上，對很多內容未曾深入分析。本文嘗試在學界已有成果的基礎上，對古代疾病禱告的流程做一番整理，然後以此為基礎，辨析《金縢》篇中部分疑難字詞的意義，並考察清華簡本的一些情況。

## 一 《金縢》篇中的疾病禱告

為準確分析篇中的禱告過程及相關細節，下文將此部分內容分為三節，並依次作出分析。首先看開篇的第一節：

> 既克商二年，王有疾，弗豫。二公曰："我其為王穆卜。"周公曰："未可以戚我先王？"公乃自以為功，為三壇同墠。為壇於南方，北面，周公立焉。植璧秉珪，乃告太王、王季、文王。

文中"二公"是指太公、召公，他們二人計畫為此占卜。但周公否定了這種做法，理由是："未可以戚我先王？"這句話有多種理解，這裡依周秉鈞的意見，將它理解為反問句，意思是難道不可以向先王禱告嗎？不過，周秉鈞將"戚"讀為"禱"。② 但筆者認為，既然將這句話理解為反問句，則將"戚"讀如本字就可以。"戚"即憂，所謂"戚我先王"，意即使先王擔憂，是向先王禱告的一種委婉說法。"公乃自以為功"句中

---

① 李學勤：《〈尚書·金縢〉與楚簡禱辭》，原載《中國經學》第1輯，南寧：廣西師範大學出版社 2005 年版。現收入《文物中的古文明》，北京：商務印書館 2008 年版，第 408—412 頁。羅新慧：《說新蔡楚簡中的禱辭》，《中國歷史文物》2007 年第 1 期。馮時：《清華〈金縢〉書文本性質考述》，《清華簡研究》第一輯，上海：中西書局 2012 年版，第 152—170 頁。其他一些論述僅是有所涉及，如陳斯鵬：《戰國秦漢簡帛中的祝禱文》，《學燈》2008 年第 5 期。孔子 2000 網，http://www.confucius2000.com/qhjb/zgqh.htm。宋華強：《新蔡葛陵楚簡初探》，武漢：武漢大學出版社 2010 年版。
② 周秉鈞：《尚書易解》，上海：華東師範大學出版社 2010 年版，第 139 頁。

的“功”，在《史記》中改為“質”，意思是抵押。① 也就是說，周公試圖用自家性命為抵押，換取先祖降福于周武王。這種行為在古籍中被稱為“移過”或“移禍”。《左傳·哀公六年》、《史記·楚世家》都記有楚昭王之將相欲移禍於自身的故事。而就世界範圍來看，“移禍”這種轉嫁災禍的巫術也並不鮮見，弗雷澤在其名著《金枝》中就專門撰寫了一章，收集了許多事例。②“移禍”是需要“自以身禱於神”的，故在第二節中主要是禱詞：

> 史乃冊，祝曰：“惟爾元孫某，遘厲虐疾。若爾三王是有丕子之責於天，以旦代某之身。予仁若考能，多材多藝，能事鬼神。乃元孫不若旦多材多藝，不能事鬼神。乃命於帝庭，敷佑四方，用能定爾子孫於下地。四方之民罔不祗畏。嗚呼！無墜天之降寶命，我先王亦永有依歸。今我即命於元龜，爾之許我，我其以璧與珪歸俟爾命；爾不許我，我乃屏璧與珪。”

在這段禱詞中，周公提出了一個很重要的問題，即“能事鬼神”。古籍中提到“事鬼神”時，主要強調的是祭祀。而在一些思想家眼中，“事鬼神”並非“祭而已矣”，如《墨子·尚同中》雲：

> 其事鬼神也，酒醴粢盛不敢不蠲潔，犧牲不敢不腯肥，珪璧幣帛不敢不中度量，春秋祭祀不敢失時幾，聽獄不敢不中，分財不敢不均，居處不敢怠慢。曰：其為正長若此……③

縱然是墨子所說的這些內容，仍與周公強調的“予仁若考能，多材

---

① “功”，清華簡本作從示從工之字（以下用△代替），關於此字的考釋，可以參看劉樂賢《清華簡〈金縢〉“△”字臆解》，《清華簡研究》第一輯，第 171—174 頁。

② ［英］J. G. 弗雷澤著，汪培基等譯：《金枝：巫術與宗教之研究》，北京：商務印書館 2012 年版，第 839—850 頁。

③ 孫詒讓：《墨子間詁》，北京：中華書局 2001 年版，第 82—83 頁。

多藝"存在不小的差距。《尚書·伊訓》中有："敢有恆舞於宮，酣歌於室，時謂巫風。"孔穎達正義雲：

> 《楚語》雲：民之精爽不攜貳者，則明神降之，在男曰覡，在女曰巫。又《周禮》有男巫、女巫之官，皆掌接神。故事鬼神曰巫也。廢棄德義，專為歌舞，似巫事鬼神然，言其無政也。①

巫覡祭祀祈禱時以歌舞娛神，周公說自己"仁若考能，多材多藝"，其實是將自己設定為一個類似於巫覡的角色，認為自己足以令鬼神滿意。② 大體來說，這是一個極其謙卑的姿態。在強調自己"能事鬼神"外，周公又舉出了周武王"不能事鬼神"的兩條理由，一是"不若旦多材多藝"，二是"乃命於帝庭，敷佑四方"。簡而言之，周武王不僅在"事鬼神"上不及周公，而且又另有重任，即"乃命於帝庭，敷佑四方"。此任務周武王完成得非常好："四方之民罔不祗畏。"如果武王病逝的話，則"墜天之寶命"。如果繼續擔當此任的話，則"我先王亦永有依歸"。"我先王亦永有依歸"這句話包含了一層意思：若周武王"墜天之寶命"的話，服事於帝庭的先王將會遇到困難，他們所受的祭祀也將受到影響。祈禱的最後，周公說："爾之許我，我其以璧與珪歸俟爾命；爾不許我，我乃屏璧與珪。"有些學者認為，這幾句話表現出了對鬼神的威脅與利誘。這其實是一種誤解。裴駰《史記集解》注"以俟爾命"引馬融雲："待汝命。武王當愈，我當死也。"③ 孔穎達正義雲：

> 爾之許我，使卜得吉兆，旦死而發生，我其以璧與圭歸家，待汝神命我死，當以珪、璧事神。爾不許我，使卜兆不吉，發死而旦生，

---

① 孔穎達《尚書正義》，阮元校刻：《十三經注疏》，北京：中華書局影印本，1980 年版，第 163 頁。

② 關於樂舞與原始宗教的關係，可以參考詹鄞鑫《神靈與祭祀：中國傳統宗教綜論》第四章第二節、第三節，南京：江蘇古籍出版社 1992 年版，第 272—284 頁。

③ 《史記·魯世家》，點校本二十四史修訂本，北京：中華書局 2014 年版，第 1835 頁。

我乃屏去璧之與圭，言不得事神，當藏珪、璧也。①

　　按孔穎達的解釋，周公最後這幾句話的意思是以珪、璧作為自己的陪葬，使自己死後得以供奉于祖先。若周公不死，自然不能供奉珪、璧，只能將它們重新收藏起來，不再就此事煩擾祖先。從當時的情況看，若周公要在禱告後奉上珪、璧，他就不會說"爾之許我，我其以璧與珪歸俟爾命"，而是說馬上奉上珪與璧才是。在祈禱中許諾供奉，這可能是古人祈禱的慣常做法，李學勤先生曾舉秦禱病玉版為例，極有說服力。② 在玉版之外，其他文獻中的相關記錄亦可說明此點。《左傳》哀公二年，蒯聵在戰前禱告祖先時說：

　　　曾孫蒯聵，敢昭告皇祖文王，烈祖康叔，文祖襄公，鄭勝亂從，晉午在難，不能治亂，使鞅討之，蒯聵不敢自佚，備持矛焉，敢告無絕筋，無折骨，無面傷，以集大事，無作三祖羞，大命不敢請，佩玉不敢愛。

　　所謂"佩玉不敢愛"即是承諾奉獻祭品。而在《左傳·昭公二十年》記齊侯病重時，梁丘據等說："吾事鬼神豐，於先君有加矣，今君疾病，為諸侯憂，是祝史之罪也……"除卸責之外，梁丘據的話亦表明在當時人的心目中，侍奉鬼神豐厚的話，則應當可以實現目的。在包山楚墓出土的卜筮祭禱簡中，第 200 簡記載著這樣兩句話："志事速得，皆速賽之。"③ 所謂"賽"是指對神靈所賜福佑的回報，這兩句話顯然是對神靈

---

　　① 孔穎達：《尚書正義》，第 196 頁。

　　② 李學勤：《秦玉版索隱》，原載《故宮博物院院刊》2000 年第 2 期，現收入李學勤《中國古代文明研究》，上海：華東師範大學出版社 2005 年版，第 171—174 頁。

　　③ 湖北省荊沙鐵路考古隊：《包山楚簡》，北京：文物出版社 1991 年版，第 32 頁。整理者將引文中的"速"字讀作"兼"，但其他學者有釋作"速"的，也有釋為"逝"的，各家意見參考朱曉雪《包山楚簡綜述》，福州：福建人民出版社 2013 年版，第 534 頁。第 199、200 簡上的記錄雖然不與疾病相關，但對理解古代的祭禱仍有參考意義。

許下的承諾，表示遂願之後將速速祭祀之。

事實上，祭祀祈禱就是人與神之間的一種交易，交易自然離不開"討價還價"。這種思維基於人們對神靈的崇拜，以及神靈是可以撫慰的這種理念。而就周公所作的"移禍"來說，本身就帶有深厚的巫術色彩，當巫術與祖先崇拜融合在一起時，便產生了看似頗像"威脅祖先"的行為。袁枚以為："如握果餌，以劫嬰兒，既驕且吝，慢神蔑祖。"① 這種理解顯然是錯誤的，並不符合先秦時期人們對人、神關係的認知。

不過，需要注意的是，清華簡本這幾句話寫作"爾之許我，我則晉璧與珪。爾不我許，我乃以璧與珪歸"。然而周公得知三王答復的方式在簡本中並沒有出現，在今本中則有"今我即命於元龜"，可知簡本是經過刪改的。將"我其以璧與珪歸俟爾命"改為"我則晉璧與珪"，可能是為了迎合古代社會一般情況下禱、祠相繼而行的慣例。將"我乃屏璧與珪"改為"我乃以璧與珪歸"，是為了表現周公順從神命的形象。不過，簡本的這種改編出於何種動機，又有何種背景，仍有待考證。

完成祈禱之後，周公又做了占卜，以驗證祈禱是否有效：

> 乃卜三龜，一習吉。啟籥見書，乃並是吉。公曰："體！王其罔害。予小子新命於三王，惟永終是圖；茲攸俟，能念予一人。"公歸，乃納冊於金縢之匱中。王翼日乃瘳。

由於卜問三龜都是吉兆，所以周公認為"王其罔害"，言其病會痊癒。而"王翼日乃瘳"一句則正好應驗了周公的祈禱、占卜。

從《金縢》篇上半部分看，病重而卜在西周初年乃是常見的事情，而周公直接否定占卜，將自身質押於神而行禱告，則是非常之舉。周公禱告的對象是祖先神，而非某種自然神，或天帝，這與商周以來對祖先神的崇拜是相合的。在禱告過程中，周公以商討的口吻陳述了武王去世、自己代罪之間的利害關係：武王去世則不能完成天命，更難保證正常地祭祀祖先，自己去世則不僅可愉悅祖先，亦可由武王完成天命。在禱告的末尾，

---

① 袁枚：《金縢辨》，《小倉山房文集》卷二十二，載王英志主編《袁枚全集》第二冊，南京：江蘇古籍出版社 1993 年版，第 381 頁。

周公尤其強調了天命："嗚呼！無墜天之降寶命，我先王亦永有依歸。"依其口吻，保有天命亦是合乎祖先之志的選擇。而欲保有天命，就須使武王痊癒。正是因為此點，所以周公於占卜之後判斷"王其罔害"的同時說："予小子新命于三王，惟永終是圖。"

就思想層面而言，"天命"在周公的禱辭中佔有重要的分量，這與西周初年的歷史背景是非常契合的。周公能以商討式的口吻禱告，其底氣就在於他認為武王承受了天命，且承受天命是其家族幾代人一直孜孜追求的目標。在清華簡《金縢》中，有"命於帝廷，溥有四方，以定爾子孫於下地"三句，但沒有"嗚呼！無墜天之降寶命，我先王亦永有依歸"這三句。由於沒有強調天命之不可違，清華簡此處在意義上顯然不夠完整。程浩先生認為清華簡"在抄寫之前就有脫簡"，[1] 也就是說清華簡的底本或許存在脫簡。但從清華簡上下文的情況看，既無"今我即命於元龜"一句，也無"乃卜三龜"以下的文字，導致讀者看不出周公施行過占卜。這就與開篇否定二公占卜的記載相契合，顯然應是有意的安排，而非文本的意外受損。此處刪去"無墜天之降寶命"幾句話，顯示清華簡本的改編者對西周初年的情形已有許多隔膜。

從以上分析看，雖然今本《金縢》篇的成書時間存在許多爭議，但大體可以肯定的是，篇中所述故事是有其原型的，並非虛構。其中所載的禱辭富有個人色彩和時代特色，無疑是現存文獻中最早的一份禱辭，為人們瞭解西周初年的疾病禱告提供了寶貴的材料。

## 二　其他先秦文獻中的疾病禱告

在商代甲骨卜辭中，有許多疾病占卜，也多涉及禱告、祭祀，可以作為研究疾病禱告的參考材料。據學者的整理和研究，商代甲骨卜辭中的疾病占卜大多集中在武丁時期，此後則較少。由於商人對占卜的重視，因病

---

① 　程浩：《清華簡金縢性質與成篇辯辨》，《上海交通大學學報》2013 年第 4 期。

占卜、禱祭祖先應該是比較常見的:①

1. 貞:小疾,勿告於祖乙。〔《甲骨文合集》(以下簡稱《合集》) 06120 正.1〕

2. 貞:有疾,自惟有害。(《合集》11506 正.3)

3. 貞:有疾,自不惟有害。(《合集》11506 正.4)

4. 旬有祟,王疾首,中日雪。(《合集》13613)

5. 有疾目,不延。(《合集》13620 正.1)

6. 有疾目,其延。(《合集》13620 正.2)

7. 貞:疾舌,祟於妣庚。(《合集》13635.1)

8. 貞:疾齒,禦於父乙。(《合集》13652.1)

9. 〔貞〕王疾,不惟大示。(《合集》136997 正甲)

10. 貞:王疾,惟大示。(《合集》13697 正乙.1)

11. 貞:告疾於祖乙。(《合集》13849)

12. 貞:作〔告〕疾於祖辛,正。(《合集》13852)

13. 貞:告疾於祖丁。(《合集》13853)

此類卜辭的"告"就是禱告於祖先,"希望祖先給予援助"。② 從卜辭看,商人在禱告、祭祀時是要進行占卜的,以此確保禱告或祭祀能被鬼神接受。在商人的疾病占卜中,卜問病因是常見的目的之一。許進雄先生據胡厚宣、嚴一萍等人的研究,將商人卜得的病因歸為四類。③ 一是鬼神

---

① 以下卜辭釋文據胡厚宣主編的《甲骨文合集釋文》,北京:中國社會科學出版社 2009 年版。為方便行文,採用寬式釋文。

② 許進雄:《中國古代社會:文字與人類學的透視》,臺北:臺灣商務印書館 1988 年版,第 385 頁。嚴一萍:《中國醫學之起源考略》一文說:"更有禱祝於先祖妣的,稱為'告疾'或'福告'。"並與《金縢》所記故事作了簡單比較。其文初載於《大陸雜誌》1951 年第 2 卷第 8、9 期,亦收錄於郭正昭、陳勝昆、蔡仁堅編撰《中國科技文明論集》,臺北:牧童出版社 1978 年版,第 452—473 頁。

③ 胡厚宣:《殷人疾病考》,《甲骨學商史論叢初集》,齊魯大學國學研究所 1944 年版;嚴一萍《中國醫學之起源考略》;許進雄:《中國古代社會:文字與人類學的透視》,第 383—384 頁。

作祟，二是突變的氣候，三是飲食不慎，四是夢魘所致。其實，第四類雖說是"夢"，但因古人對夢的認識與鬼神有關，故此當與第一類本質上相同。另外，在卜辭中也發現有卜問疾病是否繼續或痊癒的，如上舉第 5、6 條。這兩條是一組對貞卜辭，貞問眼病是否會繼續。在殷商的疾病卜辭中，卜問禱告或乞求祖先佔有相當大的比重，這一點對認識《金縢》篇中周公的做法有很好的參照意義。周公禱於三王雖然不同於二公的占卜，但確實是當時人們面臨疾病的應對措施之一。

在周原發現的甲骨中，也有禱病的卜辭:①

翌日甲寅其商白瘳
八七五六八七
其禱白有瘳
八六七六八八
我既商禱白有
八七六八六七

上述卜辭對禱告的原因、目的、方案都有非常清楚的說明，不僅有祭祀前的占卜，也有祭祀後的占卜。其中"白"字，雖然各家理解略有不同，但大體可以確定此詞可以領起祈使或願望。由於此片甲骨與《金縢》所記故事在時代上較相近，故有極其重要的參考意義。這片甲骨說明，西周初年的一些禱病祭祀會有以下步驟：制訂祭祀方案、占卜、禱告、占卜、祭祀後占卜。卜辭中並未說明祭祀對象，可能是省略的原因。在這一系列的工作中，占卜顯然佔有重要地位，是人神溝通不可或缺的手段，人的所有行動都有賴占卜獲得神靈的態度。

傳世文獻中的疾病禱告並不多，且多語焉不詳。從與疾病禱告相關的

---

① 　相關研究文章有曹瑋：《周原新出西周甲骨文研究》，《考古與文物》2003 年第 4 期，第 45 頁；李學勤：《新發現西周筮數的研究》，參見《周易溯源》，成都：巴蜀書社 2006 年版，第 234—242 頁；蔡運章：《周原新獲甲骨卜筮文字略論》，《史海偵跡：慶祝孟世凱先生七十歲文集》，香港：新世紀出版社 2006 年版；張俊成：《扶風齊家村 H90 卜骨刻辭補釋》，《考古與文物》2011 年第 2 期。

疾病占卜看，占卜與祭祀、禱告常常相隨而行。例如《左傳·昭西元年》：

> 晉侯有疾，鄭伯使公孫僑如晉聘，且問疾。叔向問焉，曰："寡君之疾病，卜人曰'實沈、台駘為祟'，史莫之知。敢問此何神也？"子產曰："昔高辛氏有二子，伯曰閼伯，季曰實沈……則實沈，參神也。……則台駘，汾神也。"

卜者雖然瞭解到是實沈、台駘作祟，但不知二者底細，自然不知如何祭祀。又《左傳·哀公六年》載楚昭王患疾而卜：

> 初，昭王有疾，卜曰："河為祟。"王弗祭，大夫請祭諸郊，王曰："三代命祀，祭不越望。江漢雎章，楚之望也。禍福之至，不是過也。不穀雖不德，河非所獲罪也。"遂弗祭。①

上引占卜的目的是弄清楚患病是何種鬼神作祟，實際是為祭祀做準備。與這個故事並載的還有太史預言昭王有災，而後有大臣"請自以身禱於神"的故事。兩相比較可知，遇災患之時，卜祟而後舉行祭祀和移禍實際是兩種不同的處理方式。

疾病占卜除卜祟外，還可以卜問疾病是否可以痊癒。② 從這個角度看，有關《金滕》篇"未可以戚我先王"一句的一些紛爭就很好釐清。二公欲"穆卜"，其實是想知道周武王久疾未愈是何方鬼神作祟，並為下一步的祭祀做準備；或是詢問疾病是否可以痊癒，以便做相應準備。但周公否定了這種做法，決定禱於先祖，移禍於自身。古人卜筮是以龜、蓍草（數）等為媒介問於鬼神，實際上是卜者與龜、蓍草（數）的直接對話，

---

① 《史記·楚世家》將此事與楚國將相欲為昭王移禍連載，似乎並為一事。而依《左傳》的記載，兩事發生的時間應當不同，不可合為一事。

② 楊華：《出土日書與楚地的疾病占卜》，《武漢大學學報》2003 年第 5 期。又收入《新出簡帛與禮制研究》，臺北：臺灣古籍出版有限公司 2007 年版，第 101—116 頁。

《詩·小雅·小旻》說"我龜既厭，不我告猶"，《周易·蒙》說"初筮告，再三瀆，瀆則不告"，《洪範》"龜從，筮從"，以及《史記·龜策列傳》說龜之神靈都可證明此點。因此，將"未可以戚我先王"中的"戚"釋為憂、近，認為全句系否定句是說不通的。一方面，"穆卜"不是卜者與先王直接對話，所以談不上"憂"或"近"，更何況二公並未說要卜於"三王"。① 另一方面，此時所有人都不知道武王久病未愈是何者為祟，所以也不可以將"戚我先王"理解為使先王缺少服事之人。

　　周秉鈞以為全句是反問句，這在所有的解釋中是最切合當時語境，以及古人卜病、禱病行為的。當時人遇疾病久治不愈，可以卜祟、卜瘳，也可以禱告祖先或其他神靈。大體來說，卜瘳是一種消極的方法，因為它並不會對疾病產生任何的影響。至於卜祟，其實是為祭祀禱告做準備，單是卜祟同樣不可能對疾病產生積極影響。所以，各式占卜都是消極的方法。而禱告祭祀則不是，因為它們可能對疾病產生積極影響，甚至使患者痊癒。從這個角度來看，古人面對疾病時，祭祀禱告應是相對積極的方法。"未可以戚我先王"一句通過反問，不僅否定了太公、召公的消極方法，而且提出了或許更有效的方法。這個理解在目前看來，是最合適的。

　　有祭祀的話，自然會有禱告。《史記·蒙恬傳》中有一個周公為成王禱告的故事，雖不可信，但其禱辭卻可幫助我們瞭解古代社會中，這類禱告應該說哪些話，表達哪些意思：

　　　　周成王初立，未離繈緥，周公旦負王以朝，卒定天下。及成王有病，甚殆，公且自揃其爪，以沈於河。曰："王未有識，是旦執事。有罪殃，旦受其不祥。"乃書而藏之記府，可謂信矣。

　　這個故事中，周公將罪責歸咎於自己，希望鬼神能放過無辜的成王。

---

　　① 《金縢》"乃卜三龜"一句，《魯世家》作"於是乃即三王而卜"，這應該是誤解。"乃卜三龜，一習吉"，孔安國傳雲："習，因也。以三王之龜卜。一，相因而吉。"孔穎達正義則雲："龜形無異代之別，但卜法既別，各用一龜，謂之三王之龜耳。每龜一人占之，其後君與大夫等揔占三代之龜，定其吉凶。"以"三龜"指"三王之龜"，這個解釋更為可信。見《尚書正義》，第 196 頁。

也就是說，這類禱辭中需要承認自己（患者）的罪責，以此換取鬼神的寬宥。

目前所知較為詳細的疾病禱辭記載在一件秦國玉版上，從這件玉版上的文字看，禱告者在鬼神面前極其恭敬虔誠，在承認自己罪責的同時，又許以玉器等祭品。

> 周世既沒，典法散亡。惴惴小子，欲事天地。四極三光，山川神祇，五祀先祖，而不得厥方。犧牲既美，玉帛既精，餘毓子厥惑，西東若惷。
>
> 東方有土姓，為刑法民，其名曰經，絜可以為法，□可以為政。吾敢告之，餘無罪也，使明神知吾情。若明神不□其行，而無罪□宥，□□蟄蟄，烝民之事明神，敦敢不精？
>
> 小子駰敢以玠圭、吉璧吉紐，以告子華大山。大山有賜□，已吾腹心以下至於足髀之病，能自複如故，請□祠用牛犧貳，其齒七，□□□及羊豢，路車四馬，三人壹家，壹璧先之；□□用貳犧羊豢，壹璧先之；而複華大山之陰陽，以□□咎，□咎□□，其□□裡，世萬子孫，以此為常。苟令小子駰之病日複故，告大令、大將軍，人壹□□，王室相如。①

上述禱辭中，既解釋了祈禱者的罪過，同時許諾豐厚的祭品。換而言之，疾病既然是鬼神作祟，解釋患者的罪責自是必不可少的，而許諾豐厚祭品則可視作擔負罪責的方式之一。

但在《金縢》中，似乎沒有涉及罪責的話。在周公的禱辭中，大部分句子的意義是明白清晰的，唯有一句"若爾三王是有丕子之責於天"至今爭訟不已。此句清華簡作："爾毋乃有備子之責在上"。"備"與"丕"應屬通假關係，當無疑義，爭議的焦點是"丕子"的意義。此句之前是周公陳述周武王病重，下句是周公請求以己身代武王。從上下語境看，"若爾三王是有丕子之責於天"或有將病因歸於"三王"怪罪的用

---

① 釋文據李學勤《秦玉版索隱》，原載《故宮博物院院刊》2000 年第 2 期，現收入李學勤《中國古代文明研究》，第 171—174 頁。

意。清華簡用"毋乃"一詞，既有反詰語氣，也帶一定的推測，是比較切合語境的。若非如此，周公禱於三王就是"挑水走錯了碼頭"，完全弄錯了祈禱的對象。古人常將患疾緣由歸於得罪鬼神，而鬼神又是非常多的，除祖先神之外，還有諸多的自然神，如山川神靈等。周公在沒有占卜問祟的情況下，是不可能知道作祟者的。因此，"若"字當是假設辭。而"丕"字，當讀為"憊"。"憊"有疲憊義，也可指由疾病引起的身體困乏、贏弱。《韓非子·六反》："愛棄發之費，而忘長髮之利，不知權者也。夫彈痤者痛，飲藥者苦，為苦憊之故，不彈痤飲藥，則身不活，病不已矣。"① 其中的"憊"是指疾病所引致的身體疲乏。《周易·遯·象傳》雲："系遯之厲，有疾憊也。"以"疾"、"憊"並言，可知"憊"亦是指疾病導致的身體虛弱。《素問·脈要精微論》："腰者，腎之府，轉搖不能，腎將憊矣。膝者，筋之府，屈伸不能，行則僂附，筋將憊矣。骨者，髓之府，不能久立，行則振掉，骨將憊矣。"② 在古書訓釋中，亦有將"憊"直接訓為"病"者，如《莊子·山木》"何先生之憊邪"，成玄英疏雲："憊，病也。"陸德明《經典釋文》則雲："憊，司馬本作病。"另，《一切經音義》卷八十一"齒憊"注引《廣蒼》雲："憊，疾也。"③"子"指子孫，"責"是責罰。"若爾三王是有丕子之責於天"意即"若是三王在天上施行使子孫生疾的責罰"。

在周公的禱辭中，既表示要承擔責罰，又提出了以己身代替武王受過的方案，最後又說"爾之許我"、"爾不我許"云云。從這些內容看，周公這段話的重點是提出方案，並希望祖先能夠接受這個方案。因此，這段話的性質與楚地所出卜筮祭禱簡中第二次占卜前所說的話相類。

　　　　大司馬悼滑將楚邦之師徒以救巴之歲，荊夷之月己卯之日，五生以丞德為左尹舵貞：出入侍王，自荊夷之月以就集歲之荊夷之月，盡

---

① 王先慎：《韓非子集解》，北京：中華書局1998年版，第416頁。

② 《黃帝內經》，人民衛生出版社據明嘉靖二十九年顧從德影宋刻二十四卷本《素問》、明趙府居敬堂本《靈樞經》影印，2013年版，第39頁。

③ 宗福邦、陳世饒、蕭海波主編：《故訓匯纂》，北京：商務印書館2003年版，第825頁。

集歲，躬身尚毋有咎。一六一一六一六一一六六一。占之：恒貞吉，少有感於宮室蔽。① 以其故說之。與禱宮後土，一羖。舉禱行，一白犬，酒食。閱於大門，一白犬。五生占之曰：吉。②

彭浩先生在整理報告中將卜筮祭禱簡中的第二次占卜看成是“祭禱鬼神之後，根據鬼神的指示所作的最後判斷之辭”。③ 隨著研究的深入，現在學界一般把第二次占卜看成是對祭禱計劃的卜問。④ 以上舉簡文為例，占卜前說出祭祀計劃，並犧牲種類和數量等具體細節，然後說出祭祀的目的，最後才是卜問，以求神靈允准祭祀方案。《金縢》篇中，周公所謂的“自以為功”，即相當於以自己為祭品，奉獻給三王，以求三王寬恕武王。此計畫是否可行，是要通過占卜來確認的。所以，周公祈禱之後“乃卜三龜”，這顯然符合古代禱病習俗。“乃卜三龜”之下的一段話在清華簡中沒有出現，遂使周公的祈禱有頭無尾，應當不是文獻的原貌。許多學者認為清華簡《金縢》是戰國時期的抄本，且經歷過改動，⑤ 這是非常可信的。今本保留有這段話，當然更接近文獻原貌。

簡而言之，祭禱與占卜是緊密相連的，有祭禱就當有占卜。在《金縢》篇中，周公在禱告前並無占卜，這可能是特例。那麼，周公為什麼

---

① 此字從劉信芳釋，參見氏著《包山楚簡解詁》，臺北：藝文印書館 2003 年版，第 244 頁。

② 釋文用寬式，並綜合了諸家意見，參見劉彬徽、彭浩、胡雅麗和劉祖信《包山二號楚墓簡牘釋文與考釋》，載湖北省荊沙鐵路考古隊《包山楚墓》，第 367—368 頁；陳偉主編《楚地出土戰國簡冊》（十四種），北京：經濟科學出版社 2009 年版，第 95 頁；朱曉雪《包山楚簡綜述》，第 847 頁。

③ 彭浩：《包山 2 號楚墓卜筮祭禱竹簡的初步研究》，楚文化研究會：《楚文化論集》第 2 集，武漢：湖北人民出版社 1991 年版，第 325—347 頁。

④ 李學勤：《竹簡卜辭與商周甲骨》，《鄭州大學學報》1989 年第 2 期。又如陳偉說：“敓辭中所述禱祠，均為擬議中事。”參見《包山楚簡初探》，武漢：武漢大學出版社 1996 年版，第 159 頁。

⑤ 參見馮時《清華〈金縢〉書文本性質考述》，《清華簡研究》第一輯，第 152—170 頁；程元敏《清華楚簡本〈尚書·金縢篇〉評判》，《傳統中國研究集刊》第九、十輯合輯，上海：上海人民出版社 2012 年版；彭裕商《〈尚書·金縢〉新研》，《歷史研究》2012 年第 6 期。

要制止二公占卜呢？這就要說到對"穆卜"的解釋。

由於"穆"有恭敬之義，所以一般釋"穆卜"為恭敬地占卜。這個釋義在"我其為王穆卜"一句中尚可說通，到成王說的"其勿穆卜"中就不好解釋了。司馬遷將這句話轉寫成"自今後其無繆卜乎"，顯然不將"繆卜"理解為一般的占卜。成王當時意思是不要再占卜了，既然要制止占卜，他何以用表示恭敬態度的"穆"字，而不直接說"卜"呢？如果說"穆卜"是周初習語，何以在其他文獻中不見？因此，釋"穆"為"恭敬"、"敬"是不妥當的。

前文已經說過，古人卜病，除了探知作祟者外，又有詢問疾病是否可以痊癒的用意。如前舉殷墟卜辭有貞問眼疾是否"延"，又《史記·龜策列傳》載卜辭，屢云"病不死"、"病難起，不死"、"以卜病者，卜日不死，一日乃死"，所謂"死"即是不能痊癒，會致死；"不死"即病可痊癒，不會致死。《周禮·春官·大卜》有"以邦事作龜之八命，一曰徵，二曰象，三曰與，四曰謀，五曰果，六曰至，七曰雨，八曰瘳"，所謂"八命"即是八類占卜事項，卜問疾病是否痊癒即是其中一種。清華簡《筮法》的前半部分舉了許多筮例，其中第 10 節就是占問"瘳"。因此，"我其為王穆卜"或許是卜問能否痊癒的意思。穆有和睦、美好之義，以之指疾患痊癒，邏輯上就如同用"豫"字指痊癒。

從讀音上來說，"穆"字可與"繆"通，後者從"翏"得聲。在戰國簡中，"瘳"字常寫作"翏"。是以"穆"與"瘳"之讀音亦當相近。因此，所謂"穆卜"就是"卜穆"，也即"卜瘳"。

周公認為武王患病必然是鬼神作祟，雖不確知何方鬼神，但用禱告移禍的方法總要好過卜問是否痊癒，所以他否認了二公施行占卜的計劃。成王讀到金匱中的文書後說："其勿穆卜！昔公勤勞王家，惟予沖人弗及知。"孔傳云："本欲敬卜吉凶，今天意可知，故止之。"[①] 意即"穆卜"是指成王開啟金匱的本意是要準備占卜，後來學者多從此說。然而，金匱是收藏文書者，並非收藏元龜或其他卜筮工具，何以占卜要打開金匱呢？因此，"其勿穆卜"當指以後不必就疾病是否痊癒施行占卜，因為周公移

---

① 孔穎達：《尚書正義》，第 197 頁。

禍使武王痊癒已經說明，與其卜問痊癒，不如像周公那般虔誠地施行禱祝。

# 結　語

　　古人禳禱疾病有一定的規程，從殷商到戰國，這個規程雖然大體不變，但在細節上可能有繁化的趨勢。禳禱疾病雖然是一種巫術行為，但又與古代社會的宗教信仰存在緊密關聯。簡而言之，禳禱疾病是人類與鬼神之間的交易和鬥爭。為了做到知己知彼，在禱告之前有必要卜問作祟者，也就是要知道該向何方鬼神禱告。在禱告中，需要為患者的罪責做出解釋，表現出恭敬接受懲罰的態度。但是，禱告的目的是使疾病痊癒。因此，在表示接受懲罰的同時，又要祈求鬼神寬宥。為此，禱告者可以詳細解釋患者的過錯，以求開脫，比如秦禱病玉版就是。也可以強調患者的德義或重要性，《金縢》中周公的禱辭即是如此。最後，奉獻豐厚祭品的祭祀是必不可少的。禱告之後，當有祭祀，這一點在包山楚墓等出土的簡冊中有明顯的體現。而且，古文獻中“禱”、“祠”（即“祀”）常常並提。《金縢》篇中禱告之後並無祭祀記錄，有可能該篇是史官追記，也有可能是情勢緊急時出現的特例。除了祭祀和禱告，還要多次施行占卜，以便確認祭祀計劃、驗證禱告效果，確知神靈的態度。

　　在《金縢》篇中，二公本想卜瘳，看武王的病是否會痊癒。但周公覺得可以用更積極的辦法，即向先王禱告。向先祖禱告，祈求疾病痊癒自殷商以降，一直是祈求健康的途徑之一。在禱告之後，當然免不了占卜，以知曉先祖的旨意。今本《金縢》中的禱告大體與上述流程相符，根據這個流程不僅可以正確解釋“穆卜”、“戚”、“丕子”這些有爭議的字詞，也可以看出清華簡本《金縢》確實作了一些刪節，其完整度不及今本《金縢》。

［王化平，西南大學漢語言文獻研究所教授］

# 老官山漢墓經穴俑應是脈式[*]

張 雷

**摘 要** 學界對成都老官山漢墓出土的經穴俑稱呼不一，同樣的情況也見於綿陽雙包山漢墓出土的同類文物。根據考古對經穴俑的作用推斷，馬王堆漢墓帛書和張家山漢簡脈學典籍的記載，結合宋代腧穴銅人的命名，老官山漢墓經穴俑應命名為"西漢髹漆脈穴木人式"，可簡稱為"脈式"。同時也糾正了對帛書部分文字的解釋。

**關鍵詞** 老官山漢墓 經穴俑式

2012年四川成都修建地鐵三號線時發現了四座漢墓，是年7月，成都市文物考古研究所和荊州文物保護中心組成聯合考古隊進行了搶救性發掘。據2013年12月17日《光明日報》報道，其中三號墓出土了大量竹簡，內容是失傳的中醫文獻；同墓還出土了一件"帶有'心''肺'等線刻小字的人體經穴髹漆人像"，這件"人像"在正式的發掘報告《成都市天回鎮老官山漢墓》一文中卻被稱為"人體經穴俑",[①] 兩文對這件文物的命名發生了矛盾。

---

　＊ 基金項目：教育部人文社會科學研究青年基金項目"簡帛經方類醫學文獻資料的整理與研究"（12YJCZH278）；安徽省哲學社會科學規劃項目"東漢實物銘刻文字字形分析研究"（AHSKY2014D137）；安徽省高校優秀青年人才支持計劃重點項目"簡帛醫藥文獻字形表"（gxyqZD2016136）。

　① 謝濤、武家璧、索德浩等：《成都市天回鎮老官山漢墓》，《考古》2014年第7期，第59—70頁。

老官山漢墓發掘領隊謝濤將此"人像"和 1993 年春在四川綿陽雙包山漢墓出土的"人體經絡髹漆人"進行了聯繫和比較，認為其更為"精緻、完整"。我們檢索了雙包山漢墓出土的這件"漆人"，發現不同專家對其命名也有矛盾，有稱"針灸經脈漆木人形"的，① 也有稱"西漢人體經脈漆雕"，簡稱"漆雕"的。② 對同類同一件文物的命名和稱呼，從"漆人"、"木人形"、"漆雕"、"人像"一直到"俑"，紛繁復雜，莫衷一是，讓人無所適從。到底老官山漢墓出土的這件文物是什麼，如何稱呼，有必要進行探討。

首先要從這件文物的作用談起。考古領隊謝濤認為，"該經穴髹漆人與大量醫學典籍一同出土，說明這些遺物並非隨葬明器，而可能是墓主生前行醫、教學中使用過的"。據梁繁榮等人的研究：

> 經穴髹漆人像上標記的紅色粗線共 22 條，均在身體兩側，呈左右對稱縱向分佈，每側各 11 條。單側 11 條紅線中，正面 5 條，背面 4 條，側面 2 條，其循行路線與《靈樞·經脈》所記載的十二經脈中的九條經脈較為相似……
>
> 經穴髹漆人像上還有陰刻的白色細線共 29 條，包括橫行走向的 3 條、縱行分佈的 26 條。……其中，位於季肋水平的白色環線其循行路線與《難經·二十八難》記載的帶脈的分佈近似，可以視為帶脈。……縱行分佈的 26 條經脈線的其中 1 條位於身體前面正中，其循行路線與《難經·二十八難》記載的任脈循行途徑基本相同，可以視為任脈……
>
> 經穴髹漆人像上描繪的縱行分佈的其他 25 條白線均在身體兩側，大多左右對稱，分別為前面 11 條、背面及側面 14 條。這些縱行分佈的白線有一部分與紅色線條重合，也部分具有《靈樞·經脈》中經脈循行分佈的特點……

---

① 馬繼興：《雙包山漢墓出土的針灸經脈漆木人形》，《文物》1996 年第 4 期，第 55—65 頁。

② 謝克慶、和中俊、梁繁榮等：《"西漢人體經脈漆雕"的價值和意義》，《成都中醫藥大學學報》1996 年第 1 期，第 36—38 頁。

> 除了紅色線條和白色線條，還有用黃白色描繪的腧穴點119個，待考點1個。在人像上還有陰刻銘文，背部有“心”“肺”“肝”“胃”“腎”等字樣，在鎖骨外側書寫有“盆”等字。①

又據同墓出土的竹簡《脈死候》、《經脈書》、《歸脈數》、《五色脈臟論》所載的已公佈的部分釋文來看，此“漆人”是“行醫、教學中使用”的說法是可以接受的。

另外，從這件“漆人”外表與其他的“人俑”比較，也可看出其作用是不同的，其中“織工俑”五官彩繪清晰，通體白漆為底，上有彩繪服飾；“侍立俑”也是五官彩繪清晰，衣著寬大，白漆為底。可見這件“漆人”確實不是一般的隨葬明器，稱為“俑”也不合適。

綿陽雙包山“人體經絡髹漆人”發現於2號漢墓的棺槨後寢部，同一地點出土的木漆物還有2件跽坐俑、2件拱立俑、2件駕馭俑、3件騎馬俑，這些俑均整木雕鑿，淺雕長袍，姿態各異；而“人體經絡髹漆人”則裸體直立，手臂垂放，五指並齊，雙腿呈一字形站立。體表縱橫繪紅色線條數道。② 紅線共十九根，有學者認為身體項背正中的一條紅線相當於奇經八脈中的督脈，對稱分佈於身體兩側的其余十八根，相當於《靈樞·經脈》中的九條經脈。③ 因此將其稱為“俑”也不恰當，而稱“漆人”、“漆雕”更不準確。

那麼古人是如何進行經脈方面的教學呢？從目前老官山漢墓竹簡的部分釋文看，還無法得到確切的答案，但從其他的出土文獻中，可見端倪。馬王堆漢墓帛書《脈法》開頭載“以脈法明教下”，然後是論述：氣的重要性、砭有四害、相脈之道，最後強調學習的方法和態度。④ 這段內容還

① 梁繁榮、曾芳、周興蘭等：《成都老官山出土經穴髹漆人像初探》，《中國針灸》2015年第1期，第91—93頁。

② 四川省文物考古研究院、綿陽博物館：《綿陽雙包山漢墓》，北京：文物出版社2006年版，第124—126頁。

③ 梁繁榮、謝克慶、和中俊：《西漢人體漆雕經脈研究》，《上海中醫藥雜誌》1998年第5期，第36—39頁。

④ 《馬王堆漢墓帛書》整理小組：《馬王堆漢墓帛書（肆）》，北京：文物出版社1985年版，第17頁。

見於張家山漢簡《脈書》簡56至65，個別文字小異，竹簡本沒有學習方法和態度的文字。① 我們注意到這段文字中有這樣一段話："用砭啟脈者必如式"，對於"式"的解釋，各家說法如下：

馬繼興：

> 法則，規則。《詩經·大雅·下武》："下土之式。"毛傳："式，法也。"（《說文·工部》同）《禮記·文王世子》鄭注："庶幾陳式之。"孔疏："式，是法式。"《老子》："為天下式"。王注："式，猶則之也。"②

魏啟鵬、胡翔驊：

> 規格，標準。③
> 高大倫在其"注釋"中沒有對"式"具體作注，但其"譯文"中相對的位置解釋為"規則"。④

上述各家以抽象概念解釋"式"字含義，近是。我們認為解釋為具體的樣式、模型更加可靠。相關的"式"字用法還見於《後漢書·馬援傳》，其文曰："援好騎，善別名馬。於交趾得駱越銅鼓，乃鑄為馬式。"馬援鑄造馬式就是為人們選擇千里馬提供的具體標準，馬援還有《銅馬相法》流傳後世。1969年甘肅武威雷台漢墓出土一件"馬踏飛鳥"銅像，經顧

---

① 張家山二四七號漢墓竹簡整理小組：《張家山漢墓竹簡〔二四七號墓〕（釋文修訂本）》，北京：文物出版社2006年版，第125—127頁。

② 馬繼興：《馬王堆古醫書考釋》，長沙：湖南科學技術出版社1992年版，第275—303頁。

③ 魏啟鵬、胡翔驊：《馬王堆漢墓醫書校釋（壹）》，成都：成都出版社1992年版，第37—39頁。

④ 高大倫：《張家山漢簡〈脈書〉校釋》，成都：成都出版社1992年版，第97—102頁。

鐵符、胡平生等學者的論證，認為其一件相馬法式，① 是選擇千里馬的標準，"馬式" 說已得到廣泛認同。同理，馬王堆帛書和張家山漢簡提到的 "式" 也應是用於脈學教育的標準模型。帛書《脈法》的作者還提到，僅僅按照經脈模型學習即 "如式" 還不足以精通脈學，還要書寫抄錄下來並且熟練學習，"脈之玄，書而熟學之"。當然這些書寫的東西也有可能包括文字敍述和圖畫，文字內容應該是馬王堆漢墓和張家山漢墓出土的失傳脈學典籍，而圖畫恐怕就是傳世典籍中講的各種 "明堂圖" 或者是《素問·氣穴論篇》王冰注引的《經脈流注孔穴圖經》之類，就老官山漢墓脈式標有一百多個腧穴點來看，在漢代也可能有《經脈流注孔穴圖經》這類圖。有學者認為《經脈流注孔穴圖經》要早於《明堂經》，② 而這兩種圖籍均流傳自漢代。有學者也注意到《卻穀食氣》、《陰陽十一脈灸經》（乙本）、《導引圖》抄寫在一張帛上這一現象，結合《導引圖》的具體內容提出了《導引圖》四排十一列即是以《陰陽十一脈灸經》中十一脈學說為理論依據的說法。③ 綜上，漢代已經出現模型加圖經配合脈學的教育方式是很有可能的。

　　傳世文獻也可佐證。大家熟知，北宋仁宗天聖初年王惟一鑄造了針灸銅人兩具。所謂 "針灸銅人" 也是一種俗稱，對銅人的稱呼，宋人就有規範的命名，北宋夏竦為《銅人腧穴針灸圖經》作序曰："殿中省尚藥奉御王惟一素授禁方，尤工砭石，竭心奉詔……總會諸說，勒成三篇，上又以古經訓詁至精，學者封執多失，傳心豈如會目，著辭不若案形，復令創鑄銅人為式。"夏竦即稱銅人為 "式"。夏氏還特別強調宋仁宗下詔鑄式的原因之一就是 "傳心豈如會目，著辭不若案形"，直接形象化的教學更能讓人 "爛然而有第，疑者煥然而冰釋"。④ 南宋王應麟《玉海》記載更為全面，其云："天聖五年（西元 1027 年）十月壬辰，醫官院上所鑄腧

　　① 胡平生：《"馬踏飛鳥"是相馬法式》，《文物》1989 年第 6 期，第 75—83 頁。

　　② 成建軍、沈海霞：《〈素問〉王冰注部分引書簡考》，《山東中醫藥大學學報》2004 年第 2 期，第 126—129 頁。

　　③ 沈壽：《西漢帛畫〈導引圖〉考辨》，《體育文史》1989 年第 1 期，第 57—61 頁。

　　④ 王惟一：《銅人腧穴針灸圖經》，北京：中國書店 1987 年版，第 17—18 頁。

穴銅人式二。……上以針砭之法傳述不同，命尚藥奉禦王惟一，考明氣穴
經絡之會，鑄銅人式，又纂集舊聞，訂正訛謬，為《銅人腧穴針灸圖經》
三卷。"可見宋代銅人其名稱為"腧穴銅人式"。宋仁宗為匡謬誤，而命
王惟一"考明氣穴經絡之會，鑄銅人式"，其出發點和《脈法》作者"必
如式"的要求是一致的。另外，為配合銅人的使用，還"摹印頒行"了
《銅人腧穴針灸圖經》，該書在《宋史·藝文志》作《新鑄銅人腧穴針灸
圖經》。① 同理，老官山漢墓和雙包山漢墓出土的經穴俑也是一種"式"，
也應以"式"命名。

　　關於教學物件，帛書《脈法》也提到了。文中的"季子"之"季"，
張家山漢簡整理者認為是"孝"字之訛，《長沙馬王堆漢墓簡帛集成》整
理者也認同這種觀點，② 此說可商，因為兩者沒有注意到上文"教下"的
"下"字。其實"下"和"季"是前後呼應的，不必將"季"視為"孝"
的訛字。下有"幼小"義。馬繼興引《呂氏春秋·論威》："君臣上下親
疏之所由起也。"高誘注："下，幼。"指出本處指學生、生徒。③ 此說甚
是。又檢《大戴禮記·曾子制言上》："危其下。"王聘珍解詁："下，謂
幼小，賤者。"④ 可進一步證實馬說。"季"也有"幼小"義，馬繼興注
引的《詩經·國風·陟岵》"母曰嗟予季行役"毛傳和《儀禮·特牲饋食
禮》"掛于季子"鄭注可參。⑤ "季子"又見於湖北荊門出土的郭店戰國
竹簡《老子》（甲）簡1，整理者原亦認為"孝"字之訛。崔仁義認為其
與"比於赤子"相應，季旭升認為猶言"嬰兒"，劉信芳認為猶"稚
子"。⑥ 以上三家所釋含義相近，亦可補《脈法》"季子"解釋。帛書所
說的"季子"就是指教學物件：青少年弟子。帛書這段文字是諄諄告誡

---

　　① 馬繼興：《針灸銅人與銅人穴法》，北京：中國中醫藥出版社1993年版，第
5—6頁。
　　② 裘錫圭：《長沙馬王堆漢墓簡帛集成（伍）》，北京：中西書局2014年版，第
207頁。
　　③ 馬繼興：《馬王堆古醫書考釋》，第275—303頁。
　　④ 宗福邦、陳世鐃、蕭海波：《故訓匯纂》，北京：商務印書館2003年版，第12頁。
　　⑤ 馬繼興：《馬王堆古醫書考釋》，第275—303頁。
　　⑥ 陳偉、彭浩：《楚地出土戰國簡冊合集（一）》，北京：文物出版社2011年
版，第5頁。

青少年弟子施砭時一定要按照脈式上描繪的脈絡進行。

李學勤曾指出 "長沙馬王堆帛書和江陵張家山漢簡都有《脈書》"（見其《對古書的反思》），① 此說甚是。過去認為馬王堆漢墓帛書《足臂十一脈灸經》、《陰陽十一脈灸經》（甲本）、《脈法》、《陰陽脈死候》、《五十二病方》五種醫書是抄寫在一張帛上的，而日本學者小曾戶洋、廣瀨熏雄等進行復原研究，認為《足臂十一脈灸經》、《陰陽十一脈灸經》（甲本）、《脈法》、《陰陽脈死候》四篇和《五十二病方》寫在兩張帛上。② 該研究成果支持了李先生的《脈書》說，則馬王堆漢墓《脈書》應包括《足臂十一脈灸經》、《陰陽十一脈灸經》（甲本）、《脈法》、《陰陽脈死候》，與張家山漢簡《脈書》相比，多出《足臂十一脈灸經》篇。根據前述帛書的內容，我們認為馬王堆《脈書》很可能是作為醫學教材使用，這和宋代政府推行醫學教育有異曲同工之處，那就是漢代醫學教育也一樣有教科書和教具，而人們初學經絡學的有關醫學知識必然要根據 "經穴俑" 這種教具模型。

我們也注意到，已公佈的老官山漢墓竹簡釋文中個別內容是和馬王堆帛書相近的，如："脈絕如食【頃】，不過二日則死，煩心與腹倀具則死，其脈、輸、郤，皆不盛曰死。"（《脈死候》）這段文字也見於帛書《足臂十一脈灸經》："溫絕如食頃，不過三日死。煩心，有腹張，死。"則老官山漢墓醫簡有一部分也很可能是做醫學教材的。

《脈書》中云 "氣出郤與肘之脈而砭之"，這種治療厥逆疾病採用四肢的膝部和肘部作為刺激部位的方法也見於傳世文獻，只是不用砭刺法而用熨法，《靈樞·刺節真邪論》："治厥者，必先熨調和其經，掌與腋、肘與腳、項與脊以調之，火氣已通，血脈乃行。"③ 《靈樞》用溫熨的方法使經脈調和，而帛書則強調用砭啟脈一定要根據教學模型上的經絡位置選擇合適的經脈，做到取穴準確。帛書下文則筆鋒一轉，強調砭法四害，就不是取經選穴的內容了。

過去有學者將雙包山漢墓與馬王堆漢墓文物從幾個方面進行了比較，

---

① 李學勤：《當代學者自選文庫：李學勤卷》，合肥：安徽教育出版社 1998 年版，第 17 頁。

② 《長沙馬王堆漢墓簡帛集成（伍）》，第 213 頁。

③ 馬繼興：《馬王堆古醫書考釋》，第 285 頁。

認為：

> 為何雙包山墓地與馬王堆墓如出一轍？……其隨葬物品除生活用品外還有醫療的"漆雕"或"帛書"且所包括的內容完全一致。為何"帛書"有字而無圖（形），而"漆雕"有圖形而無文字。莫非雙包山和馬王堆的主人均有導引針灸知識技能，故將喜愛的"帛書"與"漆雕"帶在身邊。①

這種推斷很有見地。我們也注意到，出土帛書的馬王堆三號漢墓也出土了 104 件木俑，有著衣俑、雕衣俑、彩繪俑、桃枝小俑四類，② 那麼，這些隨葬俑中是否會有類似老官山經穴俑的東西，值得重新檢視，因為隨著考古水平不斷提高，人們對事物的認識也不斷改變，希望有關部門能在七十三件彩繪俑這類文物中再做檢查。

馬王堆三號漢墓主人死時不過三十多歲，很有可能死者是將當年學習的醫學教材隨之陪葬。我們認為帛書和竹簡中記載的"式"就是指雙包山漢墓出土的"漆雕"和老官山漢墓的"經穴俑"，但應規範其命名。根據文物的下葬年代、工藝、材質和作用，再結合馬王堆漢墓帛書和張家山漢墓竹簡的文獻作者對"脈"的強調："以脈法明教下"、"用砭啟脈"，我們認為該文物應命名為"西漢髹漆脈穴木人式"，可簡稱為"脈式"。如果將雙包山漢墓和老官山漢墓出土的"脈式"再作區別，可在"西漢髹漆脈穴木人式"前加上出土地點名稱。

附記：徐在國教授對本文提出了很好的建議，李鵬輝學弟提供部分資料，特此致謝。

[張雷，安徽中醫藥大學針灸骨傷臨床學院講師]

---

① 李觀榮、易群、張永玲等：《從雙包山與馬王堆相關背景探討經脈漆雕年代》，《中華醫史雜誌》2001 年第 2 期，第 119—121 頁。

② 湖南省博物館、中國科學院考古研究所：《長沙馬王堆二、三號漢墓發掘簡報》，《文物》1974 年第 7 期，第 45 頁。

# 馬王堆帛書《養生方》殘字考釋五則<sup>*</sup>

## 劉建民

**摘要** 本文依據《長沙馬王堆漢墓簡帛集成》公佈的高清彩色圖版，對馬王堆古醫書《養生方》中的幾處殘損字形提出了新的釋讀意見：改釋"腹"為"除"、"柀"為"毀"、"腮"為"䚡"、"歙"為"食"，並對一處因殘損過甚而被大家忽略的字形，做了重新釋讀。

**關鍵詞** 《養生方》 䚡 腮 柀 歙

《長沙馬王堆漢墓簡帛集成》（下文簡稱《集成》）完整公佈了20世紀70年代湖南長沙馬王堆漢墓出土的全部簡帛資料。① 《集成》的圖版，底本採用了湖南省博物館提供的全套高清彩色照片，印製的品質也非常高。圖版品質的提高，對於辨識竹簡帛書中的殘損字形，無疑具有非常重要的作用。本文主要根據《集成》中新發表的彩色圖版，討論馬王堆醫書《養生方》中幾處殘損字形的釋讀，不確之處，敬請方家指正。本文所引字形，在使用《集成》圖版時簡稱為"新圖版"。個別地方會酌情引用《馬王堆漢墓帛書〔肆〕》中的黑白圖版，② 簡稱為"原圖版"。在選

---

\* 本文系國家社科基金青年項目"秦漢簡帛涉醫文獻疑難字詞研究及資料庫建設"（14CYY029）及國家社科基金重大項目"《馬王堆漢墓簡帛字詞全編》（10ZD&120）"的成果。

① 裘錫圭主編：《長沙馬王堆漢墓簡帛集成》，北京：中華書局2014年版。

② 《馬王堆漢墓帛書》整理小組編：《馬王堆漢墓帛書（肆）》，北京：文物出版社1985年版。

取與殘損字形對照的字形時，本文儘量首選帛書《養生方》中的字形，這主要是考慮到同一書手的書寫特點比較固定。在同篇中沒有相關字形或是相關字形殘損嚴重時，再酌情選取馬王堆漢墓出土的其他帛書資料中的字形。屬於這種情況的，文中會標明此字形的具體來源。

一

《養生方》目錄第三欄"治力"左側的藥方標題：

□☑①

此藥方的題名僅殘存首字的上部。原馬王堆漢墓帛書整理小組釋文未釋此字，《集成·養生方》注釋根據殘筆懷疑此字或是"腹"字。

按，此字殘存筆書確實與"腹"字上部有相似之處。但經過仔細對照，仍可發現二者的差異之處。此字應是"除"字之殘。下面將此殘字與馬王堆帛書中的"腹"、"除"進行比照。為了能與殘字有更直觀的比較，表中還附上"腹"、"除"二字僅截取上半部分的圖像。

表一

| 殘字 | "腹" | "除" |
|---|---|---|
| | 《足臂十一脈灸經》13 行 | 目錄 "除中益氣" |
| | 144/144 行 | 144/144 行 |
| | "腹"字的上部 | "除"字的上部 |

從上舉字形可以看出，"腹"字左側"肉"旁的右上角轉彎處是圓轉的弧線，而"除"字左側"阜"旁右上轉折處較為方直，有較為明顯的

---

① 裘錫圭主編：《長沙馬王堆漢墓簡帛集成》第六冊，第 37 頁。

尖角。帛書此處殘字左側偏旁的右上角很明顯與"阜"旁更為接近，而與"肉"旁的差異較大。

另外，在《養生方》目錄現存的藥方題名當中，沒有以身體部位開頭的，而多有以動詞開頭者，如"去毛"、"折角"、"除中益氣"等。所以根據藥方題名的命名規律來看，目錄中此藥方題名殘存的首字很可能是"除"字，而不大可能是"腹"字。

# 二

《養生方》第 35/35、36/36 行：

【麥】卵：有恒以旦毀雞卵入酒中，前歓（飲）。明歓（飲）二，明歓（飲）三；有（又）更歓（飲）一，明歓（飲）二，明歓（飲）三，如此【盡】歓卅（四十）二卵，令人強益色美。①

關於"前飲"，原馬王堆漢墓帛書整理小組注曰："前飲，飯前飲服。"按，馬王堆醫書中，表示藥物在飯前服用，有"先食（食食）之"（《五十二病方》第 273/260 行）、"先食飲之"（《五十二病方》116/116 行）、"未食時歓（飲）之"（《房內記》第 43、44 行）等說法，並無明確用"前飲"表示飯前飲服的例子。原整理小組將"前飲"解釋為飯前飲服，明顯有"增字解經"之嫌。此說應該是不正確的。

帛書"前歓（飲）。明歓（飲）二"一句，從圖版來看，"前歓"之"歓"與"明歓"之"明"之間的間隙，明顯大於正常情況下兩個字之間的距離（此篇帛書書手書寫的字間距是很勻稱的）。如下表圖 A 所示，"歓"字底部與其右側"冶"字底部大致在同一水平線上，而它們下面的"明"與"欲"的上部，卻明顯不在同一水平線上。筆者認為此處"歓"下本有一個"一"字。下表圖 B 是"有（又）更歓（飲）一，明歓（飲）二"中的"歓（飲）一，明"。圖 B 與圖 A 對照，可以看出圖 A

---

① 裘錫圭主編：《長沙馬王堆漢墓簡帛集成》第六冊，第 41 頁。

"歙"與"明"之間的距離也完全能夠容下"一"字。實際上,"歙"與"明"中間的位置,現存的帛塊有所殘損,而殘損處仍存留些許墨痕,應是"一"字的殘留。

表二

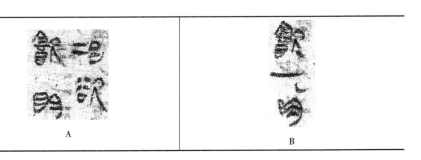

| A | B |
|---|---|

故帛書的"前歙",應改為"前歙一"。"前"在此處是先前的意思。"前歙一,明歙二,明歙三",是先(即第一天)歙一卵、第二天再歙二卵、第三天歙三卵的意思,與帛書下文的"又更歙一,明歙二,明歙三"相對應。馬王堆帛書《房內記》第44行的"始歙,歙一卵,明日歙二卵,【明日】歙三卵",也可與《養生方》此處對照。

# 三

《養生方》第39/39行:

【一曰:□】春日鳥卵一,令柀(破),投葷(藥)糗中,捖(丸)之如大牛戒,食多之善。①

釋文"令柀"二字的釋讀,是陳劍先生的意見。② 原馬王堆漢墓帛書整理小組曾將此二字誤釋為一個"毀"字。

① 裘錫圭主編:《長沙馬王堆漢墓簡帛集成》第六冊,第42頁。
② 陳劍:《馬王堆帛書〈五十二病方〉、〈養生方〉釋文校讀劄記》,《出土文獻與古文字研究》第五輯,上海:復旦大學出版社2013年版,第504頁。

按，陳劍先生所釋的“令”字沒有疑問。“令”下之字，則應仍釋為“毀”，而不是從“皮”的“柀”。“毀”與“皮”在字形上有如下區別：“毀”字右下方“⺕（又）”旁中間筆書的左側為“壬”中間的横筆，而“皮”右下方“⺕（又）”中間筆書的左側則為一竪筆。而此殘字右下方的“⺕（又）”，其左側所存殘筆可以看出並不是竪筆，而似是横筆殘存的右端，故此字不應是“皮”或是從“皮”之字。此殘字左上殘形亦與“毀”字左上“臼”形的右側相合。故此殘字仍應釋為“毀”。從文意上看，“令毀”亦文從字順。字形對照如下：

表三

| 殘字 | “毀” | “皮”和從“皮”之字 |
|---|---|---|
| 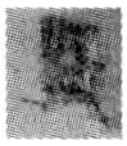 | 第35/35行 | 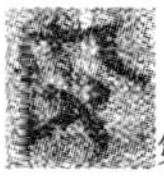第122/121行“皮” |
| | 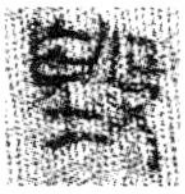《五十二病方》第117/117行 | 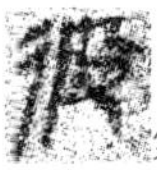第192/191行“彼” |

## 四

《養生方》第51/51行：

取牛腮燔，治之。①

原《馬王堆漢墓帛書》整理小組注釋云：“牛腮，《神農本草經》作牛角鰓，云主：‘下閉血，淤血，疼痛，女人帶下血。’”按，帛書中釋為“腮”的字釋讀有疑問。此字本為一殘字，左側偏旁已殘去大半。此偏旁的殘存部分與“肉”旁右側較近，故原整理者將此字釋為“腮”。《集成》釋文從原整理者的意見。

---

① 裘錫圭主編：《長沙馬王堆漢墓簡帛集成》第六冊，第44頁。

　　實際上，此偏旁殘書與“角”字右側也很接近，故此偏旁也有可能是“角”旁，那麼整個字就是“𩨂”字。《說文》：“𩨂，角中骨也。”與帛書此處文意正合。而“腮”字則見於《廣韻》、《龍龕手鏡》、《集韻》等後世字書，為“顋”字的俗體。秦漢出土文字資料中，偶爾也會出現與後世俗字偏旁結構相同的字形，但畢竟這種情況比較少見，況且帛書此處殘字釋為“𩨂”的話，無論從文字的時代，還是從文意方面考慮都是很合適的。所以，此字很可能本來就是“𩨂”字，是“腮”字的可能性較小。①

　　同一個書手所寫文字的筆書特徵比較固定。而從本篇帛書書手的書寫習慣方面，也能找到此字並不從“肉”的證據。此篇的書手所寫左右結構且左側從“肉”的字，“肉”旁頂部與右側偏旁的頂部基本在同一水平線上（即左、右偏旁的高度大致相當）。而《養生方》第 51 行此殘字左側偏旁若是“肉”旁的話，則其頂部與“思”旁頂部高度相差太多，很不協調。此殘字左上部分應該是有一些筆書殘去了。從這方面情況來看，此字是“腮”的可能性也非常小。字形比照如下：

表四

| 殘字 | 新圖版 | 原圖版 |
|---|---|---|
| “肉” | 第 103/102 行 | “肉”字右側 |
| “角” | 目錄“折角” | “角”字右側 |
| 從“肉”之字 | 第 51/51 行“肥” | 第 53/53 行“𦘧” |

# 五

《養生方》第 161/160 行：

---

　　① 《馬王堆簡帛文字編》據原馬王堆漢墓帛書整理小組的釋文，將此殘字摹作，明顯與帛書現存字形不符，此字形不確。見陳松長編著，鄭曙斌、喻燕嬌協編《馬王堆簡帛文字編》，北京：文物出版社 2001 年版，第 172 頁。

冶，歙（飲）【□□□□□□□□】從器出【□□□□□□□
□□】①

"冶"下之字，僅存殘筆，原馬王堆漢墓帛書整理小組的釋文未釋此
字，《集成》釋為"歙"。

按，"歙"字之釋不確。首先是此殘字頂部的大小與本篇帛書中
"歙"字頂部"今"的大小不合。下麵的對照圖像中，筆者選取了本篇帛
書第七方"治"方第 33、34 行緊挨的"冶"字與"歙"字。使其中的
"冶"字與此處的"冶"字的大小保持大致相當，可以看出此處殘字頂部
的殘書明顯大於"歙"字頂部的"今"。

其次，此殘字頂部左邊斜筆的最高點超出右邊斜筆，這也是本篇
"歙"字頂部的"今"所不具備的特徵（《養生方》原圖版三中的"歙"
字頗多，可參看）。這種特徵，卻是本篇中許多"食"字的特點。在下表
的對照圖像中，共舉了三個例子。帛書此處的殘字，從殘筆的特點來看應
是"食"字。從殘筆來推測其字形大小也與"食"字一致，而不大可能
是從"食"之字。字形對照如下：

表五

| "冶"與殘字 | 第 33/33、第 34/34 行 | 第 16/16 行 | 十二"戲"方不計入行數的文字中"守宮食之"之"食" | 第 124/123 行 |
|---|---|---|---|---|
| | | | | |

［劉建民，山西大學文學院國學所講師］

①　裘錫圭主編：《長沙馬王堆漢墓簡帛集成》第六冊，第 57 頁。

# 張家山漢簡醫書疾病詞語考辨三則*

周祖亮

**摘 要** 在張家山漢簡《脈書》與《引書》中，存在較多疑難醫學詞語。對其中"牡叚（瘕）"、"郄（膝）外"、"瘳癟"三個疾病詞語的釋文與意義進行考辨，提出新見解。

**關鍵詞** 簡帛醫書 張家山漢簡 《脈書》 《引書》 疾病詞語

簡帛醫藥詞語數量十分豐富。據筆者統計，在已整理公佈的簡帛醫藥文獻中，各類醫藥詞語合計 2400 餘個，主要包括疾病、人體、診治、導引、愈後、房中、藥物、劑量、炮製九類。簡帛醫藥詞語既反映了傳統醫藥的早期面貌和秦漢語言的歷史狀況，又包含了豐富的文化信息，為中醫藥史、漢語詞彙史研究提供了珍貴資料。

在簡帛醫藥文獻中，或因簡帛殘損使文字資訊模糊不清，或因詞語古奧而意義難明等原因，存在較多疑難醫藥詞語。在張家山漢簡醫書《脈書》、《引書》中，亦存在不少疑難醫學詞語，如疾病詞語"馬蛕、牡叚（瘕）、左右不化、濡強、郄（膝）外、瘳癟"，導引詞語"參倍、其下、渠引、複車、鼻胃"等。筆者在閱讀這兩種醫書、整理其醫學詞語的過程中，曾對這些疑難詞語有一些思考。本文擬對其中"牡叚（瘕）"、"郄

* 本文為教育部人文社會科學研究項目"魏晉南北朝醫學詞語整理與研究"（項目批准號：15YJC740013）的階段性成果。本文曾在"出土醫學文獻研究國際研討會"（上海，2016 年 5 月）上宣讀。感謝沈澍農教授對本文所提出的寶貴意見。文中錯誤概由筆者本人負責。

（膝）外"、"瘰癧"三例疾病詞語的釋文和具體意義略作考辨，提出新見解。

# 一　牡叚（瘕）

"牡叚（瘕）"見於《脈書》第 6—7 簡，文例如下：

> 在腸中，小者如馬屎（矢），大者如桮（杯），而堅痛，榣（搖），為牡叚（瘕）。

所謂"瘕"，是指在體內結聚並伴有疼痛的腫塊。《諸病源候論·瘕病候》："瘕病者，由寒溫不適，飲食不消，與臟氣相搏，積在腹內，結塊瘕痛，隨氣移動是也。言其虛假不牢，故謂之為瘕也。"該類疾病名稱在中醫典籍中較為常見，如《黃帝內經》記載了"疝瘕、瘕瘕、蟲瘕、石瘕"等病症名稱，《諸病源候論》列有"鱉瘕、魚瘕、蛇瘕、肉瘕、酒瘕、穀瘕"等病症詞語，張家山漢簡《脈書》還有"血叚（瘕）、唐（溏）叚（瘕）、氣叚（瘕）、膏叚（瘕）、柣（矢）叚（瘕）、白叚（瘕）"等同類詞語，老官山醫簡亦記載了"氣瘕、匋（胸）瘕、疝瘕、甬瘕、承瘕、女子瘕"等瘕病詞語。① 但是對於"牡瘕"一詞，傳世醫籍未見，《脈書》整理小組亦未作出注釋。對該疾病名稱的解說，目前僅見高大倫先生與筆者兩家的意見。

高大倫先生指出，牡瘕疑為瘕瘕。其理由有兩點：一是牡、瘕兩字的古音聲部同為明母，可以相通；二是依據《素問·氣厥論》："小腸移熱於大腸，為瘕瘕，為沉。"王冰注曰："小腸熱已，移於大腸，兩熱相搏，則血溢而為伏瘕也。血澀不利，則月事沉滯而不利，故雲為瘕瘕為沉也。瘕與伏同。"②

---

① 參見李繼明《老官山漢墓醫簡的學術價值初探》，《出土醫學文獻研究國際研討會論文集》，上海：上海中醫藥大學，2016 年，第 43—52 頁。

② 高大倫：《張家山漢簡〈脈書〉校釋》，成都：成都出版社 1992 年版，第 16 頁。

筆者曾經指出，牡瘕即凸瘕，指腹中凸起的積塊。① 只是當時由於篇幅所限，對此解說未作過多闡釋。

實際上，除"牡瘕"外，帶有"牡"的醫藥詞語還有數例，如中醫疾病名稱"牡痔、牡疝、牡瘧"，② 人體名稱"牡臟"等。我們認為，高大倫先生對"牡瘕"的解說沒有考慮到"牡"字的意義及其相關症狀的表現，而且他所依據的《素問》"慮瘕"論述以及王冰之注，均無法顯示它們與張家山《脈書》本條簡文內容的聯繫。因此，要理解"牡瘕"疾病名稱的真正含義，還需要從"牡"字意義和該病所呈現的特徵入手。

牡，本義指雄性的獸類，與"牝"相對。《說文·牛部》："牡，畜父也。"藥物名稱"牡狗陰莖"即雄狗腎。後來，"牡"引申出"陽"、"外"、"丘陵"、"大"等意義。例如人體名稱"牡臟"就是指五臟中屬性為陽的臟器（心、肺）；疾病名稱"牡痔"指外痔，與"牝痔"（即內痔）相對。《大戴禮記·易本命》："丘陵為牡，溪穀為牝。"③ 因丘陵為凸起之形，故"牡"又有"凸起"義。如"牡銅"，指古代煉銅時以水灌銅，其凸起者為牡銅，其凹陷者為牝銅。葛洪《抱樸子·登涉》："灌銅，當以在火中向赤時也，則銅自分為兩段，有凸起者牡銅也，有凹陷者牝銅也。"又雲："取牡銅以為雄劍，取牝銅以為雌劍。"④ 段成式《酉陽雜俎·廣知》："煉銅時……以水灌銅，銅當分為兩段。有凸起者，牡銅也；凹陷者，牝銅也。"⑤

綜上所述，我們認為，"牡瘕"當指凸起形狀異常並伴有明顯疼痛感

---

① 周祖亮、方懿林：《簡帛醫藥文獻校釋》，北京：學苑出版社 2014 年版，第344 頁。

② "牡瘧"見於《金匱要略·瘧病脈證並治》："瘧多寒者，名曰牡瘧，蜀漆散主之。"一般認為，此處"牡瘧"當為"牝瘧"之誤。如《中醫大辭典》（中國中醫研究院李經緯等、廣州中醫學院區永欣等編著，北京：人民衛生出版社 1995 年版）"牡瘧"條下曰："牡系牝字之訛"。《三因極一病症方論·瘧敘論》："病者寒多，不熱，但慘戚振標，病以時作，此以陽虛陰盛，多感陰濕，陽不能制陰，名曰牝瘧。"

③ 王聘珍：《大戴禮記解詁》，北京：中華書局 1983 年版，第 258 頁。

④ 葛洪著，張廣保編著：《抱樸子內篇》，北京：北京燕山出版社 1995 年版，第 264 頁。

⑤ 段成式撰，方南生點校：《酉陽雜俎》，北京：中華書局 1981 年版，第 104頁。

的腹內積塊。該釋義與《脈書》簡文所言"小者如馬矢、大者如杯、堅痛、搖"等症狀完全相符合。由於"瘕"是指體內結聚的腫塊，其形狀或隱藏於腹內，或凸出腹部之外，一般不存在凹陷之形，因此只有"牡瘕"之名，而沒有對應的"牝瘕"之稱。

# 二　刻（膝）外

"刻（膝）外"見於《脈書》第25—26簡，文例如下：

　　陽明（明）之脈……其所產病：顧〈顏〉痛，鼻肌（衄），領〈頜〉疾，乳痛，脊（肩）痛，心與肱痛，腹外種（腫），腸痛，刻（膝）外（?），柎（跗）上踝〈踝（痹）〉，為十二病。①

因本條簡文稍有殘泐，《張家山二四七號漢墓竹簡》整理小組對"外"字釋文存有疑問。但是"刻（膝）外（?）"一詞於文義明顯不通。同時，整理小組指出，"外（?）"疑為"兆（跳）"。② 其後2006年出版的《張家山漢墓竹簡（釋文修訂本）》相關釋文和注釋亦未作補正。

在本則簡文中，所謂"刻（膝）外（?）"是指足陽明脈所生的病症，而"外"不表示任何病症意義，當為誤釋。然而，與此相似的論述亦見於馬王堆漢墓醫書《陰陽十一脈灸經》甲乙本。其文例如下：

〔1〕　《陰陽十一脈灸經》甲本第12—13行：　"陽明（明）眽（脈）……其所產病：顧（顏）庸（痛），鼻肌（衄），領〈頜〉［頸庸（痛），乳庸（痛），］心與肱庸（痛），腹外種（腫），陽（腸）庸（痛），刻（膝）跳，付（跗）［上踝〈踝（痹）〉］，為十病。"

――――――――――

①　十二病：簡文所列僅十一種病（"心與肱痛"為心痛、肱痛兩種）。"二"，當為衍文。馬王堆《陰陽十一脈灸經》甲本、乙本均作"十病"，比此處少"脊（肩）痛"一病。《長沙馬王堆漢墓簡帛集成》指出，張家山漢簡《脈書》簡26"為十二病"之"二"及"脊（肩）痛"應該是衍文。參見裘錫圭《長沙馬王堆漢墓簡帛集成〔伍〕》，北京：中華書局2014年版，第192頁。

②　張家山二四七號漢墓竹簡整理小組：《張家山漢墓竹簡》，北京：文物出版社2001年版，第240頁。

（2）《陰陽十一脈灸經》乙本第6行："陽明（明）朋（脈）……其所產病：顏（顏）甬（痛），鼻肌（鼽），領〈頷〉頸甬（痛），乳甬（痛），心牙（與）胠痛，腹外膧（腫），腸甬（痛），郄（膝）足膞（瘍）湅（痹），為十病。"

以上兩例，內容基本相同。但例（2）的"膝足瘍痹"是例（1）"膝跳"和"跗上痹"兩種病症的綜合，指膝腳僵直與足背麻痹。

在《脈書》中，除了第26簡的存疑釋文"外（？）"，"外"字共出現13次，其典型形體為 ｿ卜。第26簡的所謂"外"字，雖然圖片左半部分稍微模糊，但是大體可識，字形為 足兆，與同書中其他"外"字形體有較大差異。該字左半形體為 足，與偏旁"夕"差異明顯，當隸作"足"；其右半形體為 兆，被整理小組誤認為是"卜"，實際上當為"兆"的殘體。依此，該字當釋作"跳"。馬王堆漢墓帛書（肆）整理小組指出，"膝跳"指膝腳僵直。① 《說文·足部》："跳，蹶也。"又："蹶，僵也。"雖然"僵"的本義指僕倒，後來引申出僵硬、不靈活的意義。《說文·人部》："僵，偾也。"段玉裁注："僵，今人語言乃謂不動不芶為僵。"但是在《黃帝內經》等早期醫書中，"僵"可表示肢體僵硬義。如《靈樞·癲狂》："癲疾始作，先反僵。"張介賓注："反僵，反張僵僕也。"②

實際上，表示"僵直"義的"跳"也見於《黃帝內經》。文例如下：

（3）《靈樞·經筋》："足陽明之筋……其病：足中指支脛轉筋，腳跳堅，伏兔轉筋，髀前踵，瘄疝，腹筋急，引缺盆及頰，卒口僻。"

對於"腳跳堅"的意義，目前主要有以下兩種訓釋：

①張介賓注："跳者，跳動；堅者，堅強也。"③ 《內經詞典》亦引張氏之注，將"跳"訓釋為"跳動"。④

②郭靄春注："腳跳堅，此似應作'足跗緊'。《靈樞》'腳'字僅此

---

① 馬王堆漢墓帛書整理小組：《馬王堆漢墓帛書〔肆〕·釋文》，北京：文物出版社1985年版，第12頁。

② 張介賓：《類經》（影印本），北京：人民衛生出版社1957年版，第483頁。

③ 張介賓：《類經》（影印本），第379頁。

④ 張登本、武長春：《內經詞典》，北京：人民衛生出版社1990年版，第504頁。

一見，此乃後人以注文改正文。'跳'是'跗'的誤字。'跳''跗'右旁篆文'兆'、'付'近似致誤。'堅'、'緊'相通。筋則'結於跗上'，病則足跗拘急，似相合。"①

我們認為，以上兩種注釋皆有不當之處。依據上文所述，"腳跳堅"當指腿腳僵直而不靈活。張介賓之注及今人《內經詞典》均屬誤釋。郭靄春先生認為《靈樞》的"腳"是後人以注文改正文的遺誤，此說有一定的道理。"腳"字雖然已見於《說文解字》，但是在《黃帝內經》中僅此一見，亦不見於各種簡帛醫書。簡帛醫書主要用"胊、猞、胵、郤、卻、䎱"等表示腿腳義，均讀作"卻（却）"，即"腳（脚）"的俗體字。②"跳堅"表示僵直不靈活的病症，郭氏認為"跳"為"跗"之誤，則忽視了該詞的醫學意義。

# 三　瘳癉

"瘳癉"見於《引書》第 36—37 簡，文例如下：

病瘳（？）癉，引之之方，右手把丈（杖），鄉（向）壁，毋息，左足蹠（蹠）壁，卷（倦）而休；亦左手把丈（杖），右足蹠（蹠）壁，亦卷（倦）而休；頭氣下流，足不痿癉〈痹〉，首不瞳（腫）軋，毋（無）事恒服之。

由於本條簡文首端稍有殘泐，《張家山二四七號漢墓竹簡》整理小組指出，"瘳"字不清，③ 對該字所釋存疑。依據《引書》體例和文意，所謂"瘳（？）癉"當為病症名稱。但是"瘳"表示疾病痊癒義。《說文·

---

①　郭靄春：《黃帝內經靈樞校注語譯》，天津：天津科學技術出版社 1989 年版，第 151 頁。

②　疑《黃帝內經》全書並無"腳"字，《靈樞》的"腳跳堅"，原文當為"胊跳堅"，後人在其中"胊"字上誤加偏旁"卩"，改作"腳"。故郭靄春先生認為《靈樞》的"腳"是後人以注文改正文的遺誤。劉慶宇先生指出，簡帛中的"胊"即"膕"的異體字。參見劉慶宇《"胊"字考證》，《中醫藥文化》2007 年第 6 期。

③　張家山二四七號漢墓竹簡整理小組：《張家山漢墓竹簡》，第 290 頁。

疒部》："瘳，疾愈也。"該字含義與病症意義剛好相反，當屬誤釋無疑。而且"癙"字也不見於字典辭書，意義不明。

細審圖版，《張家山二四七號漢墓竹簡》整理小組的"瘳癙"兩字所釋均有誤。所謂"瘳"字，圖版殘存字形為𦝫，其左半部分與"疒"存在較大差異，應為"月（肉）"字殘形，當隸作"月"，其右半殘泐不清，該字可暫隸作𦙾，疑指某個身體部位或某種病症。① 所謂"癙"字，圖版字形為𤸆，其中"疒"部清晰，但是"疒"下面筆書與"豊"字差異明顯，而與同書第 14 簡𧾷、第 37 簡𧾷、第 51 簡𧾷（均為"踵"）的右半部分筆書基本相同（雖然第 36 簡圖版此字右下半部"里"的"丨"線不明顯，但是該處有一條清晰的竹簡豎裂線，疑筆書"丨"與竹簡豎裂線重合）。依此，該字可隸作"瘇"，表示腳部病症。《說文·疒部》："瘇，脛氣足腫。"王筠句讀："脛氣蓋腳氣也。"《玉篇·疒部》："瘇，足腫也。"

從本則簡文所述的動作來看，主要是活動足部的導引方法；從效果來看，具有"頭氣下流"（頭氣向下流通）、"足不痿瘇〈痹〉"（腿腳靈活）②、"首不踵（腫）軌"（頭鼻不會腫塞）的導引效果。而"瘇"字意義與簡文所述動作、效果均存在較大關聯。

在《引書》中，位於簡首且包含疾病名稱的導引術式共計 41 個，其主要形式包括以下四種，分別是：

① "引 + 病症名"或"引 + 人體名 + 病症名"，計 29 例，如第 29 簡

---

① "月（肉）"用作部首，表示病症意義的文字如"腫、脈、胗、胇、膿"等。

② 對於"足不痿瘇〈痹〉"所表現的具體病症及其"瘇"字的訓釋，學術界存在不同意見。整理小組認為，"瘇"即"痹"字形訛。劉釗先生認為，"瘇"本從疒從單從土，應即"癉"字異體，指手足風癱。《說文·疒部》："癉，勞病也。"（參見劉釗《〈張家山漢墓竹簡〉釋文注釋商榷（一）》，《古籍整理研究學刊》2003 年第 3 期）張雪丹、張如青先生指出，《引書》該處字形與同書的"痹"、"癉"二字有一定差異。除"痹""癉"二字有手足痿痹之義外，古字"瘇"亦有此義。《說文·疒部》："瘇，足氣不至也。"古書多誤"痹"為"痺"，又誤"瘇"為"痺"，此處"瘇"或為古之"瘇"字，指足氣不至。（參見張雪丹、張如青《張家山漢簡〈脈書〉〈引書〉中"瘇"字考》，《出土文獻綜合研究集刊（第一輯）》，成都：巴蜀書社 2014 年版，第 130—135 頁）

"引內癉"、第 43 簡 "引踝痛" 等。

②"苦 + 人體名 + 病症名"，計 4 例，如第 74 簡 "苦腹張（脹）" 等。

③"病 + 人體名"，僅 1 例，即第 35 簡 "病腸之始"。

④直接出現病症名，計 6 例，如第 86 簡 "失欲口不合" 等。

在第 36 簡 "病肗癉" 中，如果 "肗" 表示人體部位，其形式則為 "病 + 人體名 + 病症名"；如果 "肗" 表示某種病症，"病肗癉" 的形式則為 "病 + 病症名"。由於《引書》尚未有其他 "病 + 病症名" 的行文體例，因此 "肗" 字表示人體部位的可能性更大，當屬於人體詞語。

自 20 世紀初以來，我國各地先後出土了大量簡牘帛書，其數量眾多、內容豐富，令學術界為之矚目。這些簡帛醫藥文獻長期埋藏於地下，大部分為傳世文獻所未見，又沒有經過後人改動與增刪，從載體形制到文字內容都真實地保存了古代文獻的原貌，從中可以發掘有價值的學術信息，從而為研究戰國秦漢時期的醫藥史學、語言文字學提供了珍貴資料。通過對簡帛醫書疾病詞語的梳理與研究，並聯繫傳世文獻與字典辭書，可以管窺古人對疾病的認知、治病療疾方法、處方施藥經驗，以及疾病流行情況，為早期方藥史、醫療史研究提供參考與借鑒。

[周祖亮，廣西中醫藥大學基礎醫學院副教授]

# 漢簡病名"支滿"補證
## ——兼說《韓詩外傳》"十二發"

劉　嬌

**摘　要**　漢簡所見病名"支滿",或釋"丈滿";釋"支滿"者對"支"字的理解也有分歧。本文擬從字形、通假、詞義等方面對"支滿"作一補證。並對《韓詩外傳》"十二發"的含義試作探討。

**關鍵詞**　漢簡支滿　《韓詩外傳》　十二發

漢簡中有一類常見病名,一般釋爲"支滿",也有釋爲"丈滿"者,如居延漢簡4.4A及293.5:①

　　　第二隧卒江諄以四月六日病苦心服(腹)支滿(4.4A)
　　　本始五年二月丁未疾心腹支滿死(293.5)

簡4.4A勞榦先生釋文作"支滿",② 《居延漢簡釋文合校》改爲"丈

---

　　① 參見裘錫圭《漢簡零拾》,收入《裘錫圭學術文集》第二卷《簡牘帛書卷》,上海:復旦大學出版社2012年版,第71頁。
　　② 勞榦:《居延漢簡·考釋之部》,臺北:臺灣"中研院"歷史語言研究所1960年版,第125頁。

滿”,① 《居延漢簡·壹》也釋爲“丈滿”.② 簡 293.5 勞榦先生釋文作“支滿”,③《居延漢簡釋文合校》亦改爲“丈滿”.④

又如居延新簡 EPF22. 80：

迺二月壬午，病加兩脾，雍（臃）穜（腫），匈（胸）脅支滿，不耐食飲。

《居延新簡釋粹》釋爲“支滿”,⑤《居延新簡釋校》改爲“丈滿”.⑥ 目前公佈的肩水金關漢簡中至少有三處也講到“支滿”：

……病心腹丈滿甚□□〔《肩水金關漢簡》（貳）73EJT23：359A〕

加匈脅丈滿心腹不耐飲食□〔《肩水金關漢簡》（貳）73EJT23：711〕

兩脅下支滿少氣溫欬水□得□□□〔《肩水金關漢簡》（肆）73EJT37：942A〕

兩處一釋“丈滿”，一釋“支滿”.⑦

---

① 謝桂華、李均明、高國炤編：《居延漢簡釋文合校》，北京：文物出版社 1987 年版，第 5 頁。

② 臺灣“中研院”歷史語言研究所簡牘整理小組編：《居延漢簡·壹》，2014 年，第 9 頁。

③ 勞榦：《居延漢簡·考釋之部》，第 1 頁。

④ 謝桂華、李均明、高國炤編：《居延漢簡釋文合校》，北京：文物出版社 1987 年版，第 490 頁。

⑤ 甘肅省文物考古研究所編，薛英群等注：《居延新簡釋粹》，蘭州：蘭州大學出版社 1988 年版，第 131 頁。

⑥ 馬怡、張榮強主編：《居延新簡釋校》，天津：天津古籍出版社 2013 年版，第 762 頁。

⑦ 甘肅省簡牘保護研究中心、甘肅省文物考古研究所、甘肅省博物館、中國文化遺產研究員古文獻研究室、中國社會科學院簡帛研究中心合編：《肩水金關漢簡》（壹）、（肆），中西書局 2011 年、2015 年版。

徐海榮先生曾撰文指出:"支"、"丈"字體有區分,傳世醫學文獻無"丈滿",讚同裘錫圭先生所釋"支滿",認爲"支滿"是對一組疾病而非單一疾病的描述,"心腹支滿"似類於現代醫學所說的胃潰瘍或慢性胃炎。① "支滿"究竟是什麽樣的病癥姑且不論,僅就釋字而言,從目前所見相關漢簡的釋文看,"支滿"仍未成爲共識。下面我們就從字形、通假、詞義等方面略作補證。

古文字"支"、"丈"字形相近,容易訛混。② 《說文》:"丈,十尺也。從又持十。"邵英《群經正字》:"蓋隸變爲支,故不得不變支爲丈。"③ 漢簡"支"、"丈"很難從字形上區分,想要弄明白此病名到底應該釋爲"支滿"還是釋爲"丈滿",還是要從詞義入手。

過去釋"丈滿"者,或以爲"丈"通"脹";或不言通假而徑解爲"脹滿",由於"丈"字本身並無"脹"義,解爲"脹滿"者大概還是以"丈"爲"脹"之音近借字的。但這並不符合漢代醫書的用字習慣。古書中鮮有"丈"與"長"聲字相通之例。白於藍《戰國秦漢簡帛古書通假字彙纂》"長字聲系"下列有"長與杖"條,認爲武威漢簡《服傳甲》"長各齊其心,皆下本"之"長"與"杖"通,④ 這大概是因爲今本《喪服》作"杖各齊其心,皆下本"。實際上此處異文不能視爲單純的通假關係。沈文倬先生已經指出:

《通典》卷八十七:"削桐木爲杖,長與心齊,下本。"此言杖之長度依人之長度而定,文承杖之用材下,非更段重起,當作"長"。此簡本之善者。今本誤。⑤

① 徐海榮:《漢簡"支滿"、"丈滿"辨》,《中國史研究》2005年第4期,第16頁。

② 劉釗:《古文字構形學》(修訂本),福州:福建人民出版社2011年版,第139、147頁。

③ 參見《漢語大字典》編輯委員會編《漢語大字典》第二版,湖北辭書出版社、四川辭書出版社2010年版,第9頁"丈"字。

④ 白於藍:《戰國秦漢簡帛古書通假字彙纂》,福州:福建人民出版社2012年版,第677頁。

⑤ 沈文倬:《〈禮〉漢簡異文釋(一)》,載《文史》第三十三輯,第36—37頁。

　　漢簡帛醫書多以"張"表"脹"，如張家山漢簡《脈書》"腹張（脹）"、《引書》"病腸之始也，必前張（脹），當張（脹）之時，屬意少（小）腹而精炊（吹）之，百而已"，阜陽漢簡《萬物》"商坴（陸）、羊頭之已鼓張（脹）也"，馬王堆帛書《足臂十一脈灸經》"腹張"、《陰陽十一脈灸經》"心痛與瞋張"等。① 傳世醫書有的還保留著這種用字習慣，如《醫方類聚》卷一百六十四《解毒門》"治飲酒後，痰滯，心膈不利，腹脅張滿，宜服訶黎勒散方"，按此方原出《太平聖惠方》，即作"胸脅脹滿"。

　　釋"支滿"者，對"支"的理解亦有分歧。一說以"支"爲病名；一說則認爲"支"即肢體之義。後者如薛英群先生對居延新簡 EPF22.80 簡文的解說："支，即肢體，《史記·孝文本紀》：'夫刑至斷支體。'"② 不過他接著又說："支滿，意爲氣滿腹脹"，前後矛盾，恐不足爲據。

　　裘錫圭先生曾據《素問》屢見的"支滿"及《韓詩外傳》卷三把"支"和"滿"都列入"十二發"的情況，指出"支"和"滿"都是病名，應該是癥狀有聯繫的兩種病。③ 我們認爲這個意見是合理的。

　　"支"有"支撐"之義，引申可指淤塞腫脹的病癥，如《靈樞·經筋》："足太陽之筋，起於足小指，上結於踝……其病小指支，跟腫痛。""足少陽之筋，起於小指次指，上結外踝……其病小指次指支，轉筋。"④

----

① 白於藍：《戰國秦漢簡帛古書通假字彙纂》，第 678—679 頁。

② 甘肅省文物考古研究所編，薛英群等注：《居延新簡釋粹》，蘭州：蘭州大學出版社 1988 年版，第 131 頁。

③ 參看裘錫圭《漢簡零拾》，《裘錫圭學術文集》第二卷《簡牘帛書卷》，第 71—72 頁。

④ 參周海平、申洪硯、朱孝軒主編《黃帝內經大詞典》，北京：中醫古籍出版社 2008 年版，第 81 頁。"足太陽之筋"的"其病小指支"，《聖濟總錄》卷一百九十一作"及"，郭藹春以作"及"是（參見郭藹春《黃帝內經靈樞校注語譯》，天津：天津科學技術出版社 1989 年版，第 148 頁）。今按："足少陽之筋"的"其病小指次指支"無異文；《靈樞·經脈篇》足太陽脈"筋所生病"有"小指不用"，馬王堆帛書《足臂十一脈灸經》作"足小指廢"，張家山漢簡《陰陽十一脈灸經》作"足小指踔（痹）"，說明小指的癥狀不是同"跟"一樣的"腫痛"，故"支"不當視爲"及"之誤字。

"支"字，《說文》云"去竹之枝也。從手持半竹"，或說爲"肢"之古字；其本義與"支撐"無涉。在"支撐"這個義項上，"支"其實是一個假借字。

"支"字有的醫書也寫作"搘"或"榰"，如《備急千金要方》卷十六《胃腑》"胃病者，腹䐜脹，胃脘當心而痛，上支兩脅，膈咽不通，飲食不下，下取三裡"，"上支兩脅"《黃帝針灸甲乙經》卷九作"上榰兩脅"。再如《普濟方》卷四百二十二講到針灸穴三裡可以治"胸中瘀血搘滿，脅膈痛，不能久立，膝痿寒"，《備急千金要方》卷十二《膽腑》則云"胸中瘀血榰滿，脅膈痛，不能久立，膝痿寒，三裡主之"（《黃帝針灸甲乙經》卷十一同），《外臺秘要》亦載此條，"搘/榰滿"即作"支滿"。又如《黃帝針灸甲乙經》有"胸脅榰滿"（卷九、十一、十二）、"頸頷榰滿"（卷十）等，"榰滿"亦即"支滿"。

《正字通·手部》："搘，同支。"① 《爾雅·釋言》"搘，柱也。"陸德明《釋文》云："《說文》作榰。"② 《說文·木部》："榰，柱砥，古用木，今以石。從木，耆聲。《易》：榰恆凶。""榰"與"搘"兩個字的關係正如"柱"與"拄"的關係，名詞動用後改"木"旁爲"手"旁。

醫書用"搘"或"榰"表示"支撐"之義的用例並不限於"支滿"一詞，他如《普濟方》卷一百四十七"每一椀下燒熟艾一拳大，以瓦搘起，無令火著"，卷二百二十二"先搘大鍋竈一副"、卷三百四十四"搘床頭磚"；《醫方類聚》卷一百九十三《諸瘡門》"搘起瓶"、卷二百二十七《婦人門》"高榰床頭"等。"榰"或"搘"表示的也是"支撐"之義。

《醫方類聚》卷一百二十九《水腫門》描述病癥云"兩脅肋如有物支撐硬痛"，漢簡"支滿"之"支"表示的大概就是"如有物支撐"的癥狀。

綜上所述，無論是從漢簡帛醫書所反映的用字習慣來看，還是從"支滿"病名的含義來看，漢簡"支滿"之"支"都不當釋爲"丈"。

---

① 參見《漢語大字典》，第 1928 頁"搘"字。

② 參見宗福邦等編《故訓匯纂》，北京：商務印書館 2005 年版，第 919 頁"搘"字義項 4。

　　裘錫圭先生用以說明"支"和"滿"是相類的兩種病癥所引的《韓詩外傳》卷三的那條材料，全文如下：

　　　人主之疾，十有二發，非有賢醫，莫能治也。何謂十二發？痿、蹷、逆、脹、滿、支、膈、肓、煩、喘、痺、風，此之曰十二發。賢醫治之何？曰：省事輕刑，則痿不作；無使小民飢寒，則蹷不作；無令財貨上流，則逆不作；無令倉廩積腐，則脹不作；無使府庫充實，則滿不作；無使群臣縱恣，則支不作；無使下情不上通，則膈不作；上材恤下，則肓不作；法令奉行，則煩不作；無使下怨，則喘不作；無使賢伏匿，則痺不作；無使百姓歌吟誹謗，則風不作。夫重臣群下者，人主之心腹支體也，心腹支體無疾，則人主無疾矣，故非有賢醫，莫能治也。人皆有此十二疾，而不用賢醫，則國非其國也。詩曰："多將熇熇，不可救藥。"終亦必亡而已矣。故賢醫用，則眾庶無疾，況人主乎！

　　"十二發"中既有"脹"，又有"支"，可見"脹"和"支"是兩種不同的病癥，將"支"字釋爲"丈"讀爲"脹"是不正確的。

　　支，蔣伯超云："所謂支者，四支之病也，"支"即"肢"字，《易·坤》卦"美在其中而暢於四支"。聞一多先生云："痿蹷逆脹滿支（謂支拒）煩喘痺風皆病狀之名，不斥發病之處。膈肓亦然。肓之言猶帗也。《說文》：'帗，一曰隔也。'① 是肓亦隔之類。下文'無使下情不上通則隔不作，上材恤下則肓不作'，並以上下爲言，可證。此與《左傳》成十年'居肓之上'之'肓'異議。杜注云：'肓，鬲也。'自指病生之處。校者誤解此肓與彼同義，因即句隔爲膈以配之，非是。當依趙本作'隔'爲正。"②

　　裘錫圭先生也指出：

---

① 引者按：核《說文》，大徐本作"一曰帗隔"，小徐本"隔"下有"也"字。
② 許維遹：《韓詩外傳集釋》，北京：中華書局 1980 年版，第 91 頁。

《素問·腹中論》有"心腹滿",《四時刺逆從論》有"心腹時滿",似皆與心腹支滿意近。(按:《素問》在"支滿"之外,又屢言"支鬲"。如《五藏生成篇》"腹滿䐜脹,支鬲胠脅,下厥上冒"。"鬲"即《韓詩外傳》之"膈"[①]。"支鬲"合"支"、"膈"二事言之,與"支"、"滿"二事言之同例。)[②]

從《韓詩外傳》此段下文對"十二發"的解說來看,"痿"與"蹶"、"逆"與"脹"、"滿"與"支"、"膈"與"肓"、"煩"與"喘"、"痹"與"風",各自兩兩相對,每一對詞語之間可能存在"散言則通,對言則異"的關係。"十二發"實是比喻人主的十二種施政不當之處,從治療"十二發"的對策中,我們也能體會每一種病名的具體含義。

"痿"與"蹶"是相類的兩種病癥。"蹶"字從足,作爲中醫病名,指腳上肌肉痿縮、神經麻痹而不能行走的病癥。《呂氏春秋·盡數》:"鬱處頭則爲腫爲風,處耳則爲挶爲聾……處足則爲痿爲蹷。""痿"含義較爲寬泛,其狹義常指四肢無力、舉動不能,醫書中有"臂痿"、"足痿",如《黃帝針灸甲乙經》:"頸項肩背痛,臂痿痹不仁,天井主之"、"故陽明虛則宗筋縱,帶脈不引,故足痿不用。"二者有時又合稱"痿蹶",指手足萎弱無力,動作行走不便的病癥,如《黃帝內經·靈樞·經脈》篇足少陰之脈的"是動病"之一的"痿厥(蹶)"(馬王堆帛書和張家山漢簡的《陰陽十一脈灸經》相應之病作"癉"——手足風病;風癱)。下文解說云"省事輕刑,則痿不作;無使小民飢寒,則蹶不作"(省儉政事,減輕刑罰,使百姓豐衣足食,就不會有痿蹶之病)——這是把民眾比喻成四肢,如果統治者與民休息,則民力充實,猶如四肢壯健有力。

"逆"與"脹"是相類的兩種病癥。"逆"指氣血不和、胃氣不順等病癥,如《黃帝內經·靈樞·四時氣》"胃氣逆,則嘔苦",《素問·奇病論》"病脅下滿氣逆"。"脹",指身體內壁受到壓迫而產生的不適之感,也泛指充塞難受的感覺。《靈樞·脹論》:"夫脹者皆在於藏府之外,排藏

---

① 引者按:爲免誤解,當依趙本作"隔"。下同。

② 裘錫圭:《居延漢簡中所見的疾病名稱和醫藥情況》,收入《裘錫圭學術文集·簡牘帛書卷》,第 40 頁。

府而郭（廓）胸脇，脹皮膚，故命曰脹。"二者有時又合稱"逆脹"，如《千金翼方》卷六《婦人二》講到"主產後腹中虛極，水道閉絕逆脹，咽喉短氣方"，《普濟方》卷二十五《脾臟門》"治脾胃不調中焦逆脹，滯氣不宣，飲食無味，多因少力"。下文解說云"無令財貨上流，則逆不作；無令倉廩積腐，則脹不作"（不要讓貨財上流到府庫，不要讓倉廩積糧腐敗，就不會有逆脹之病）——官府不橫徵暴斂，藏富於民，財貨才能得到合理的流動。

　　"支"與"滿"是相類的兩種病癥。二者連用爲"支滿"的例子上舉漢簡及傳世醫書已見。滿，中醫指"鬱悶、閉塞不暢的病癥"。《素問·熱論》："（傷寒）四日太陰受之，太陰脈布胃中絡於嗌，故腹滿而嗌乾。"① 敦煌漢簡第 2013 號"腹中毋積，匃（胸）中不復，手足不滿，通利"，張壽仁云："不滿，不支滿也。支滿者，支撐脹滿也。"② 下文解說云"無使府庫充實，則滿不作；無使群臣縱恣，則支不作"（不要讓府庫充實，不要放縱群臣的權利，就不會有滿、支之病）——統治者橫徵暴斂，則侈滿；③ 群臣權力過大，就會對抗支拒君主。

　　"隔"與"肓"是相類的兩種病癥。"隔"指閉塞不通，如《素問·氣厥論篇》"肝移寒於心，隔中"，"隔中"指心氣閉塞不通之癥；又如《素問·至真要大論篇》"隔腸不通"，"隔腸"指大腸阻塞不通；再如《素問·通證虛實論篇》"隔塞閉絕，上下不通"，"隔塞"指飲食阻隔不下之癥。④ "肓"，前引《韓詩外傳》卷三聞一多先生注已經指出"亦隔之類"，"肓之言猶怳也。《說文》：'怳，一曰怳隔也。'"此字較生僻，傳世醫書多經轉寫，不知作爲與"隔"相近的病癥，"肓/怳"在傳世醫書中用什麼字記錄。下文解說云"無使下情不上通，則隔不作；上材恤下，則肓不作"（不要阻塞民情上傳的管道，在上爲官者要體恤下民，就不會

　　① 參見《漢語大字典》第 1715 頁"滿"（mǎn）字義項 6。
　　② 張壽仁：《醫簡論集》，臺北：臺灣蘭臺出版社 2000 年版，第 83 頁。
　　③ 按："府庫充實"與上一句"倉廩積腐"義亦相近，中醫也常脹滿連言，如《素問·脈要精微論》"胃脈實則脹"王冰注："脈實者，氣有餘，故脹滿。"
　　④ 參見周海平、申洪硯、朱孝軒主編《黃帝內經大詞典》，第 880 頁。

有隔、肓之病）——施政者能充分瞭解民情民意，體恤民眾疾苦，① 他們和民眾之間就不會有隔塞。

"煩"與"喘"是相類的兩種病癥。"煩"，應非一般所謂"熱頭痛"或煩躁；中醫謂內熱鬱結之癥爲"煩滿"，或作"煩懣"，如《素問·評熱病論》"汗出而身熱者，風也；汗出而煩滿不解者，厥也。病名曰風厥"，《史記·扁鵲倉公列傳》："病使人煩懣，食不下，時嘔沫"。② "喘"，也非一般所謂氣喘；中醫謂胸中悶滿之癥爲"喘滿"，如《素問·生氣通天論篇》"味過於甘，心氣喘滿"，③ 再如《金匱要略·痰飲咳嗽病脈證並治第十二》："膈間支飲，其人喘滿，心下痞堅，面色黧黑"。二者有時連用爲"煩喘"，如《金匱要略·黃疸病脈證並治第十五》"病黃疸，發熱煩喘，胸滿口燥者"，《本草綱目·草部》"喉風痹塞，痘瘡煩喘"。下文解說云"法令奉行，則煩不作；無使下怨，則喘不作"（奉行法令，不使下民怨恨，就不會有煩喘之病）——執法公正，使人信服，民情就不會鬱結，社會才能夠和諧。

"痹"與"風"是相類的兩種病癥。"痹"，中醫指風、寒、濕侵襲肌體導致肢節疼痛、麻木、屈伸不利的病癥，如《素問·痹論》："黃帝問曰：'痹之安生？'岐伯對曰：'風、寒、濕三氣雜至，合而爲痹也。'"《韓非子·外儲說左上》："（平公）腓痛足痹，轉筋而不敢壞坐。"④ "風"

---

① "上材恤下"，屈守元先生箋疏曰："《治要》引'材'作'振'，此'材'字似誤，當依以訂正，然今傳諸本皆作'材'"（屈守元：《韓詩外傳箋疏》，成都：巴蜀書社 2012 年版，第 134 頁注 19）；賴炎元先生亦從趙善詒校本作"振"，解爲"振恤，賑濟"（賴炎元：《韓詩外傳今注今譯》，臺北：臺灣商務印書館 1991 年版，第 103 頁）；今按：作"材"費解，作"振"義長。又檢《管子·明法》篇講"國有四亡"——"令本不出謂之滅，令出而留謂之壅，下情不上通謂之塞，下情上而道止謂之侵"，與這裡的"下情不上通"、"法令不奉行"可相比對——與"下情上通"相對應的應該是"法令奉行"。疑此處語序或有錯亂，如調整爲"毋使下情不上通，則隔不作；法令奉行，則肓不作"，"上材恤下，則煩不作；無使下怨，則喘不作"，似較通順。存疑待考。

② 參見《漢語大詞典》縮印本，中卷，第 4150 頁【煩懣】條。

③ 參見周海平、申洪硯、朱孝軒主編《黃帝內經大詞典》，第 831 頁。

④ 參見《漢語大詞典》第 2680 頁"痹"字義項 1。

是與 "痹" 相類的偏枯、半身不遂之癥。① 《靈樞·壽夭剛柔》:"病在陽者命曰風病,在陰者命曰痹病,陰陽俱病,命曰風痹病。"② "風痹",也寫作 "風痹",指因風寒濕侵襲而引起的肢節疼痛或麻木的病癥。③ 下文解說云 "無使賢伏匿,則痹不作;無使百姓歌吟誹謗,則風不作"(不要讓賢人隱匿取來,不要讓百姓冷嘲熱諷,就不會有痹、風之病)——"攬延英雄,務悅民心",④ 則政通人和,猶如人之 "風痹不作,經脈通利,肢節得安"。⑤

當然,傳統中醫術語流傳到今天,其具體所指往往不甚明晰,需要全面的梳理、科學的解說;《韓詩外傳》所謂 "十二發" 本身又是爲比喻說理而設;因此,"十二發" 所代表的十二種病名究竟應該怎麼理解,"散言則通,對言則異" 的每一組病之間有什麼區別,還需要進一步研究。

附記:本文蒙鄔可晶、胡穎翀、丁媛三位師友批評指正;又曾在 "2016(上海)出土醫學文獻研究國際研討會" 上宣讀,得到沈澍農、施謝捷、張葦航等先生的指教;並致謝忱!

[劉嬌,復旦大學出土文獻與古文字研究中心、出土文獻與中國古代文明研究協同創新中心副研究員]

---

① 參見《漢語大字典》第 4480 頁 "風" 字義項 12 "中醫術語" 2。

② 參見周海平、申洪硯、朱孝軒主編《黃帝內經大詞典》,第 191 頁。

③ 參見《漢語大詞典》縮印本,下卷,第 7380 頁【風痹】條。

④ 語出《後漢書·鄧禹傳》,參宋範曄撰,唐李賢等注《後漢書》第三冊,北京:中華書局 1965 年版,第 599 頁。

⑤ 語出《黃帝內經·靈樞·本藏第四十七》,參郭藹春編著《黃帝內經靈樞校注語譯》,天津:天津科學技術出版社 1989 年版,第 330 頁。

# 馬王堆《五十二病方》類方試析*

張雪丹　張如青

**摘要**　馬王堆出土簡帛醫方《五十二病方》是漢代早期醫學成就的縮影，前輩學人對這些醫方從多個角度進行探索研究。2014 年 10 月《長沙馬王堆漢墓簡帛集成》出版，復旦古文字研究中心將簡帛原文又做了進一步整理，在簡帛醫方部分與早期釋讀存在部分差異。在此基礎上，試將馬王堆《五十二病方》中內容較為完整、藥物較為明確的內服醫方作初步分類，並結合傳世的秦漢醫學典籍，以及時代較為接近的《肘後方》《諸病源候論》等古籍內容，對每首醫方做病證分析及配伍方法的探討。

**關鍵詞**　簡帛　五十二病方　方劑　病證

## 一　淋證

1.1　一，血癃：煮荊（荊），三溫之而歙（飲）之。①（197/184）

1.2　一，石癃，三溫煮石韋若酒而飲之。②（198/185）

---

\*　基金項目：國家社科基金重大項目資助（No. 12&ZD115）；國家社科青年基金項目資助（No. 13CTQ021）。

① 　裘錫圭主編，湖南省博物館、復旦大學出土文獻與古文字研究中心編纂：《長沙馬王堆漢墓簡帛集成（伍）》，北京：中華書局 2014 年版，第 250 頁。

② 　《長沙馬王堆漢墓簡帛集成（伍）》，第 250 頁。

1.3 一，膏弱（溺）：是胃（謂）內復。以水與弱（溺）煮陳葵穜（種）而歙（飲）之，有（又）鏊（蠥）陽□而羹之。① （205/192）

1.4 一，女子癃，取三歲陳靃（藿），丞（蒸）而取其汁，□而飲之。② （200/187）

按：以上為治癃方，癃為淋證之古病名。《武威醫簡》載通治淋證方，藥用茳（尤）、薑、瞿麥、兔糸（絲）實、滑石、桂，共六味，製成散劑，以酒送服。③ 馬王堆《五十二病方》載有五淋中四淋的民間驗方：血淋煮荊飲，石淋煮石韋飲，膏淋煮陳葵子或食鬵陽□羹，女子淋蒸陳藿取汁服。

| 來源 | 五十二病方 | | | |
|------|------|------|------|------|
| 病證 | 血淋 | 石淋 | 膏淋 | 勞淋（女子淋） |
| 藥物 | 荊 | 石韋或酒 | 冬葵子、溺 | 陳藿 |

方義分析：

《素問·六元正紀大論》載："其病中熱，脹面目浮腫，善眠，鼽衄嚏欠，嘔，小便黃赤，甚則淋。"④ "其病淋，目瞑目赤，氣鬱於上而熱。"⑤《金匱要略·消渴小便不利淋病脈證並治》載："淋之為病，小便如粟狀，小腹弦急，痛引臍中。跌陽脈數，胃中有熱，即消穀引食，大便必堅，小便即數。淋家不可發汗，發汗則必便血。"⑥《金匱要略·五臟風

---

① 《長沙馬王堆漢墓簡帛集成（伍）》，第 251 頁。
② 《長沙馬王堆漢墓簡帛集成（伍）》，第 250 頁。
③ 甘肅省博物館、武威縣文化館：《武威漢代醫簡》，北京：文物出版社 1975 年版，第 2 頁。
④ 郭靄春編著：《黃帝內經素問校注語釋》，天津：天津科學技術出版社 1981 年版，第 438 頁。
⑤ 郭靄春編著：《黃帝內經素問校注語釋》，第 445 頁。
⑥ 衛生部中醫研究院編：《金匱要略語釋》，北京：人民衛生出版社 1959 年版，第 100 頁。

寒积聚篇》："熱在下焦者，則尿血，亦令淋秘不通。"① 《諸病源候論》"諸淋候"："諸淋者，由腎虛膀胱熱故也。……其狀，小便出少起數，小腹弦急，痛引於齊。又有石淋、勞淋、血淋、氣淋、膏淋。諸淋形證，各隨名具說於後章，而以一方治之者，故謂之諸淋也。"② 淋證由腎虛膀胱熱所致，根據癥狀及病情輕重程度可分為石、勞、血、氣、膏淋五種。

療血淋，煮荊飲之。《諸病源候論·淋病諸候》"血淋候"載："血淋者，是熱淋之甚盛者。……其熱甚者，血即散失其常經，溢滲入胞，而成血淋也。"③ 荊，整理者認為是"牡荊"，④ 筆者認為荊當指"荊芥"。《本草綱目》載牡荊入藥分實、葉、根、莖，《別錄》載其可治療"血淋"，但使用方法是蒸取其汁或取其汁、酒送服，推測其有效成分容易在煎煮中破壞，而此方"煮荊"，且"三溫"而服，似不合。荊芥，《本經》名"假蘇"，一名"鼠蓂"，《本草綱目》載其可治療"吐血、衄血、下血、血痢、崩中"等疾，并言"（荊芥）入足厥陰經氣分……蓋厥陰乃風木也，主血，而相火寄之，故風病血病瘡病為要藥。"⑤ 荊芥有理血止血之功，與本方主治相合。故本方"荊"或為"荊芥"。

療石淋，石葦及苦酒飲之。《諸病源候論·淋病諸候》"石淋候"："石淋者，淋而出石也。腎主水，水結則化為石，故腎客沙石。"⑥ 《本經》"中品"載："（石葦）味苦，平，無毒。治勞熱邪氣，五癃，閉不通，利小便水道。"⑦ 《別錄》："通膀胱滿。"⑧ 屬《通用藥》"小便淋"條。石葦具有除熱、通利小便的功效，是療淋證的常用藥。阜陽漢簡

---

① 衛生部中醫研究院編：《金匱要略語釋》，第 84 頁。

② 丁光迪主編：《諸病源候論校注》，北京：人民衛生出版社 2013 年版，第 926 頁。

③ 丁光迪主編：《諸病源候論校注》，第 295 頁。

④ 《長沙馬王堆漢墓簡帛集成（伍）》，第 250 頁。

⑤ （明）李時珍著，劉衡如點校：《本草綱目（點校本）》，北京：人民衛生出版社 1975—1981 年版，第 914 頁。

⑥ 丁光迪主編：《諸病源候論校注》，第 293 頁。

⑦ 馬繼興主編：《神農本草經輯注》，北京：人民衛生出版社 2013 年版，第 175 頁。

⑧ 尚志鈞輯校：《名醫別錄（輯校本）》，北京：人民衛生出版社 1986 年版，第 135 頁。

《萬物》中即有石葦治癃的記載。晉代《肘後方》中亦有用單味石葦療石淋的記載。

治膏淋，可煮陳葵子，或食齏陽□羹。因尚無法確定"齏陽□"為何藥，故此處對其不做推測討論。《諸病源候論・淋病諸候》"膏淋候"："膏淋者，淋而有肥，狀似膏，故謂之膏淋，亦曰肉淋。此腎虛不能制於肥液，故與小便俱出也。"① 陳葵子，即冬葵子，《本經》"上品"載："冬葵子，味甘，寒，無毒。治五臟六腑寒熱，羸瘦，五癃，利小便。"② 《通用藥》屬"小便淋"條。冬葵子亦具有除熱、補虛、通利小便的作用，為治療淋證的常用藥。《肘後方》亦有以冬葵子治關格及大小便不通的記載。

女子淋，勞淋，驗方以陳藿治之。勞淋有腎勞、脾勞、心勞之分。《諸病源候論・淋病諸候》"勞淋候"："勞淋者，謂勞傷腎氣，而生熱成淋也。腎氣通於陰。其狀：尿留莖內，數起不出，引小腹痛，小便不利，勞倦即發也。"③ 勞淋症狀較其他淋證更為嚴重，症狀也較為複雜，除有小便不利外，亦有勞倦乏力、不思飲食等脾虛的症狀，再進一步則會導致脾腎兩虛。此方中陳藿，或指藿香，但未見藿香有治療淋證之功效，且藿香并不以陳藿香為良，多以鮮藥為佳，不知此處何以用陳。此方中"霍"或為"瞿"之訛，待考。


1.5　　一，湮汲水三什，以龍須（鬚）一束并者（煮）□④（167/154）

1.6　　一，癃，取景天長尺、大圍束一，分以為三，以淳酒半斗，三汜煮之，勑（熟），浚取其汁，歙之。不巳（已），復之，不過三歙（飲）而已。先莫（暮）毋食，旦歙（飲）藥。⑤ （189—190/176—177）

---

① 丁光迪主編：《諸病源候論校注》，第295頁。
② 馬繼興主編：《神農本草經輯注》，第105頁。
③ 丁光迪主編：《諸病源候論校注》，第295頁。
④ 《長沙馬王堆漢墓簡帛集成（伍）》，第245頁。
⑤ 《長沙馬王堆漢墓簡帛集成（伍）》，第248頁。

1.7　一，取蠤（蠃）牛二七，薹（蓳）一抃（㧆），并以酒煮而
歙（飲）之。①（195/182）

按：治療淋證，除較為常用的瞿麥、滑石、石葦、冬葵子等藥物外，馬王
堆《五十二病方》亦載有龍須、景天、蠃牛治療淋證。

方義分析：

龍須，即《本經》所載"石龍芻"，《本經》"上品"載："（石龍
芻）味苦，微寒，無毒。治心腹邪氣，小便不利，淋閉，風濕，鬼疰，
惡毒。"② 陶注："補內虛不足。"③ 龍須兼顧通利小便與補虛的功效。
《本經》"上品"載："（景天）味苦，平，無毒。治大熱，火瘡，身熱，
煩，邪惡氣。"④ 蠃牛，即蝸牛，性味鹹寒，有小毒。《別錄》"下品"載
其主治"賊風㖞僻，跌，大腸下脫肛，筋急及驚癇。"⑤《本草綱目》："治
小兒臍風撮口，利小便毒，研爛塗之。"⑥ "蝸牛所主諸病，大抵取其解熱
消毒之功耳。"⑦ 並載蝸牛療小便不通方："蝸牛，搗貼臍下，以手摩之。
加麝香少許更妙。"⑧ 景天、蝸牛皆通過除熱而利小便。以上三種藥物，
雖古書中載有其治療淋證的功效，但後世方書中鮮有記載，未能廣泛流
傳。方中"什"或為升之誤。

# 二　癰疽

2.1　雎（疽）病：冶白薟（蘞）、黃著（耆）、芍樂（藥）、
桂、薑（薑）、杖（椒）、朱（茱）臾（萸），凡七物。骨雎（疽）
倍白薟（蘞），［肉］雎（疽）［倍］黃著（耆），膚雎（疽）倍芍藥，其

① 《長沙馬王堆漢墓簡帛集成（伍）》，第249頁。
② 馬繼興主編：《神農本草經輯注》，第84頁。
③ 馬繼興主編：《神農本草經輯注》，第84頁。
④ 馬繼興主編：《神農本草經輯注》，第81頁。
⑤ 尚志鈞輯校：《名醫別錄（輯本）》，第294頁。
⑥ （明）李時珍著，劉衡如點校：《本草綱目（點校本）》，第2360頁。
⑦ （明）李時珍著，劉衡如點校：《本草綱目（點校本）》，第2360頁。
⑧ （明）李時珍著，劉衡如點校：《本草綱目（點校本）》，第2360頁。

餘各一，并以三指大取（最—撮）一入音（杯）酒中，日五、六飲（飲）之。須巳（已），□☑。① （284—285/271—272）

2.2 □一，瘫（疽），以白蔹、黄蓍（耆）、芍藥、甘草四物□者（煮），笙（桂）、薑（薑）、蜀焦（椒）、樹（茱）臾（萸）四物而當一物，其一骨□瘫□三□□以酒一楉（杯）□□□□筋者佟＝（佟佟）翟＝（翟翟）□□之，其□□□□□＝。日四飲（飲）。一欲漬之，□□☑。② （288—289/275—276）

2.3 □一，气瘫（疽）始發，湞＝（湞湞）以痹，如□狀，扣靡（摩）□而□□瘫（疽）梩（橿—薑）、桂、椒□，居四☑。③ （306/292＋299）

2.4 □一，血瘫（疽）始發，儵＝（儵＝—儵儵）以热，痛毋（無）適，□□□□□□瘫（疽）□□□□□□□□□□□□，戴贂（糂—糝）、黄芩、白蓟（蔹），皆居三日，旦□□□□□為□□□雖□□□□□□□□□之，令汗出到足，巳（已）。④ （305/291）

按：以上治療疽病諸方，互有相類之處。第一方藥用白蔹、黄蓍、芍藥、桂、薑、蜀椒、茱萸七味，後根據疽所發部位，藥物各有增減，骨疽倍白蔹，肉疽倍黄芪，膚疽倍芍藥。第二方用藥與第一方基本相同，僅增甘草一味。第三、四兩方用藥或有缺失，但與第一、二方亦有相同之處。

| 序 | 病證 | 藥物組成 | | | | | | | | 劑型 |
|---|---|---|---|---|---|---|---|---|---|---|
| 1 | 疽病 | 白蔹 | 黄蓍 | 芍藥 | 桂 | 薑 | 蜀椒 | 茱萸 | | 散劑 |
| 2 | | 白蔹 | 黄蓍 | 芍藥 | 桂 | 薑 | 蜀椒 | 茱萸 | 甘草 | 湯劑 |
| 3 | 血疽 | 白蔹 | 黄蓍 | | | | | | 黄芩 | |
| 4 | 氣疽 | | | | 桂 | 薑 | 椒 | | | |

---

① 《長沙馬王堆漢墓簡帛集成（伍）》，第 266 頁。
② 《長沙馬王堆漢墓簡帛集成（伍）》，第 267 頁。
③ 《長沙馬王堆漢墓簡帛集成（伍）》，第 269 頁。
④ 《長沙馬王堆漢墓簡帛集成（伍）》，第 269 頁。

方義分析：

《內經》載有癰疽病證的專題論述，《靈樞・癰疽》載："營衛稽留於經脈之中，則血泣而不行，不行則衛氣從之而不通，壅遏而不得行，故熱。大熱不止，熱勝則肉腐，肉腐則為膿。然不能陷，骨髓不為燋枯，五藏不為傷，故命曰癰。"①"熱氣淳盛，下陷肌膚，筋髓枯，內連五藏，血氣竭，當其癰下，筋骨良肉皆無餘，故命曰疽。疽者，上之皮夭以堅，上如牛頓之皮。癰者，其皮上薄以澤。此其候也。"② 此外，亦載其病因病機，《靈樞・玉版》載："病之生時，有喜怒不測，飲食不節，陰氣不足，陽氣有餘，營氣不行，乃發為癰疽。"③《素問・六元正紀大論》："熱至則身熱，吐下霍亂，癰疽瘡瘍，瞀鬱注下，瞤瘛腫脹，嘔，鼽衄頭痛，骨節變，肉痛，血溢血泄，淋䐑之病生矣。"④《諸病源候論・癰疽病諸候》"疽候"亦載："榮衛虛者，腠理則開，寒客經絡之間，經絡為寒所折，則榮衛稽留於脈。榮者，血也；衛者，氣也。榮血得寒，則澀而不行，衛氣從之，與寒相搏，亦壅遏不通。氣者，陽也，陽氣蘊積，則生於熱，寒熱不散，故積聚成疽。臟氣沉行，主裡，故疽腫深濃，其上皮強如牛領之皮。久則熱勝於寒，熱氣淳盛，蘊結傷肉也。血肉腐壞，化而為膿，乃至傷骨爛筋，不可治而死也。"⑤ 綜合可知，癰疽之疾初期可因外邪致血氣凝滯，久則熱盛而肉腐。

以上療疽諸方，用藥較為相似，出土簡帛醫方中，如此相近的組方較少，故此方當是秦漢時期治療疽病的基本方、通用方。其中桂、薑、蜀椒、茱萸，溫通止痛，"四物而當一物"，配伍基本不變。白薟、黃芪、芍藥，或增甘草一味，亦為基本配伍，而白薟、黃芪、芍藥據病情變化而相應倍增，各為主藥。《本經》"下品"載："（白薟）味苦，平，無毒。

---

① 郭靄春編著：《黃帝內經靈樞校注語釋》，第 549 頁。
② 郭靄春編著：《黃帝內經靈樞校注語釋》，第 549 頁。
③ 郭靄春編著：《黃帝內經靈樞校注語釋》，第 393 頁。
④ 郭靄春編著：《黃帝內經素問校注語釋》，第 467 頁。
⑤ 丁光迪主編：《諸病源候論校注》，第 603 頁。

治癰腫，疽，瘡，散熱結，止痛，除熱。"① 《別錄》載其"殺火毒"②，屬《通用藥》"癰疽""惡瘡"二條。《肘後方》載："（發背初起）又方，白蘞末傅，并良。"③ 白蘞具有消疽散結、除熱止痛之功。《本經》"中品"載："（黃耆）味甘，微溫，無毒。治癰疽，久敗瘡，排膿止痛，大風癩疾，五痔，鼠瘻，補虛，小兒百病。"④ 屬《通用藥》"癰疽"、"五痔"、"虛勞"條。秦漢時期，黃耆主治癰疽、敗瘡、五痔之疾，排膿止痛兼補虛，近世以其補氣之功所用最多。《本經》"中品"："（芍藥）味苦，平，有小毒。治邪氣腹痛，除血痹，破堅積，寒熱，疝瘕，止痛，利小便，益氣。"⑤ 陶注："消癰腫。"⑥ 芍藥通脈絡，止痛益氣。仲景方中黃耆、芍藥配伍應用非常多見，三味藥物配伍，可解熱散結止痛。

2.5　一，益（嗌）雎（疽）者，白蘞（蘞）三，罷合一，并冶，□□□□□□飲（飲）之。⑦（297/283）

按：本方以白蘞、百合兩味，療嗌疽。

方義分析：

《靈樞·癰疽》載："癰發於嗌中，名曰猛疽。猛疽不治，化為膿，膿不瀉，塞咽，半日死。其化為膿者，瀉則合豕膏，冷食，三日而已。"⑧《諸病源候論·癰疽病諸候》"疽候"與《內經》所載基本相同。

《本經》"中品"載："（百合）味甘，平，無毒。治邪氣腹脹，心痛，利大小便，補中益氣。"⑨ 陶注："寒熱，通身疼痛及乳難，喉痹，止

---

① 馬繼興主編：《神農本草經輯注》，第 253 頁。
② 尚志鈞輯校：《名醫別錄（輯校本）》，第 255 頁。
③ （晉）葛洪撰：《葛洪肘後備急方》，北京：人民衛生出版社 1963 年版，第 146 頁。
④ 馬繼興主編：《神農本草經輯注》，第 178 頁。
⑤ 馬繼興主編：《神農本草經輯注》，第 148 頁。
⑥ 馬繼興主編：《神農本草經輯注》，第 148 頁。
⑦ 《長沙馬王堆漢墓簡帛集成（伍）》，第 268 頁。
⑧ 郭靄春編著：《黃帝內經靈樞校注語釋》，第 542 頁。
⑨ 馬繼興主編：《神農本草經輯注》，第 152 頁。

涕淚。"① 據上文可知，白薇具有消疽散結、除熱止痛之功，為治疽之要藥。百合具有疏利邪氣，除心痛、喉痹、乳難等功效。從此方推測，百合當是通利咽喉要藥，對咽喉部疾病具有較強的針對性。《金匱要略》載有"百合病"，即以百合為主藥治療的一類病證，仲景雖對此病作了較為詳細的論述，但因無特徵性病狀，使後世難明其意。《金匱要略‧百合狐惑陰陽毒》："百合病者，百脈一宗，悉致其病也。意欲食複不能食，常默默，欲臥不能臥，欲行不能行，飲食或有美時，或有不用聞食臭時，如寒無寒，如熱無熱，口苦，小便赤，諸藥不能治，得藥則劇吐利，如有神靈者，身形如和，其脈微數。"② 簡帛醫方中應用百合的醫方僅此一首，不知此病是否與百合病同屬，若為同屬，則筆者推測百合病或為嗌疽初起至膿未成時各階段病證的統稱。

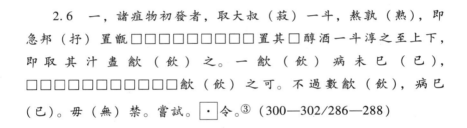

  2.6  一，諸疽物初發者，取大叔（菽）一斗，熬孰（熟），即急邦（捊）置甑□□□□□□□□□置其□醇酒一斗淳之至上下，即取其汁盡歆（飲）之。一歆（飲）病未巳（已），□□□□□□□歆（飲）之可。不過數歆（飲），病巳（已）。毋（無）禁。嘗試。▪令。③（300—302/286—288）

按：取大豆熬熟，以醇酒浸泡，取汁飲，療疽病初發者。

方義分析：

疽證初發，乃因"榮衛虛者，腠理則開，寒客經絡之間，經絡為寒所折，則榮衛稽留於脈。"④ 可見，疽初時為寒邪入絡凝血，久則鬱熱而肉腐。初時治療當以散寒通絡為主。《本經》"下品"載："生大豆，一名菽。平。塗癰腫，煮汁飲。"⑤ 又以醇酒漬，以增其活血通絡之功。故本方具有利水消腫、活血通絡的功效，可療疽證初發。

  ① 馬繼興主編：《神農本草經輯注》，第 152 頁。

  ② 衛生部中醫研究院編：《金匱要略語釋》，第 20 頁。

  ③ 《長沙馬王堆漢墓簡帛集成（伍）》，第 268 頁。

  ④ 丁光迪主編：《諸病源候論校注》，第 603 頁。

  ⑤ 馬繼興主編：《神農本草經輯注》，第 285 頁。

# 三　積

3.1　一，破卵音（杯）醯（醋）中，歙（飲）之。①　（215/ 202）

3.2　一，夕毋食，旦取豐卵一漬，② 美醯一桮（杯），以歙（飲）之。③（249/236）

3.3　一，治積（癪）初發，傴攣而未大者 方：取 全虫蜕一，□犬一，皆燔□□□□□□□酒歙（飲）財足以醉。男女皆可。·令。④（237/224）

3.4　一，炙蠶卵，令簍＝（簍簍）黃，冶之，三指冣（最—撮）至節，人〈入〉半音（杯）酒中歙（飲）之，三、四日。⑤（216/203）

3.5　一，以原⑥蠶種（種）方尺，食衣白魚一七，長足二七。熬蠶種（種）令黃，靡（磨）取蠶種（種）冶，亦靡（磨）白魚、長足。節三，并，以醯二升和，以先食歙（飲）之。嬰以一升。⑦（228—229/215—216）

按：上諸方分別採用卵、蠶種、食衣白魚、長足四種藥物，單獨使用或組方而用，療積疾。

---

① 《長沙馬王堆漢墓簡帛集成（伍）》，第 253 頁。
② 陳劍：《馬王堆簡帛〈五十二病方〉〈養生方〉釋文校讀劄記》，《出土文獻與古文字研究（第五輯）》，2013 年，第 483 頁。
③ 《長沙馬王堆漢墓簡帛集成（伍）》，第 259 頁。
④ 《長沙馬王堆漢墓簡帛集成（伍）》，第 257 頁。
⑤ 《長沙馬王堆漢墓簡帛集成（伍）》，第 253 頁。
⑥ 陳劍：《馬王堆簡帛〈五十二病方〉〈養生方〉釋文校讀劄記》，《出土文獻與古文字研究（第五輯）》，2013 年，第 481 頁。
⑦ 《長沙馬王堆漢墓簡帛集成（伍）》，第 256 頁。

| 序 | 來源 | 病證 | 藥物組成 | | | | | 劑型 |
|---|---|---|---|---|---|---|---|---|
| 1 | 五十二病方 | 癪（癩） | 卵 | | | 醋 | | |
| 2 | | | 卵 | | | 醋 | | |
| 3 | | | 全虫蛻 | | | | 酒 | 散劑 |
| 4 | | | 鼅卵 | | | | 酒 | 散劑 |
| 5 | | | 原鼅種 | 食衣白魚 | 長足 | 醋 | | |

方義分析：

癪，通癩，"癩"又作"㿗"，《諸病源候論·㿗癪候》載："㿗癪病之狀，陰核腫大，有時小歇，歇時終大於常。勞冷陰雨便發，發則脹大，使人腰背攣急，身體惡寒，骨節沉重，此病由於損腎也。足少陰之經，腎之脈也，其氣下通於陰；陰，宗脈之所聚，積陰之氣也。勞傷舉重，傷於少陰之經，其氣下衝於陰，氣脹不通，故成㿗也。"[1] 其症見"陰下濕、小便難、㿗、少腹重不便。"[2] 疝、㿗二疾皆由陰寒之氣積於內所致，部分癥狀較為相似，又多發於男子，故常歸於一類。《內經》"癩"、"㿗"二字並用，《素問·至真要大論》："丈夫癩疝，婦人少腹痛。"[3]《靈樞·邪氣藏府病形篇》："（肝脈）滑甚爲㿗疝。"[4]《備急千金要方·卷第二十四·解毒並雜治》："癩有四種，有腸癩，卵脹，氣癩，水癩。"[5]《本草綱目·百病主治藥上·疝㿗》："腹病曰疝，丸病曰㿗。"[6] 可見，㿗以睾丸間歇性腫大爲主要癥狀，同時伴有骨節不利，腹痛、二便難、陰囊濕癢等。

上五方中，前二方用藥同爲卵，即雞蛋，打雞蛋於醋中，飲之。雞蛋，古稱雞子，《本經》"上品"丹雄雞條下別出"雞子"，"微寒，主除

---

① 丁光迪主編：《諸病源候論校注》，第655頁。
② 丁光迪主編：《諸病源候論校注》，第655頁。
③ 郭靄春編著：《黃帝內經素問校注語釋》，第477頁。
④ 郭靄春編著：《黃帝內經靈樞校注語釋》，第46頁。
⑤ 李景榮等校釋：《備急千金要方校釋》，北京：人民衛生出版社1998年版，第530頁。
⑥ （明）李時珍著，劉衡如點校：《本草綱目（點校本）》，第262頁。

熱，火瘡，癇，痓。"①《金匱要略》中亦用到雞子，如 "黃連阿膠雞子黃湯"、"百合雞子方"、"排膿散方" 等。

後三方中全虫蛻、蠶卵、蠶種，三者藥性與蠶蛻同，《本草綱目》載："禹錫曰：蠶蛻，今醫家多用初出蠶子（退在紙上者），東方諸醫用老蠶眠起所蛻皮，功用相近，當以蛻皮為正。入藥微炒用。時珍曰：馬明蛻、蠶連紙，功用相同，亦如蟬蛻、蛇蛻之義。但古方多用蠶紙者，因其易得耳。"②《本經》未載其功效，《神農本草經疏·卷二十一》："蠶退如蟬蛻、蛇蛻之類，各因其本質以為用，蠶退得蠶氣之餘，故能治血風病。"③ 蠶蛻可祛風止陰癢。

第五方除蠶蛻外，亦有食衣白魚、長足二物，《本經》"下品" 載："衣魚，一名白魚。味鹹，溫，無毒。治婦人疝瘕，小便不利，小兒中風，項強，皆宜摩之。"④《別錄》："又治淋。"⑤ 屬《通用藥》"小便淋" 條。《金匱要略》載有 "滑石白魚散"，亦療小便不利。長足，又名蠨蛸，即蜘蛛。《別錄》："蜘蛛，微寒。主治大人、小兒癀。"⑥《金匱要略》載有 "蜘蛛散"，藥用蜘蛛、桂枝兩味，療 "陰狐疝氣者，偏有小大，時時上下。"⑦

# 四　痔

4.1　牝痔之入竅中寸，狀類牛幾（蟣）三□ = （□□）然，後而潰出血，不後上鄉（嚮）者方：取弱（溺）五斗，以煮青蒿大把二，鮒魚如手者七，冶桂六寸。乾薑（薑）二果（顆），十沸，抒置甕中，狸（埋）席下，爲竅，以熏痔，藥寒而休。日三熏。因（咽）

---

① 馬繼興主編：《神農本草經輯注》，第 132 頁。

② （明）李時珍著，劉衡如點校：《本草綱目（點校本）》，第 2252 頁。

③ （明）繆希雍撰，曹炳章原編：《神農本草經疏（中國醫學大成續集）》，上海：上海科學技術出版社 2000 年版，第 2163 頁。

④ 馬繼興主編：《神農本草經輯注》，第 320 頁。

⑤ 尚志鈞輯校：《名醫別錄（輯校本）》，第 291 頁。

⑥ 尚志鈞輯校：《名醫別錄（輯校本）》，第 300 頁。

⑦ 衛生部中醫研究院編：《金匱要略語釋》，第 150 頁。

敝，猷（飲）藥將（漿），毋猷（飲）它。爲藥糈（漿）方：取薂莖乾冶二升，取著（藷）若（蔗）汁二斗以漬之，以爲糈（漿），猷（飲）之，病巳（已）而巳（已）。青蒿者，荊（荊）名曰萩。薂者，荊（荊）名曰盧茹（蘆茹），其葉可享（烹），而酸，其莖有刾（刺）。·令。① （261—265/248—252）

4.2　一，冶麋（蘼）蕪本、方（防）風、烏豙（喙）、桂皆等，漬以淳酒而坃（丸）之，大如黑叔（菽），而吞之。始食一，不叀（智—知）益一，□爲極。有（又）可爲領傷。恒先食＝（食食）之。② （272—273/259—260）

4.3　一，取石大如卷（拳）二七，孰（熟）燔之，善伐米大半升，水八米，取石置中，石□□孰（熟）即歊（歇）之而巳（已）。③ （283/270）

按：以上三方皆療痔疾。第一方除外用薰法，亦有內服，藥用蘆茹，以甘蔗汁漬。第二方藥用蘼蕪本、防風、烏頭、桂四味，以醇酒漬，制丸。第三方以石脂煮粥。

| 序 | 來源 | 病證 | 藥物組成 | | | | | 劑型 |
|---|---|---|---|---|---|---|---|---|
| 1 | 五十二病方 | 痔 | 蘆茹 | | | | 甘蔗汁 | |
| 2 | | | 蘼蕪本 | 防風 | 烏頭 | 桂 | 醇酒 | 丸劑 |
| 3 | | | 石脂 | | | | 米 | |

方義分析：

《金匱要略·五藏風寒積聚病脈證并治》載："小腸有寒者，其人下重便血；有熱者，必痔。"④《諸病源候論·痔病諸候》"諸痔候"："諸痔者，謂牡痔、牝痔、脈痔、腸痔、血痔也。其形證各條如後章。又有酒

---

① 《長沙馬王堆漢墓簡帛集成（伍）》，第262頁。
② 《長沙馬王堆漢墓簡帛集成（伍）》，第264頁。
③ 《長沙馬王堆漢墓簡帛集成（伍）》，第265頁。
④ 衛生部中醫研究院編：《金匱要略語釋》，第84頁。

痔，肛邊生瘡，亦有血出。又有氣痔，大便難而血出，肛亦出外，良久不肯入。諸痔皆由傷風，房室不慎，醉飽合陰陽，致勞擾血氣，而經脈流溢，滲漏腸間，衝發下部。"① "牡痔候，肛邊生鼠乳，出在外者，時時出膿血者是也。肛邊腫，生瘡而出血者，牝痔也。肛邊生瘡，癢而複痛，出血者，脈痔也。肛邊腫核痛，發寒熱而血出者，腸痔也。血痔候，因便而清血隨出者，血痔也。"② 闡釋了痔病的病因病機及症狀特點。

第一方以藺茹療牝痔，《本經》"下品"載："（藺茹）味辛，寒，有小毒。主蝕惡肉，敗瘡，死肌，殺疥蟲，排膿、惡血，除大風，熱氣。"③《別錄》載："除息肉。"④ 藺茹可除痔瘡惡血。此藥有小毒，故以甘蔗汁萃取，以減輕其毒性。

第二方藥用蘪蕪本、防風、烏頭、桂四味，淳酒漬。《本經》"上品"載："（蘪蕪）味辛，溫，無毒。治咳逆，定驚氣，辟邪惡，除蟲毒，鬼疰，去三蟲。"⑤ 陶注："身中老風，頭中久風，風眩。"⑥《別錄》："芎藭苗也。"⑦ 又烏頭、桂、酒溫通血絡，防風驅風邪。本方以驅風寒通血絡為治，療發寒熱、血出之腸痔。

第三方以藥石一味，煮粥食，以療痔瘻。此處所用之"石"或為石脂，《本經》載有青赤黃白黑五色石脂，以配五臟，但五種石脂功效基本相同，均可療癰疽、痔瘡，其中陶注："（黃石脂）去白蟲、癰疽蟲。"⑧ "（白石脂）得厚並米脂飲，止便膿。"⑨ "（黑石脂）治陰蝕瘡，止腸澼。"⑩ 蓋五色石脂均可使用，以方便獲得為要。

---

① 丁光迪主編：《諸病源候論校注》，第 656 頁。
② 丁光迪主編：《諸病源候論校注》，第 657 頁。
③ 馬繼興主編：《神農本草經輯注》，第 267 頁。
④ 尚志鈞輯校：《名醫別錄（輯校本）》，第 255 頁。
⑤ 馬繼興主編：《神農本草經輯注》，第 69 頁。
⑥ 馬繼興主編：《神農本草經輯注》，第 69 頁。
⑦ 尚志鈞輯校：《名醫別錄（輯校本）》，第 58 頁。
⑧ 馬繼興主編：《神農本草經輯注》，第 124 頁。
⑨ 馬繼興主編：《神農本草經輯注》，第 125 頁。
⑩ 馬繼興主編：《神農本草經輯注》，第 125 頁。

# 五　金創

按：金創，由金屬兵刃所傷者。為《五十二病方》所論"諸傷"之一種。《周禮·天官》名金瘍。《神農本草經》名為金創。又名刃傷，金瘡，金刃傷。

5.1　諸傷：□□膏、甘草各二，桂、畺（薑）、椒、朱（茱）莄□□□□□□□□□□□□□□□□□□□□□□毀一坃（九）音（杯）酒中，歙（飲）之，日壹（歙）飲，以□其⬚。① （1—2/1—2）

5.2　治金創止㶸方：石膏一分（份），薑二分（份），甘草一分（份），桂一分（份）。凡四物皆冶合，和，以方寸寸酢漿飲之，日再夜一，良甚，勿傳也。② （武威醫簡：52—53）

按：上二方療金瘡、諸傷，可止痛。第一方藥用石膏、甘草、桂、薑、椒，後有缺文，藥物組成或有缺漏，第二方藥用石膏、薑、甘草、桂。

| 序 | 來源 | 病證 | 藥物組成 | | | | | 劑型 |
|---|---|---|---|---|---|---|---|---|
| 1 | 五十二病 | 諸傷 | □膏 | 薑 | 甘草 | 桂 | 椒 | 茱莄 | 散劑 |
| 2 | 武威醫簡 | 治金創止㶸方 | 石膏 | 薑 | 甘草 | 桂 | | | 散劑 |

方義分析：

《金匱要略·瘡癰腸癰浸淫病脈證并治》載："若身有瘡，被刀斧所傷，亡血故也。"③ 《諸病源候論·蛇獸金創雜毒》"金瘡初傷候"載："夫被金刃所傷，其瘡多有變動。"④ "診金瘡，血出太多，其脈虛細者

---

① 《長沙馬王堆漢墓簡帛集成（伍）》，第215頁。
② 甘肅省博物館、武威縣文化館：《武威漢代醫簡》，第8頁。
③ 衛生部中醫研究院編：《金匱要略語釋》，第146頁。
④ 丁光迪主編：《諸病源候論校注》，第697頁。

生，數實大者死；小者生，浮大者死。所傷在陽處者，去血四五斗，脈微緩而遲者生，急疾者死。"① 又 "金創煩候"："金創損傷血氣，經絡空虛則生熱，熱則煩痛不安也。"② "金瘡渴候"："夫金瘡失血，則經絡空竭，津液不足，腎臟虛燥，故渴也。"③ 以上醫論，皆言除出血、痛證外，金瘡失血易致陰虛內熱，而出現煩痛不安、口渴，甚或瘡癰之證。

金刃傷及血絡，失血過多則陰傷，血絡瘀阻。陰傷則虛熱，故上方藥用石膏、甘草清虛熱，補虛損。又 "通則不通"，以薑、桂通血絡以止痛，或增川椒、茱萸二味，通絡之力更強。石膏、甘草配伍，為白虎湯之旨，清虛熱基礎方，張仲景諸方中常以二者配伍應用，如白虎湯、大青龍湯、越婢湯、麻杏石甘湯等。本方主要應用於金創初時或金創輕證，以清熱通絡為要。現代醫學以清瘡殺菌為先，二者或有相似。《金匱要略·瘡癰腸癰浸淫病》載："病金瘡，王不留行散主之。"④ 王不留行散方，藥用王不留行、蒴藋細葉、桑東南根、甘草、川椒、黃芩、乾薑、芍藥、厚樸等。

5.3　治令金傷毋癰方：取鼢鼠，乾而☒石、薪（辛）夷、甘草各與鼢☒。⑤（里耶秦簡：II 8—1057）

5.4　一，令金傷毋（無）痛方：取鼢鼠，乾而冶；取螻（蟲）魚，燔而冶；長石、薪（辛）夷、甘草各與 鼢 鼠等，皆合撓，取三指撮（最一撮）一，入溫酒一音（杯）中而飲（飲）之。不可，財益藥，至不癰（痛）而止。· 令 。⑥（23—24/23—24）

————————————————

①　丁光迪主編：《諸病源候論校注》，第 697 頁。

②　丁光迪主編：《諸病源候論校注》，第 704 頁。

③　丁光迪主編：《諸病源候論校注》，第 705 頁。

④　衛生部中醫研究院編：《金匱要略語釋》，第 147 頁。

⑤　陳偉：《裡耶秦簡牘校釋（第一卷）》，武漢：武漢大學出版社 2012 年版，第 270 頁。

⑥　《長沙馬王堆漢墓簡帛集成（伍）》，第 219 頁。

5.5　治令金傷毋痛方，長石、新（辛）夷、甘草。至不痛為止。①（北大漢簡）

按：上三方療金創，皆令創勿痛、勿瘻，三方所用藥物非常相近。

第一方有缺文，存藥鼢鼠、長石、辛夷、甘草四味，療金傷勿瘻。

第二方藥用鼢鼠、鱎魚、長石、辛夷、甘草五味，制散，溫酒送服，止痛消瘻。第三方藥用長石、新（辛）夷、甘草，金傷止痛。

| 序 | 來源 | 病證 | 藥物組成 | | | | | 劑型 |
|---|---|---|---|---|---|---|---|---|
| 1 | 里耶秦簡 | 治令金傷毋瘻方 | 鼢鼠 | 長石 | 辛夷 | 甘草 | | 散劑 |
| 2 | 五十二病方 | 令金傷毋痛方 | 鼢鼠 | 長石 | 辛夷 | 甘草 | 鱎魚 | 散劑 |
| 3 | 北大漢簡 | 治令金傷毋痛方 | | 長石 | 辛夷 | 甘草 | | |

方義分析：

《本經》“中品”載：“（長石）味辛，寒，無毒。治身熱，四肢寒厥，利小便，通血脈，明目，去臀眇，下三蟲，殺蠱毒。”②《本經》“上品”載：“（辛夷）味辛，溫，無毒。治五臟，身體寒熱，風頭，腦痛，面黚。”③陶注：“溫中，解肌，利九竅。”④《本經》“上品”載：“（甘草）味甘，平，無毒。治五臟六腑寒熱邪氣。堅筋骨，長肌肉。倍力，金瘡，㾴，解毒。”⑤長石清熱、通血脈，辛夷治寒熱、利九竅，二者配伍通利血脈之力較強。甘草溫中補虛，堅筋骨。三者聯合應用，功效偏於通血脈止痛。

此外，又有鼢鼠、鱎魚二味。此二者《本經》均未載。《別錄》載：“（鼢鼠）味鹹，無毒。主瘻疽、諸瘡蝕，惡創，陰䘌，爛瘡。”⑥鼢鼠可

---

①　李家浩、楊澤生：《北京大學藏漢代醫簡簡介》，《文物》2011 年第 6 期，第 49—56 頁。

②　馬繼興主編：《神農本草經輯注》，第 220 頁。

③　馬繼興主編：《神農本草經輯注》，第 96 頁。

④　馬繼興主編：《神農本草經輯注》，第 96 頁。

⑤　馬繼興主編：《神農本草經輯注》，第 38 頁。

⑥　尚志鈞輯校：《名醫別錄（輯校本）》，第 298 頁。

除癃疽、惡瘡。毊魚，功效不詳，或與鼢鼠功效相類，待考。此方以溫酒送服，增活血通絡之功。此方除止痛外，亦可"至不癃"。

5.6　一，令金傷毋（無）痛，取薺孰（熟）乾實，爋（熬）令焦黑，冶一；林（朮）根去皮，冶二；凡二物并和，取三指寂（最一撮）到節一，醇酒盈一衷（中）桮（杯），入藥中，撓歓（飲）。不耆（嗜）酒，半桮（杯）。巳（已）歓（飲），有頃不痛。復痛，歓藥如數。不痛，毋歓（飲）藥＝（藥。藥）先食後食次（恣）。治病時，毋食魚、毊肉、馬肉、飛①蟲、葷、麻洙采（菜），毋近內，病巳（已）如故。治病毋（無）時。壹治藥，足治病。藥巳（已）冶，裹以繒臧（藏）。冶林（朮），暴（曝）若有所燥，冶。·令。②（25—29/25—29）

按：此方療金傷痛，藥用薺孰（熟）乾實、林（朮）根二味，制散，醇酒送服。方後詳細記載了藥物炮製、服用方法及飲食禁忌。

方義分析：

薺熟乾實，即薺菜子，《本經》未載其功效。《別錄》載："主明目，目痛。"③ 林根，即朮根。《本經》"上品"載："（朮）味苦，溫。主風寒濕痹、死肌、痙疸，止汗，除熱，消食。"④ 二者均有清虛熱之意，又醇酒送服以通血絡，達清虛熱、通血絡之功。本方所用藥物皆便於獲取，或為當時民間驗方，制備以藏，可隨時取用，療外傷輕者。里耶秦簡中有一殘缺條文與本條文部分內容基本相同，"☑內。病已如故。治病毋胏（時）。壹治藥，足治病。藥已冶，裹以繒臧（藏）。冶林（朮），暴（曝）若有所燥，冶。"⑤ 推測二者或為同一方。又前文里耶秦簡"治令

① 陳劍：《馬王堆簡帛〈五十二病方〉〈養生方〉釋文校讀劄記》，《出土文獻與古文字研究（第五輯）》，2013 年，第 460 頁。
② 《長沙馬王堆漢墓簡帛集成（伍）》，第 220 頁。
③ 尚志鈞輯校：《名醫別錄（輯校本）》，第 95 頁。
④ 馬繼興主編：《神農本草經輯注》，第 41 頁。
⑤ 陳偉：《裡耶秦簡牘校釋（第一卷）》，第 298 頁。

金傷毋瘢方” 與馬王堆《五十二病方》“令金傷毋痛方”，在行文及藥物組成方面亦非常接近，據此推測馬王堆《五十二病方》中部分醫方當來源秦代或更早。

    5.7　一，燔白雞毛及人䯼（髮），冶各等。百草末八亦冶而□□□□□一坑（丸）溫酒一音（杯）中而歓（飲）之。①（9/9）

按：此方以白雞毛、人髮燒灰，並百草末，溫酒送服，療內傷出血。

方義分析：

本方藥用白雞毛、人髮燒灰、百草末以止血，溫酒以活血通絡。《本經》“上品”“丹雄雞”下出“翮羽”條，“主下血閉。”②《本草綱目》載：“翮翎，白雄雞者良。”③“時珍曰：翅翮形銳而飛揚，乃其致力之處。故能破血消腫，潰癰下鯁。”④人髮灰，《別錄》名為“亂髮”，“咳嗽，五淋，大小便不通，小兒驚癇，止血。鼻衄，燒灰吹之立已。”⑤《本草綱目》亦名“血餘”、“人退”，“時珍曰：髮乃血餘，故能治血病，補陰，療驚癇，去心竅之血。”⑥《肘後方》載髮灰亦可治黃癉：“燒亂髮，服一錢匕，日三服，秘方，此治黃癉。”⑦可見，髮灰通過補血涼血以達到止血之功。百草末，《本草綱目》亦名“百草霜”，“止上下諸血，婦人崩中帶下、胎前產後諸病。”⑧“時珍曰：百草霜、釜底墨、梁上倒掛塵，皆是煙氣結成，但其體質有輕虛結實之異。重者歸中下二焦，輕者入心肺之分。古方治陽毒發狂，黑奴丸，三者並用，而內有麻黃、大黃，亦是攻解三焦結熱，兼取火化從治之義。其消積滯，亦是取其從化，故疸、膈、

---

①　《長沙馬王堆漢墓簡帛集成（伍）》，第 216 頁。

②　馬繼興主編：《神農本草經輯注》，第 132 頁。

③　（明）李時珍著，劉衡如點校：《本草綱目（點校本）》，第 2598 頁。

④　（明）李時珍著，劉衡如點校：《本草綱目（點校本）》，第 2598 頁。

⑤　尚志鈞輯校：《名醫別錄（輯校本）》，第 73 頁。

⑥　（明）李時珍著，劉衡如點校：《本草綱目（點校本）》，第 2929 頁。

⑦　（晉）葛洪撰：《葛洪肘後備急方》，第 119 頁。

⑧　（明）李時珍著，劉衡如點校：《本草綱目（點校本）》，第 448 頁。

瘕、痢諸病多用之。其治失血胎產諸病，雖是血見黑則止，亦不離從化之理。"① 從本方選用藥物夾看，或為民間驗方，療出血急症。

# 六　傷痙

傷痙 =（痙：痓）者，傷，風入傷，身倍〈信（伸）〉而不能訕（屈）。②（30/30）

按：秦漢時醫籍對此病多有論述，如《素問·至真要大論》論其病機："諸痙項強，皆屬於濕。"③《靈樞·熱病篇》："熱而痙者死。"④《傷寒雜病論》中有 "論痙濕暍脈證並治" 的專篇，對其病因、分類、證治作了較爲詳細的論述。此處傷痙一病，指受傷後的發痙，栢當於現代的破傷風。《諸病源候論·蛇獸金創雜毒》"金瘡中風痙候"："夫金瘡痙者，此由血脈虛竭，飲食未複，未盈月日，榮衛傷穿，風氣得入，五臟受寒，則痙。其狀，口急背直，搖頭馬鳴，腰為反折，須臾十發，氣息如絕，汗出如雨。不及時救凡金瘡卒無汁者，中風也，邊自出黃汁者，中水也。並欲作痙，急治之。又痛不在瘡處者傷筋絡亦死。"⑤ 又 "腕折中風痙候"："夫腕折傷皮肉，作瘡者，慎不可當風及自扇，若風入瘡內，犯諸經絡，所致痙。痙者，脊背強直，口噤不能言也。"⑥ 可知，傷痙是風由傷瘡處入絡所致，治當發汗祛風解痙。

6.1　一，傷脛（痙）者，擇薺（蘿）一把，以敦（淳）酒半斗者（煮）潰（沸），歙（飲）之，即溫衣陜（夾）坐四旁，汗出到足，乃□。⑦（43/43）

---

①　（明）李時珍著，劉衡如點校：《本草綱目（點校本）》，第 448 頁。
②　《長沙馬王堆漢墓簡帛集成（伍）》，第 221 頁。
③　郭靄春編著：《黃帝內經素問校注語釋》，第 495 頁。
④　郭靄春編著：《黃帝內經靈樞校注語釋》，第 214 頁。
⑤　丁光迪主編：《諸病源候論校注》，第 702 頁。
⑥　丁光迪主編：《諸病源候論校注》，第 711 頁。
⑦　《長沙馬王堆漢墓簡帛集成（伍）》，第 223 頁。

按：本方以薤、醇酒發汗，解傷痙之疾。

| 序 | 來源 | 病證 | 藥物組成 | | | 劑型 |
|---|---|---|---|---|---|---|
| 1 | 五十二病方 | 傷脛（痙）者 | 薤 | | 醇酒 | 湯劑 |
| 2 | 金匱要略 | 栝蔞薤白白酒湯 | 薤白 | 栝樓 | 醇酒 | 湯劑 |

方義分析：

本方以薤、醇酒，沸飲，汗出至足乃愈。薤，列《本經》“中品”“蔥實”條下。“薤，味辛，溫，無毒。治金瘡瘡敗。”① 陶注：“除寒熱，去水氣，溫中，散結。利病人諸瘡，中風寒，水腫，以塗之。”②《本草綱目》：“弘景曰：薤性溫補，仙方及服食家皆須之。”③ “詵曰：薤，白色者最好，雖有辛，不葷五臟。”④ 秦簡“溫病不汗”方，即用醇酒一味，以溫通血脈發汗。二者聯合應用，發汗以解痙。《金匱要略》載栝樓薤白白酒湯方，較本方增栝樓一味，全方溫通血脈以取效，與本方之旨相合。

# 七 解烏頭毒

7.1 炙□，猷（飲）小童弱（溺），若產齊（薺）、赤豆，以水猷（飲）之。⑤ （71/71）

7.2 一，肩（屑）勺（芍）藥，以□半桮（杯），以三指大捽（撮），猷（飲）之。⑥ （72/72）

7.3 一，取杞本長尺，大如指，削，舂（舂）木臼中，煮以酒

---

① 馬繼興主編：《神農本草經輯注》，第 209 頁。
② 馬繼興主編：《神農本草經輯注》，第 209 頁。
③ （明）李時珍著，劉衡如點校：《本草綱目（點校本）》，第 1591 頁。
④ （明）李時珍著，劉衡如點校：《本草綱目（點校本）》，第 1591 頁。
⑤ 《長沙馬王堆漢墓簡帛集成（伍）》，第 228 頁。
⑥ 《長沙馬王堆漢墓簡帛集成（伍）》，第 229 頁。

□□□飮（飲）☑。①（73/73）

7.4　一，以霍（藿）汁粲叔（菽）若苦，巳（已）。②（74/74）

7.5　一，煮鐵，飮（飲）之。③（75/75）

按：上載以小童溺、赤豆、芍藥屑、杞本、藿香、苦、鐵七種，療烏頭中毒。

方義分析：

烏頭為秦漢時期治療傷寒要藥，《本經》載其有大毒性，若劑量過大或炮製方法不正確，則會出現烏頭中毒的癥狀。《諸病源候論·蠱毒病諸候》"解諸毒候"載："著烏頭毒者，其病發時，咽喉強而眼睛疼，鼻中艾臭，手腳沉重，常嘔吐，腹中熱悶，唇口習習，顏色乍青乍赤，經百日死。"④《諸病源候論·蠱毒病諸候》"解諸藥毒候"載："其輕者，乃身體習習而痹，心胸湧湧然而吐，或利無度是也。但從酒得者難治，言酒性行諸血脈，流遍周體，故難治；因食得者易愈，言食與藥俱入胃，胃能容雜毒，又逐大便泄毒氣，毒氣未流入血脈，故易治。若但覺有前諸候，便以解毒藥法救之。"⑤ 烏頭性溫，中毒後以體內大熱為主症。

上方藥用炙赤豆小童溺、生赤豆、芍藥屑、杞本、菽、苦、鐵七種。《別錄》載："人溺，治寒熱，頭疼，溫氣。童男者尤良。"⑥ 此條用小童溺，即童便，《傷寒論》亦有運用人溺一味，如"白通加豬膽汁湯"等。生赤豆，《本經》"下品"載："（赤小豆），平。主下水，排癰腫膿血。"⑦ 陶注："寒熱，熱中，消渴，止泄，利小便，吐逆，卒澼，下脹滿。"⑧《本經》"中品"載："（芍藥）邪氣腹痛，除血痹，破堅積，寒熱，疝

---

① 《長沙馬王堆漢墓簡帛集成（伍）》，第 229 頁。
② 《長沙馬王堆漢墓簡帛集成（伍）》，第 229 頁。
③ 《長沙馬王堆漢墓簡帛集成（伍）》，第 229 頁。
④ 丁光迪主編：《諸病源候論校注》，第 490 頁。
⑤ 丁光迪主編：《諸病源候論校注》，第 492 頁。
⑥ 尚志鈞輯校：《名醫別錄（輯校本）》，第 74 頁。
⑦ 馬繼興主編：《神農本草經輯注》，第 285 頁。
⑧ 馬繼興主編：《神農本草經輯注》，第 285 頁。

瘕，止痛，利小便，益氣。"① 杞本即枸杞，《本經》"上品"載："（枸杞）味苦，寒，無毒。治五內邪氣，熱中，消渴，周痹。"② 菽即生大豆，《本經》"下品"載："生大豆，一名菽。平。塗癰腫，煮汁飲，殺鬼毒，止痛。"③ 陶注："殺烏頭毒。"④ 《博物志》卷四引《神農經》："天雄、烏頭，大豆解之。"⑤ 鐵，《本經》（下品）載："鐵，主堅肌，耐痛。"⑥ 苦，尚不確定為何藥，或為豆豉，王逸《楚辭章句》注："大苦，豉也。"⑦ 《別錄》載其可"殺六畜胎子諸毒"。⑧ 以上諸藥大多是通過除內熱、利小便、止痛三方面，減輕烏頭的中毒症狀。

# 八　狂犬傷人

8.1　狂犬傷人，冶礜與囊莫，醯半音（杯），飲之。⑨（60/60）

8.2　人所恒炊（吹）者，上囊莫以丸礜，大如扁（蝙）蝠矢而乾之。即發，以□四分升一歙（飲）之。男子歙（飲）二七，女子欲〈飲〉七。⑩（周家臺秦簡：321—322）

按：以上兩方藥用囊莫、礜兩味，療"狂犬傷人"及"人所恒炊（吹）者"。

方義分析：

---

① 馬繼興主編：《神農本草經輯注》，第 148 頁。

② 馬繼興主編：《神農本草經輯注》，第 91 頁。

③ 馬繼興主編：《神農本草經輯注》，第 285 頁。

④ 馬繼興主編：《神農本草經輯注》，第 285 頁。

⑤ 陸費達總勘：《博物志·四庫備要（子部）》，上海：中華書局 1936 年版，第 7 頁。

⑥ 馬繼興主編：《神農本草經輯注》，第 292 頁。

⑦ 紀昀主編：《四庫全書影印本（集部）·楚辭章句》，上海：上海古籍出版社 1989 年版，第 21 頁。

⑧ 尚志鈞輯校：《名醫別錄（輯校本）》，第 95 頁。

⑨ 《長沙馬王堆漢墓簡帛集成（伍）》，第 226 頁。

⑩ 湖北省荊州市周梁玉橋遺址博物館：《關沮秦漢墓簡牘》，北京：中華書局出版社 2001 年版，第 128 頁。

　　狂犬傷人所導致的狂犬病在古代亦屬危急證候，狂犬病發作時症狀主要是呼吸困難，這是呼吸肌、咽肌痙攣所致，是狂犬病致死的主要原因，故急救的首要措施就是要通暢氣道。因狂犬病發作的致死率較高，故古人在被狂犬所傷后，不待其發作，即服此方，蘊含了預防的思想。而哮喘發作也以呼吸困難為主症，其症狀與病理機制與狂犬病發作時相似，故古人采用此方治療這兩種疾病，異病而同治。

　　橐莫或橐吾，《本經》載為款冬之別名，然方"治久欬（咳）逆上氣湯"將款冬、橐吾別作兩味。《本經》載："藥有陰陽配合，子母兄弟，根葉花實，草石骨肉。"① 《淮南子·俶真》："槐榆與橘柚合而為兄弟。"② 筆者推測，款冬、橐吾或本為兄弟之藥，因性味相近，後人不辨，統以款冬代之。《本經》"中品"載："（款冬花）味辛，溫，無毒。治咳逆上氣，善喘，喉痹，諸驚癇，寒熱，邪氣。"③ 屬《通用藥》"上氣咳嗽"條。橐莫功效雖與款冬相類，但作為治療狂犬病、哮喘發作的要藥之一，橐莫在除結氣、解喉痹方面當更勝款冬。礜，或為《本經》所載礜石，"（礜石）味辛，大熱，有毒。治寒熱，鼠瘻，蝕瘡，死肌，風痹，腹中堅癖，邪氣，除熱。"④ 其性大熱，可通絡除痹。但因具毒性，故僅可作為發作時急救之品。橐莫、礜石相配伍，解痙通絡平喘，可作為狂犬病、哮喘發作的急救之方。

[張雪丹，上海中醫藥大學中医文献研究所助理研究員；張如青，上海中醫藥大學中医文献研究所教授]

---

① 馬繼興主編：《神農本草經輯注》，第 83 頁。
② 陸費達總勘：《博物志·四庫備要（子部）》，第 172 頁。
③ 馬繼興主編：《神農本草經輯注》，第 174 頁。
④ 馬繼興主編：《神農本草經輯注》，第 297 頁。

# 《板橋雜錄》民間驗方探析<sup>*</sup>

胡安徽

**摘要** 《板橋雜錄》收錄了 11 個民間驗方。驗方反映了當地常見病和多發病為皮膚病、足疾和胎產病。所載方劑多不見於常用方書。藥物"朝老"是"潮腦"的記音,即樟腦。《板橋雜錄》民間驗方與作者所在地域的醫藥文化傳統關係密切。

**關鍵詞** 《板橋雜錄》 民間驗方 醫學價值

民間驗方一般是指沒有被正式藥物或醫學典籍收載而流傳於民間的醫療處方,具有療效確切、取材方便、經濟實用、通俗易懂等特點,是歷代醫藥學家、民間醫生和勞動人民與疾病鬥爭經驗的結晶,是祖國醫學的重要組成部分①。中國民間文獻有不少驗方的記載,《板橋雜錄》② 即是其一。然學界對該文獻所載民間驗方鮮有關注,故而拙文擬對《板橋雜錄》民間驗方及其相關問題略作探討。

---

\* 貴州省哲學社會科學項目 (項目編號:15GZYB33)。

① 崔豪:《400 種病症民間驗方》,太原:山西科學教育出版社 1990 年版,前言未標頁碼。

② (清)詹羽堯:《板橋雜錄》,載王春瑜編《中國稀見史料 (第一輯第 20 冊)》,廈門:廈門大學出版社 2007 年版。

# 一　《板橋雜錄》簡介

《板橋雜錄》作者詹羽堯，生卒年代不詳，乾隆初年曾在距江西景德鎮百里的板橋（今屬安徽休寧縣渭橋鄉板橋村）做鄉村塾師，又在海陽（今安徽休寧縣海陽鎮）、芳溪（故名板橋）教書十多年，其家世代耕讀。該書即是詹氏在板橋、海陽等地生活時所作，內容既有詹氏所青睞的佳作抄錄，也有自己親自撰寫之文章，還包括為他人代筆之底稿及搜集的民間驗方，另有當地考試、演出戲劇、辦理紅白喜事等的記述，內容頗為龐雜。

需要說明的是，《板橋雜錄》是中國社會科學院歷史研究所王春瑜先生于 2006 年 10 月 10 日在南京一家小書店以 400 元價格購得，原書並沒有名字，因詹氏所居地近板橋，且書之內容龐雜，王春瑜先生便將其名為《板橋雜錄》。該書為乾隆十年（1745）稿本，現收入《中國稀見史料》第一輯第 20 冊。《板橋雜錄》作于安徽休寧縣，是記載古代徽州基層百姓社會日常生活的“百科全書”，是研究徽州社會不可多得的民間文獻。該書是非醫學著作，驗方不是其主體內容，然它對驗方卻有詳細記載，這對豐富醫學史的研究頗有價值，因為醫學史的研究需要從一條條醫方、一味味中藥、一個個問題、一本本書籍的探索做起。儘管《板橋雜錄》是眾多民間文獻微不足道的一種，但學界至今無人問津，更不用說對其民間驗方的關注，故而對該書民間驗方及其相關內容的探析可以豐富醫學文化史和醫學社會史的研究內容，意義不菲。

# 二　驗方輯錄

《板橋雜錄》收錄了 11 個民間驗方，分別是：

（一）洗瘡妙方

桑，柳，桃，槐，柏柏芝，取五木枝葉，煎水洗數次即愈。[①]

---

① 《板橋雜錄》，第 43 頁。

（二）陽春健步酒男婦一切風氣下身之病皆效

川歸身二兩，黃芪二兩，淮牛膝二兩，北防風一錢，五瓜皮二兩，木瓜一錢，用酒一瓶浸藥一二日後，煮，連瓶收藏，隨時用。①

（三）治瘡方

大楓子四十九立，麻黃二兩，用水一鐘煎幹，班貓三個，去首足，硫黃二錢，用豬油同搗，絹布包，癢時擦之，不拘何瘡，一匕即愈。②

（四）四制夏枯草方（專治瘰癧鼠瘡）

用夏枯草一斤，洗淨曬乾，分作四分，各用炮製；大黃四兩，熬汁，拌枯草四兩；蔓荊子一兩，熬汁，拌枯草四兩，炒幹；枳殼一兩，熬汁，拌枯草四兩，曬乾；班貓二錢，熬汁，拌枯草四兩。四制已畢，共為一處，炒幹，磨細篩過；又用馬前子一兩，甘草一錢，二味同煮，去皮，剉片，再用香油炸枯草為末，將前藥與夏枯草共和以處，重羅過，煉蜂蜜為丸，為梧子大，每服一錢，用黃酒下。輕則服二兩，重則不過三四兩，全愈。③

（五）外用洗藥方

元參一兩，銀花一兩，槐皮一兩，甘草一兩，四味煎水洗之，後用豬蹄一個，煎湯，吹去浮油，以湯洗之，外用玉紅膏貼之即生肉。④

（六）玉紅膏藥方

鉛粉二錢，松香一錢，黃丹二錢，三味共為細末，赤金三百張，用黃酒酌量，多寡任搗成膏，貼在瘡上留頂。

此後三方，如破皮之瘡可用，未破者內消，全愈。⑤

（七）治蠟梨方（白殼癬同效）

用水銀一錢，冰片分半，朝老一錢，五棓子一錢，膽礬二分半，制水銀法用鉛錫一錢化開，將水銀和勻，待冷，研成粉，將前藥四味一同為

---

① 《板橋雜錄》，第43頁。
② 《板橋雜錄》，第43頁。
③ 《板橋雜錄》，第54頁。
④ 《板橋雜錄》，第54頁。
⑤ 《板橋雜錄》，第54—55頁。

末，用香油調其瘡，剃破，擦之；如未剃頭，不必擦。①

（八）婦人臨產上方（或二三日不下或胎衣不下或橫生倒產，亦可服）

當歸一錢五分酒洗；川貝母一錢，川芎一錢，白芍一錢四分，岐艾七分醋炒，菟絲子一錢七分，炙芪一錢，荊芥穗一錢七分，枳殼一錢麩炒，厚朴七分薑炒，甘草五分，羌活八分，香附一錢二分，薑三片為引。②

（九）軟腳散

防風、白芷各一錢，川芎、細辛各二錢半，為末。行遠路者，撒少許於鞋內，步履輕便，不生箴皰，足汗皆香。③

（十）骨灰固牙齒散

用臘月醃豬羊骨，火煨，細研，每晨擦牙，不可間斷，至老而其效益彰。頭上齒骨尚佳。④

（十一）望梅丸

鹽梅肉四兩，麥冬去心，薄荷葉去梗，柿霜、細茶各一兩，紫蘇葉一錢，為細末，白霜糖四兩，共搗為丸，雞旦大。旅行帶之，每含一丸，生津止渴。⑤

需要說明的是，原文沒有標點，此標點為筆者所加；文中“此後三方”是指“四制夏枯草方”、“外用洗藥方”和“玉紅膏藥方”。

# 三　驗方簡析

## （一）驗方反映了當地的常見病和多發病

《板橋雜錄》收錄的 11 個驗方中，有 5 個是明確用於治療瘡類病的，如洗瘡妙方、治瘡方、專治瘰癧鼠瘡的四制夏枯草方、外用洗藥方和玉紅膏藥方。除此之外，“治蠟梨方”中的“蠟梨”其實是“癩痢”的記音，

①　《板橋雜錄》，第 55 頁。
②　《板橋雜錄》，第 55 頁。
③　《板橋雜錄》，第 80 頁。
④　《板橋雜錄》，第 80 頁。
⑤　《板橋雜錄》，第 80—81 頁。

故“治蠟梨方（白殼癬同效）”即治癩痢的處方。癩痢又稱頭癬、禿瘡，白殼癬即牛皮癬。“軟腳散”可以治療箴皰，箴皰即疹皰，其出現在手足部位即手足癬①。瘡和癬均屬皮膚病。由此看來，《板橋雜錄》所記民間驗方有7個是治療皮膚病的，約占所載驗方總數的64%。這表明該書驗方以治療皮膚病為主。

《板橋雜錄》是一部地方文獻，儘管內容龐雜，但記載的主要是當地的風土人情和風俗文化。既然該書所記驗方多以治療皮膚病為主，則表明所記地域即休寧及其周邊地區歷史時期的常見病、多發病應該是皮膚病。這在明清時期的文獻中亦得到驗證。

明代《休寧名族志》卷一記載：“程時茂病癩”；程起家，“聞母病疽，憂惶奔歸。”② 其中的“癩”和“疽”均是皮膚病。康熙《徽州府志》載：歙縣（今安徽歙縣，與休寧縣為鄰）半庵頭陀，“順治二年，兩膝患人面瘡，經七年，一日瘡口氣騰出作語。”③ 說明半庵頭陀患有面瘡，即面部皮膚病。同治《祁門縣志》云：祁門縣（今安徽祁門縣，與休寧縣為鄰）胡永，“母患臁瘡”；汪燧，“母患乳癰，醫治無效，燧吮之數日獲痊。”④ 光緒《重修安徽通志》曰：婺源（今江西婺源縣，其地域與板橋相接）孫應淇，“父病目，母患癩。”⑤ 上述資料中所記臁瘡、癩和乳癰均屬皮膚病。古代地方志一般很少關注普通民眾的疾病及其類型，然上述古代地方志中有較多民眾疾病及其類型的記載，某種意義上是休寧及其周邊地區皮膚病較為典型的表現。

① 王祖德、李禎萍、周長發：《中西醫結合診療指南》，上海：同濟大學出版社1992年版，第125頁。

② （明）汪煇：《休寧名族志》，載禹成華主編《徽州名族志》，北京：全國圖書館文獻縮微複製中心2003年版，第716、718頁。

③ （清）丁廷楗修，趙起士纂：（康熙）《徽州府志》卷一八《雜誌》，臺北：成文出版社1975年版，第2397頁。

④ （清）周溶修，汪韻珊纂：（同治）《祁門縣志》卷二九《人物志》，臺北：成文出版社1975年版，第1328頁。

⑤ （清）沈葆楨、吳坤修：（光緒）《重修安徽通志》卷二七五《人物志》，載《中國地方志集成·省志輯·（光緒）重修安徽通志（第4冊）》，南京：鳳凰出版社2011年版，第275頁。

　　皮膚病在當代休寧縣亦然是嚴重的地方病。在休寧縣歷年地方病調查中，1956 年 6 月頭癬患者 797 人；1979 年頭癬患者 1450 人，增加了近 2 倍，頭癬發病率為 0.6%①。直到 1990 年，休寧縣頭癬等皮膚病才基本被消滅。② 現實是歷史的延續。皮膚病在當代休寧仍然普遍存在，則古代亦不可少。與休寧相臨的祁門縣，頭癬同樣為常見和多發的傳染病。③ 較休寧稍遠的浙江淳安縣、開化縣等地常見和多發病中則無反膚病。④ 這從另一角度表明古代休寧及其周邊地區皮膚病較為典型。

　　《板橋雜錄》中載有"婦人臨產上方"，主要針對婦女臨產時出現的病徵。《新安名族志》記載，胡玠所著《居家十慎》將"慎產"作為"十慎"之一，並詳細記述了婦女難產時的正確處理方法。⑤ 此外，《新安名族志》記歙縣黃昌撰《胎產節要》、休寧葉世賢著《女科臨產須知》等專論婦女臨產的醫學專著。⑥《新安名族志》是記錄和反映徽州宗族歷史的文獻，所謂"居家"意即家庭日常生活所必備，所載"慎產"之內容自然是徽州當地百姓日常所必需之醫方；《胎產節要》、《女科臨產須知》等著作是醫家日常診斷婦女臨產疾病的經驗總結。徽州下轄休寧、歙縣（與休寧為鄰），這說明包括休寧在內的徽州婦女普遍存在著諸如難產、感染的臨產疾病。又有資料顯示，包括清代在內的建國之前，休寧當地即無婦幼保健設施，婦女分娩普遍由舊產婆用舊法接生，因難產和產後感染而死的婦嬰甚多。⑦ 當地素有"婦女生孩子，是一隻腳在棺材裡，一

　　① 休寧縣地方志編纂委員會編：《休寧縣志》，合肥：安徽教育出版社 1990 年版，第 448 頁。
　　② 中華人民共和國民政部、中華人民共和國建設部編：《中國縣情大全·華東卷》，北京：中國社會科學出版社 1993 年版，第 699 頁。
　　③ 祁門縣地方志編纂委員會辦公室編：《祁門縣志》，合肥：安徽人民出版社 1990 年版，第 661 頁。
　　④ 《淳安縣志》編纂委員會編：《淳安縣志》，上海：漢語大詞典出版社 1990 年版，第 614—616 頁；《開化縣志》編纂委員會編：《開化縣志》，杭州：浙江人民出版社 1988 年版，第 507 頁。
　　⑤ （明）戴廷明、程尚寬等撰，朱萬曙、王平、何慶善等校點：《新安名族志》，合肥：黃山書社 2004 年版，第 292 頁。
　　⑥ 《新安名族志》，第 168、422 頁。
　　⑦ 《休寧縣志》，第 450 頁。

隻腳在棺材外”的說法，① 說明產婦面臨死亡威脅之嚴重。當然，中國古代無論哪個地域的產婦在生產時都面臨嚴重的威脅，休寧地區自然也不例外，“婦人臨產上方”的記載既為其做了注腳，又在某種程度上表明該地產婦在臨產時曾出現“（胎兒）二三日不下或胎衣不下或橫生倒產”的病症。

《板橋雜錄》又錄有“陽春健步酒”和“軟腳散”，此驗方主要用於治療足疾。這與休寧一帶的自然環境有關。道光《休寧縣志》云：“休寧之為邑，其封域實鄣山之左麓，而漸江出焉，山峭厲而水清激。”② 該書卷六《邺政志》曰：“徽郡四面皆崇山峻嶺，休寧又居四山之中。”③ 這表明休寧地處山區，道路以山路為主。民眾在如此環境中生產勞動，自然容易造成足疾，故足疾成為當地的常見病和多發病。《板橋雜錄》載：詹羽堯之父不到 40 歲即患足疾，且持續了幾乎 20 年。④ 詹父之例表明足疾確實是當地的常見病和多發病，這當然需要諸如“陽春健步酒”和“軟腳散”等治療足疾的驗方，以解除當地百姓的痛苦。

由此可見，《板橋雜錄》民間驗方是當地常見病、多發病的真實反映。

### （二）驗方多不見於常用方書

《板橋雜錄》中的“望梅丸”、“骨灰固牙齒散”和“軟腳散”源於清代醫學家汪昂（1615—1695）康熙三十三年（1694）撰寫的《湯頭歌訣》，原文如下：

**望梅丸　生津止渴**

用鹽梅肉，蘇葉薄荷與柿霜。茶末麥冬糖共搗，旅行賫服勝瓊漿。鹽梅肉四兩，麥冬（去心）、薄荷葉（去梗）、柿霜、細茶各一兩，紫蘇葉（去梗）五錢，為極細末，白霜糖四兩，共搗丸，雞子大。旅行帶之，每

---

①　《祁門縣志》，第 662 頁。

②　（清）何應松修，方崇鼎纂：（道光）《休寧縣志》卷一《風俗志》，載《中國地方志集成·安徽府縣志輯（第 52 冊）》，南京：江蘇古籍出版社 1998 年版，第 42 頁。

③　（道光）《休寧縣志》，第 108 頁。

④　《板橋雜錄》，第 5 頁。

含一丸，生津止渴，加參一兩尤妙。①

**骨灰固齒散　固齒**

骨灰固齒牙，散豬羊骨，臘月醃成煨研之。骨能補骨鹹補腎，堅牙健
啖老尤奇。用臘月醃豬羊骨火煨，細研，每晨擦牙，不可間斷。至老而其
效益彰，頭上齒骨亦佳。②

**軟腳散　遠行健足**

軟腳散中芎芷防，細辛四昧研如霜。輕撒鞋中行遠道，足無箴皰汗皆
香。防風、白芷各五錢，川芎、細辛各二錢半，為末。行遠路者，撒少許
於鞋內，步履輕便，不生箴皰，足汗皆香。③

《板橋雜錄》和《湯頭歌訣》對"望梅丸"和"軟腳散"的記載略有
不同，如"望梅丸"中的紫蘇葉在前者中為"一錢"，在後者中則為"五
錢"；"軟腳散"中的防風、白芷在前者各為"一錢"，在後者中則為"五
錢"，除此之外，其他內容完全一致。又，《板橋雜錄》"骨灰固牙齒散"
完全照搬了《湯頭歌訣》"骨灰固齒散"的解釋內容。這表明《板橋雜錄》
所載"望梅丸"、"軟腳散"和"骨灰固牙齒散"源於《湯頭歌訣》。

特別要說明的是，上述三方之外，就筆者所見及乾隆年之前的醫學和
藥物學著作如《千金方》、《肘後備急方》、《外台秘要》、《太平聖惠方》、
《古今醫統大全》、《證類本草》、《本草綱目》等，以及學界對我國自秦
漢到現代 (1986) 所有有方名之方劑進行全面而系統整理的《中醫方劑
大辭典》④ 和對古代非醫藥學著作整理的成果如陳邦賢《二十六史醫學史
料彙編》、⑤ 陶禦風《歷代筆記醫事別錄》、⑥ 錢遠銘《經史百家醫錄》、⑦

---

① （清）汪昂著，粟栗校注：《湯頭歌訣》，上海：上海中醫藥大學出版社 2006
年版，第 311 頁。

② 《湯頭歌訣》，第 312 頁。

③ 《湯頭歌訣》，第 312—313 頁。

④ 彭仁懷：《中醫方劑大辭典》（第 1—10 冊），北京：人民衛生出版社 1993—
1997 年版。

⑤ 陳邦賢：《二十六史醫學史料彙編》，北京：中國中醫研究院中醫史文獻研究
所 1982 年版。

⑥ 陶禦風：《筆記雜著醫事別錄》，北京：人民衛生出版社 2006 年版。

⑦ 錢遠銘：《經史百家醫錄》，廣州：廣東科技出版社 1986 年版。

謝海洲等《中醫歷代良方全書》、① 等，均未發現載有其余的 8 個驗方。
又，《板橋雜錄》"代養素娶三媳星期啟"② 敍述了當地兩家人喜結良緣
之事，其中提及男方父親有仁愛之心，能夠 "舒有腳之陽春"，即 "陽春
健步酒"，表明該方劑乃當地民眾所作。據此推測，《板橋雜錄》民間驗
方多不見於常用方書。儘管筆者已把梳了眾多文獻，然至今未能查到上述
驗方治療效果的具體記載，故而其療效究竟如何，需在今後的臨床中進行
檢驗。但無論如何，從資料傳承和文化弘揚的角度而言，《板橋雜錄》民
間驗方值得輯錄和研究。

### （三）驗方文字撰寫不規範

　　《板橋雜錄》所載驗方中有不少異體字，如 "柏芝" 中的 "芝"、
"班貓"、"馬前子" 中的 "前"、"岐艾" 中的 "岐"、"只殼" 中的
"只"、"箴飽" 中的 "箴"、"全愈" 中的 "全"、"雞旦" 中的 "旦"、
"大楓子四十九立" 中的 "立" 等，這些異體字分別應為 "枝"、"斑
蝥"、"錢"、"蘄"、"枳"、"疹"、"痊"、"蛋" 和 "粒"。如此多的異體
字表明該書文字不夠規範。

　　上述異體字在驗方中比較容易識別和理解，然 "治蠟梨方" 中的藥
物 "朝老" 頗難理解，那麼 "朝老" 為何物？

　　清代醫籍《跌打損傷回生集》卷三《附錄經驗雜方》云：

　　白玉膏（治臁瘡及腿上一切瘡）

　　鉛粉輕粉白蠟黃蠟朝老（豬油調與油紙上貼之，如神。加紅粉霜更
易收口。一方加佗僧、乳沒、象皮）。③

　　儘管此文中有 "朝老" 之藥，然作者未作說明，故仍不得而知。

　　又查清代醫書《瘍醫大全》：

　　白玉膏治多年頑臁，兼治大毒刀瘡，久不收口。

　　白蠟二兩，豬板油四兩，熔化慮清，入潮腦六錢研匀，冷定加輕粉三

---

① 謝海洲、盧祥之：《中醫歷代良方全書》，青島：青島出版社 2006 年版。

② 《板橋雜錄》，第 3 頁。

③ （清）胡青昆等：《跌打損傷回生集》，北京：中醫古籍出版社 1991 年版，第
86 頁。

錢，冰片二錢和勻，挺腳挑塗油紙蓋上。臁瘡並治乳癬。①

　　比較上述二方，名稱一致，均作"白玉膏"；主治相似即久不收口的臁瘡；所用藥物相似即均有鉛粉、輕粉、白蠟、豬油；使用方法相似即將豬油塗在紙上貼在瘡處。尤其值得注意的是，此二方中，前者有"朝老"，後者有"潮腦"，雖文字不同，但二者讀音極其相近。因讀音相近而記音的藥名在中國古代醫書中並不少見，因此，據前文分析可以推測，《板橋雜錄》和《跌打損傷回生集》中的"朝老"應該是"潮腦"的記音。潮腦即樟腦，又名韶腦，可以治療腳氣、疥癬、瘋瘴等②。《板橋雜錄》"治蠟梨方"和《跌打損傷回生集》"白玉膏"的功能均是治療疥癬，由此而言，"朝老"亦當是"潮腦"，即樟腦。"潮腦"記為"朝老"，同樣反映了《板橋雜錄》文字撰寫的不規範。之所以有如此現象，可能是因為該著作是作者記載平日生活瑣事的隨筆雜錄，屬日常家居用書，非傳統之經、史論著，撰寫有一定的隨意性，故有不少文字不夠規範。

## 四　《板橋雜錄》收載民間驗方原因簡析

　　《板橋雜錄》收載多條民間驗方與詹氏所在休寧一帶的醫藥文化傳統有直接關係。休寧古代屬新安郡，宋代始稱徽州，自古即是醫家輩出、醫籍眾多之域。宋元以來，相關史料明確記載的新安醫家即有 500 餘位，其中 405 位醫家撰著了 835 部醫籍。《四庫全書總目·子部醫家類》收錄醫著 96 種，在明清 35 種醫籍中，徽州籍醫家的著作即占 10 種之多。之所以如此，是由於徽州地處群山之中，交通不便，常年居住此地的百姓尋醫問藥頗為艱難，加之明清以來該地外出經商、求學者人數眾多。如此的時代和地域特點，催生出了實用易讀、簡便易攜的醫籍大量行世。同時，"為人子者，不可不知醫"的信條和盡忠至孝、尊祖敬宗的理念也使當地

---

① （清）顧世澄：《瘍醫大全》，北京：人民衛生出版社 1987 年版，第 973 頁。
② 蔣玉伯：《中國藥物學集成》，上海：上海知新書局 1935 年版，第 614 頁。

百姓尊崇醫學典籍，故而醫書盛行於時。"① 正如《板橋雜錄》所云："仁周萬物杏林，舒有腳之陽春。"② 所謂"仁周萬物杏林"意即醫生仁術接濟萬物，故有"陽春健步酒"之創制和記載。故而，《板橋雜錄》收載多條民間驗方則在情理之中。

# 結　語

《板橋雜錄》民間驗方是當地常見病和多發病的反映，對防治該地區民眾疾病無疑有一定的幫助，就此而言，其所載驗方體現了詹羽堯的人文關懷。驗方中的"朝老"實際是"潮腦"的記音，即樟腦，這表明該書文字不夠規範。該書之所以收錄多則驗方，是作者所在地區醫藥文化傳統的必然結果。驗方雖多不見於常用方書，但組方簡單易學，取材容易，便於普及推廣，同時價格低、療效高，能攻克一些不易治癒的疑難病例，顯示其獨特的醫學價值。毫無疑問，《板橋雜錄》民間驗方是中國古代醫藥文化的組成部分，就此而言，該書亦為祖國醫藥文化的傳承做出了應有貢獻，值得稱道。《板橋雜錄》是諸多徽州文獻中的一部，是徽州文化的具體體現，對研究徽學和新安醫學多有裨益。還要提及的是，我國首次獲得諾貝爾生理學或醫學獎的屠呦呦先生正是受了古代文獻《肘後備急方》所載醫方的啟示，研製出了抗瘧新藥青蒿素，顯示了古代文獻所載醫學資料的獨特現實價值，《板橋雜錄》亦載有不少稀見醫方，故其價值頗值得重視。同時，該著作僅是我國眾多民間文獻之一，所收錄的珍貴驗方提醒我們：要多關注此類文獻所載驗方，以便傳承中醫藥文化、為臨床醫學提供借鑒和豐富醫學文化史和醫學社會史的研究內容。

［胡安徽，貴州師範大學教授］

---

① 米蓋拉、朱萬曙：《徽州：書業與地域文化》，載《法國漢學（第 13 輯）》，北京：中華書局 2010 年版，第 50、62 頁。

② 《板橋雜錄》，第 3 頁。

學術書評

# 一次艱辛的學術探險
## ——讀評黃龍祥先生《經脈理論還原與重構大綱》

張樹劍

**摘　要**　黃龍祥先生新著《經脈理論還原與重構大綱》出版後迅速引發針灸學術界與醫史學術界關注。該書是黃龍祥先生在《中國針灸學術史大綱》出版之後 15 年間對針灸理論持續深入思考的學術史力作。本文簡述了閱讀本書的前提，回顧了該書作者對經脈理論還原與重構的基本思路、方法與結果以及作者對扁鵲醫學及其醫籍的界定與研究，同時，對針灸理論與學術史研究的現狀與意義作了批評與發揮。

**關鍵詞**　針灸學術史　書評　黃龍祥　《經脈理論還原與重構大綱》

2001 年 4 月，黃龍祥先生的《中國針灸學術史大綱》出版，該書真正開啟了針灸學術史研究的門扉，引領針灸理論研究進入新境。該書系統闡述了針灸學術史的研究方法，並以豐富的案例印證了作者的治學方法與路徑，提出了諸如"標本脈法"、"經脈穴"等術語，對當時及以後的針灸界衝擊極大。《中國針灸學術史大綱》在經絡部分最為用力，也最為精彩，提出了"對於古代經絡學說而言，它的精髓在於其揭示的人體體表與體表、體表與內臟、內臟與內臟特定部位間的特定聯繫的經驗事實本身，而不是說明這些事實的理論框架"[①] 這一卓識。如今這一認識已近乎

---

成為針灸學術界的共識，儘管仍然有為數不多的研究者執著地堅持經絡本身的結構尋求與驗證。

黃龍祥先生在《中國針灸學術史大綱》的結語中提出了"經絡理論理性重構"的話題，這在當時還僅僅是一個構想。一般而言，一位學者在研究高峰時期的著述很難被自己超越，這也是困擾學者的最大的問題之一。在《中國針灸學術史大綱》之後，是否還會完成一部更為深入與詳實的經絡理論與學術史研究著作，對於作者是一個挑戰，對於讀者，也是一個不確定的期待。沒想到 15 年後，作者的力作《經脈理論還原與重構大綱》問世了。當第一時間讀完該書，筆者的這一擔心破除了，《經脈理論還原與重構大綱》不僅僅是《中國針灸學術史大綱》的延續性著作，其命題選擇、細節考察、觀點論證均另辟新蹊，尤其是對扁鵲醫籍的辨佚與拼接，是作者近年來全新的研究領域。

## 一　本書的讀法

筆者曾經被不止一次地問道："為什麼讀黃龍祥教授的書那麼吃力？"筆者常常無以為答。於筆者而言，讀書是一件苦事，也是一件樂事。一開始筆者讀黃先生的書也覺得吃力，那是因為筆者沒有與作者在某一學術領域內同甘共苦的經歷和對某一問題共同關注的深切同情。若干年後，當我沿著黃龍祥先生開拓的並不平坦的道路走過一段，並試圖在鄰近的地域中開闢新的小徑，看到一些前人所未窺見的風景時，我終於嘗到了閱讀前輩作品的快樂。

據筆者的體驗，閱讀《經脈理論還原與重構大綱》需要三個前提：

其一，長期對經脈問題懷有思考。經脈，是針灸學乃至中醫學的核心命題，所有的中醫學者與醫生都時常問自己這個問題：經脈是什麼？如果你秉持一種對教材的高度信任的"教科書主義"，從來沒有懷疑過教材中對經脈的"定義"，視所有對教材的懷疑為異說，那麼，你是無法讀懂學者的書的，無論是《經脈理論還原與重構大綱》，還是針灸理論界其他優秀學者的文章與著作。因為學者的天性就是懷疑與求異。所謂"還原與重構"，首要的題中之義就是對現有教條的質疑。

　　黃龍祥先生在本書的序篇開宗明義：不要追問"經絡是什麼"，更不應匆忙地給經絡下定義，而應該問"經脈學說說什麼"，這是邏輯的起點，但是我們都忽視了。黃先生說："這時我們唯一有意義的工作便是，退回到起點，認真思考並正確回答這個至關重要的問題——古典經脈理論指向的科學問題是什麼?"① 正確的回答權且不論，對這個問題的認真思考是每一位針灸醫生或者研究者應該去做的，而這正是與一位對這個問題作了數十年深入思考並作出解答者對話的基礎。

　　其二，對古典文獻瞭若指掌。黃龍祥先生多次說起，他超過一半的讀書時間用來閱讀中醫原典，這是其治學的根基功夫。從黃先生的書中可以看出他對於古典文獻的熟稔，絕不是僅僅以讀過幾篇來界定的熟悉程度。《內經》是中醫學的經典，每一位中醫界人士都讀過，卻鮮有人提出有價值的疑問，黃先生卻對《內經》中脈的不同意蘊作出了細緻分別，如經數之脈、聯繫之脈、血脈等，首先是緣於其對《內經》文本極其扎實的掌握。《經脈理論還原與重構大綱》中幾乎每一頁都有作者對經典文本的援引與解釋，試想如果讀者沒有對古典文獻的充分閱讀，將很難與作者的邏輯與思路同步。用黃先生的話說，"史學研究貴在'以古人心為心'，而史學研究的難點也在於此……如果頭腦裡庫存的古文獻沒有達到足夠的量時，'以古人心為心'就永遠是一句空話。"②

　　其三，以作者心為心。史學研究需要"以古人心為心"，同樣，讀當代學者的著作，也需要"以作者心為心"。黃龍祥先生的治學與致思歷程，大約可以通過他的一系列著作做一勾勒，從《黃帝明堂經輯校》、《中國針灸學術史大綱》、《中國針灸史圖鑒》、《針灸名著集成》、《實驗針灸表面解剖學》、《黃龍祥看針灸》等，到今天的《經脈理論還原與重構大綱》，系列著作的背後，其實是黃龍祥先生對針灸學術本原的探求與對針灸理論體系重建的決心，理解了這一層，並對黃先生以往的著作都有過系統而深入的閱讀，才能對本書中提出的一個個"非同凡響"的論點

---

　　① 黃龍祥：《經脈理論還原與重構大綱》，北京：人民衛生出版社 2016 年版，第 3 頁。

　　② 黃龍祥：《中國針灸學術史大綱》，第 38 頁。

及其論證過程有所共鳴。

# 二　經脈理論的還原

　　本書名為《經脈理論還原與重構大綱》，作者首先用近一半的筆墨敘述了經脈理論的還原。既然稱之為"還原"，就意味著我們十分熟悉的經脈理論是支離破碎的，至少是與古人所認識與表達的經脈理論不相一致的。按照一般的理解，經脈系統是以經脈為核心的一個概念集合，《內經》中提到的重要術語如經別、絡脈、經筋、皮部等都是經脈的下層概念。這一教條化、簡單化的經脈系統理論被寫進教材，而且，對於"經脈"是否具有實體結構語焉不詳，如此偷懶的敘事方式成為一代又一代針灸學習者迷惑的淵藪。

　　經脈理論的來源是古典文本。然而，若干年來，細緻地、審慎地閱讀古典文本，以求對經脈理論深入認識的人卻是寥寥可數。這一工作原本並不難，然而人們卻有意無意地繞路而行了。相對於閱讀求知，人們更願意直接聽取結論。前人說讀書寧澀勿滑，就是說讀書需要下笨功夫，從不放過疑點，才能看到問題所在。黃龍祥先生自命為一名愚者，他說，"這個世界上只有兩種人最容易成功，一是大智，一是大愚。當探索經脈理論路上那一個個智者無功而返時，我看到了愚者成功的越來越大的希望。於是選擇當一名愚者，選擇堅持"。① 黃先生通過對文本反復地閱讀、梳理、拼接，終於令經脈理論塵去光生。

　　經過黃先生還原後的經脈理論大致是這樣的圖像：脈的始基結構是血脈，血脈之大者為"經脈"；古人發現不同部位之間的聯繫不能單純用血脈解釋，具有數術意味的新的"經脈"概念形成，故有"十二經脈"、"二十八脈"、"奇經八脈"等"經數之脈"的理論模型，最終十二脈佔據了優勢，而十二經脈之外的脈被歸入絡脈；經脈循行記述的意義是表達人體不同部分的聯繫，這一觀念的形成與早期脈診密不可分；有一個特定時期，"聯繫之脈"是經脈理論的中心形式，其理論模型是

---

　　①　黃龍祥：《經脈理論還原與重構大綱》，第 401 頁。

"標本"樹狀模型；當氣血連環學說抬頭並取代了氣血潮汐學說之後，以水為喻的經脈環行結構就基本定型了，為了完成經脈的連環，即"畫出"經脈的循行路徑，古人做了大量削足適履的工作。所以說，經脈理論中既有血脈的實體觀察與脈診的體驗，又有完成理論架構而遵從的"守數"原則；既有樹狀結構的標本理論形式，又有以水為喻的經脈連環的理論形態，但經脈學說的核心是"聯繫之脈"，其"立說之本"或者說"標識碼"是自下而上的樹型隱喻的標本說。黃先生在其總結的"經脈別論十九條"中提出：經脈乃常脈即經數之脈；經數本無定數，脈行亦無定型；經脈學說是關於"機體遠隔部位縱向關聯律"的解釋；經脈學說只是解釋"機體遠隔部位縱向關聯律"的假說之一；"標本"是十一脈的胚胎，"根結"是經脈連環的根基；"經脈連環"成則"經脈之樹"倒等經脈理論"定理"。黃先生進一步提出："經脈理論的價值不在於'經脈線'而在於線上的關聯點"，這即是黃龍祥先生在多篇文章與會議報告上提出的解開經脈如環無端之鏈，找到有價值的理論內核之珠。

以上是我對黃先生所還原的經脈理論的一個十分簡要的復述，不知道是否能夠準確地表達出其基本觀念，主要目的是以示簡約，在閱讀本書時有一個大致的方向。

本書有個"附篇"，作者在該書的導讀中說："將經脈理論文本研究'回到文本：錯亂與重拼'共計6章文字設計為'附篇'，絕不是因其重要性不足以正文的形式呈現——事實上一直到交稿前的一個月這部分仍作為全書的第一篇，後考慮到這麼大篇幅的文字可能會影響相當一部分讀者閱讀的流暢性，以及對核心目標的專注度，最終忍痛將其處理成'附篇'"。① 作者對章節的處理煞費苦心。我認為這一部分是全書的基礎章節，也最能體現作者的文獻與理論研究功力。經脈理論的還原依靠完整的證據鏈，而這些證據鏈的重要節點都在該篇中。經脈理論不可回避地要解釋術語：直、絡、支、別、經脈、十五絡脈、經別、氣穴的內涵與源流，如果沒有這一過程，經脈理論的還原就無從談起。黃龍祥先生以極其艱苦

---

① 黃龍祥：《經脈理論還原與重構大綱》，第 10 頁。

的文本挖掘，對《內經》所呈現出的經脈理論 "單元" 作了學術史的分析，從而能夠自信地進行經脈理論的還原。對於作者而言，這一部分可以作為附篇，因為作者對經脈理論相關概念內涵與演變了然於胸，而對於尚未與作者一樣經歷過這一過程的讀者而言，還是建議先讀該篇。

## 三　經脈理論的重構

"傳世的經脈理論本身就是不斷重構的產物"，① 對傳世經脈理論的還原過程本身就是重構。對經脈理論還原之後，黃龍祥先生再次提出經脈理論隱含的科學問題：人體特定遠隔部位——體表—體表、體表—內臟之間存在特定的聯繫，經脈理論是關於人體遠端部位間縱向關聯規律的解釋，② 這是黃先生一以貫之的觀點。回看針灸的實驗研究，從最早的尋找經絡實質到體表—內臟相關的研究，再到穴位敏化研究，其實正是重復著理論家所一直在提醒與示意的路徑。實驗研究重實據，其精神令人尊敬，但如果無視理論家與學術史家的研究成果，以海市蜃樓式的理論體系為基礎，展開驗證式的研究，無疑是可悲的，這是 20 世紀經絡研究帶給我們的教訓。

理論的重構較之還原要加倍艱難，其工作已超出了理論家 "辨章學術，考鏡源流" 的本分範疇，如果說還原需要愚者之功，重構更需要勇者之力。黃龍祥先生以絕大的勇力在文本與理論兩個方面對經脈理論作了重新闡釋。其一，文本重構。文本重構是黃先生設定的理論重構兩階段的第一階段，經脈診察、經脈病候、治則與選穴、經脈循行四部分構成了經脈理論的完整內容，將經脈理論還原過程中所發現的古人為了經脈連環所做的生硬的增刪部分改正，恢復 "標本" 樹狀模型解釋，並將經脈辨證的診察部位恢復為標本診法。其二，理論重構。在理論重構的環節，黃先生選擇了經脈病候與經脈循行這一對核心範疇作為重構之始基。經脈病候與循行存在天然的相依關係，不僅僅是因為這對範疇是所有針灸理論的理論，是最基本的理論，如果將這對範疇解讀與重構成功，對於針灸的諸多

---

① 黃龍祥：《經脈理論還原與重構大綱》，第 179 頁。
② 黃龍祥：《經脈理論還原與重構大綱》，第 195—209 頁。

糾葛不清的難題也會迎刃而解,而且,循行與病候是與針灸臨床直接相關的範疇,最受臨床醫生關注,研究的結果也會對針灸臨床有直接的影響。

無論是文本重構,還是理論重構,經脈病候都是核心內容。針灸界長期流行一句近乎公理的話:"經脈所至,主治所及",意思是經脈病候與主治是由循行路線決定的,這句話對於針灸醫生而言幾乎是金科玉律,幾乎可以用來解釋一切治法,同時,也成為臨床醫生不求甚解的藉口。果真是"經脈所至,主治所及"嗎?筆者曾多次向針灸界前輩請教。印象最為清晰的是 2006 年在北京,針灸理論家李鼎先生意味深長地對我說:"其實不是'經脈所至,主治所及',而是'主治所及,經脈所至'啊!!"如今,《經脈理論還原與重構大綱》也表達了同樣的觀點:主治所及是事實,經脈所至是解釋而已,重新回到了經脈理論設計的邏輯起點。

李劍鳴先生說:"現實關懷可以合理地引領史家的研究興趣,有助於他/她從廣漠幽暗的過去世界中發現有意義的問題;然而一旦進入解讀史料和構建歷史解釋的環節,現實關懷必須接受學術準則的審查,並受到歷史主義的阻止。"① 經脈理論重構的過程中,黃先生不僅與古人對話,還時刻保持了對現代醫學與實驗研究的關注,為經脈現代研究提出了五條研究路徑:針刺鎮痛視野下的經脈研究;從現代醫學的理論盲區切入;從簡單、確定的問題入手;從假說最多的問題入手;探尋神經之外的聯繫路徑。② 在現實觀照的視域下反思古典針灸學,黃先生提出:"如何推陳出新,從古典中國針灸學走向現代中國針灸學?"③ 這的確是一個所有針灸學者與醫者所亟須思考的問題。

## 四 一次殘酷的研究驗證

如果問黃龍祥先生在《經脈理論還原與重構大綱》中最為出彩的新發現與新觀點是什麼,我認為是對扁鵲醫學的尋根。作者用了兩章的筆墨

---

① 李劍鳴:《"克羅齊命題"的當代迴響:中美兩國美國史研究的趨向》,北京:北京大學出版社 2016 年版,封底。

② 黃龍祥:《經脈理論還原與重構大綱》,第 273—271 頁。

③ 黃龍祥:《經脈理論還原與重構大綱》,第 257 頁。

闡述了扁鵲醫籍的辨佚與拼接過程、對扁鵲醫學特點作了界定，並分析了經脈理論與扁鵲脈法的"血緣"關係。

秦漢時期的醫學圖景，已經多名學者作了或粗或細的勾勒，① 其中《黃帝内經》作為彼時的經典文本，其研究汗牛充棟，在醫學史上也似無可懷疑地佔據至高地位。然而，近年來，《黃帝内經》的地位似乎有些動搖，用廖育群先生的話說，《内經》正在走下神壇，② 與此相應的是，扁鵲醫學愈來愈受到學界的關注，早年有李伯聰先生的《扁鵲和扁鵲學派研究》，③ 但乏見迴響，而 2012—2013 年成都老官山漢墓出土了一批醫學文獻之後，秦漢之際存在一個足以與黃帝學派分庭抗禮的扁鵲學派的觀點呼之欲出。④ 而扁鵲醫學的特徵是什麼，是否有流傳的文本，與黃帝醫籍之間的關係如何，以及太史公所言"今天下言脈者，由扁鵲也"如何解讀，這一系列的問題不厘清，我們還不能說認識了扁鵲學派，甚至不能說歷史上曾經存在一個扁鵲學派。

黃龍祥先生對扁鵲研究的關注由來已久，在二十餘年前就有此想法，想尋找合適的方法與視角研究經脈學說與扁鵲醫學之間的關係，以補全針灸學術史研究的缺環。⑤ 按照一般的研究思路，對於這樣久遠的，蛛絲馬跡都已掩蓋在歷史塵網中的論題，最可靠也最省力的方法就是等待出土材料。黃先生似乎也在等待出土文獻，但是他不是消極地等

---

① 代表著作有：〔日〕山田慶兒著，廖育群、李建民編譯：《中國古代醫學的形成》，臺北：東大圖書公司 2003 年版；李建民：《發現古脈：中國古典醫學與數術身體觀》，北京：社會科學文獻出版社 2007 年版；廖育群：《重構秦漢醫學圖像》，上海：上海交通大學出版社 2012 年版等。

② 廖育群：《重構秦漢醫學圖像》，第 128—133 頁。

③ 李伯聰：《扁鵲和扁鵲學派研究》，西安：陝西科學技術出版社 1990 年版。

④ 學界對成都老官山出土材料與扁鵲醫派的關係尚無明確界定，但大眾傳媒的報導有一定渲染色彩，客觀上提升了扁鵲學派的關注熱度。代表報導如：李曉東、危兆蓋（記者）、魯磊（通訊員）：《出土"醫書"或為扁鵲失傳經典》，《光明日報》2013 年 12 月 18 日第 4 版；滕楊：《老官山醫簡價值超過馬王堆醫書》，《中國中醫藥報》2013 年 12 月 23 日第 3 版；王嘉：《疑似扁鵲學派失傳經典現身成都"老官山"漢墓》，《成都日報》2013 年 12 月 17 日第 4 版；劉澄中：《老官山醫書確屬"扁鵲學派"》，《中國中醫藥報》2014 年 1 月 20 日第 3 版。

⑤ 黃龍祥：《經脈理論還原與重構大綱》，第 379—380 頁。

待，而是一直在做準備。按照《中國針灸學術史大綱》中的觀點“出土史料的價值在多大程度上被人們所認識，取決於傳世文獻的信息已在多大程度上被人們所把握”，① 坐等出土文獻以寄希望於一個“重大發現”就能把學術問題一蹴而就解決的想法是不現實的。在這樣的研究立場下，黃先生沒有等待成都漢墓扁鵲醫籍的公開，就率先發表了他對扁鵲醫學的研究成果，亦即本書的第 3 章《扁鵲醫學與脈之離合》與第 17 章《扁鵲醫籍辨佚與拼接》。黃先生堅信：“撰寫此篇（第 17 章）的意義與價值不僅不會因成都出土‘扁鵲醫書’的公開而降低，反而會因此而提升”，“一方面可為日後的出土文獻學術研究提供‘基點’或‘支點’，同時也為多年來探索出的文獻辨識與輯復方法贏得一次難得的、最有說服力的殘酷檢驗”。②

黃龍祥先生索隱鈎沉，得到了一個驚人的結論：扁鵲醫學的主體部分被傳世醫書所傳承，所謂“書佚而學未斷，術未亡”，這似乎是一個令學術界欣慰的結論。然而，進一步的結論是：血脈理論、經脈理論、診法、刺法等針灸學的核心要素都根源於扁鵲醫學，③ 這又似乎冒犯了主流中醫界對《黃帝內經》地位的尊崇。事實如何，要等待時間與更多的證據，但黃先生以傳世文獻研究為基石對待出土材料的研究取向無疑是可貴的。

## 五　學術史研究的本分與意義

在學術評價日益指標化、功利化的當今，做基礎理論與學術史研究顯然是有些不合時宜的，而且有很大的風險，外在風險在於研究週期長，難度大，出成果難，很難堅守到云開月明的那一天，內在風險在於研究本身，你永遠不可能掌握所有的材料，所以也永遠不可能得到終極結論，對於學者而言是痛苦的。然而，理論與學術史研究自有其魅力，有點像老吏斷案，在艱難尋求線索的同時也享受到了探索的樂趣，甚至有一絲興奮。

① 黃龍祥：《中國針灸學術史大綱》，第 9 頁。
② 黃龍祥：《經脈理論還原與重構大綱》，第 379—380 頁。
③ 黃龍祥：《經脈理論還原與重構大綱》，第 86 頁。

當然，更重要的是緣於學者的本分，學者天然是未知的探索者與知識的創
造者，而不是指標追逐者。黃龍祥先生喜歡運動，喜歡挑戰極限，這正是
學者最可寶貴的品質之一，是追求學術高度的熱情所在。從 30 年前的
《黃帝明堂經輯校》，到 15 年前的《中國針灸學術史大綱》，到今天的
《經脈理論還原與重構大綱》，每一部著作都是黃先生對自我的挑戰。真
正的研究，其價值自然能夠獲得最廣泛的認同。如今，《經脈理論還原與
重構大綱》付梓不足 3 個月即已脫銷，一時洛陽紙貴。

　　除了學者自身的對未知世界的探索興趣，追求 "學問就是學問"，①
學術史研究對於學術本身的意義如何？

　　其一，呈現真實，指點迷津。對於針灸學而言，多數臨床醫生關注的
是純粹的技術，所以希望看到臨床技術方面的研究成果，而針灸的臨床技
術在哪裡？在一向重視經典教學的語境下，多數人覺得熟讀經典就可以天
縱神明般地學到古人的思想或者技藝了，這一想法固然可以理解，但不免
有些天真。讀經典絕非單純地背書，而是帶著研究與批評的立場去看待經
典，梳理經典文本的語境與文本形成脈絡，分析古人的描述中的經驗事實
與主觀解釋，這一過程並不容易。古人的敘述中往往事實與解釋之間混雜
不清，並非古人有意為之，而是古人本身的知識結構與認識觀念致然。舉
例而言，黃龍祥先生分析了足太陽脈循行中多出一段與腦相關的循行描
述，認為 "足太陽有通項入於腦者，正屬目本，名曰眼系，頭目苦痛取
之，在項中兩筋間，入腦乃別（《靈樞・寒熱病》）"，以及《靈樞・大惑
論》中對目系的詳細描述是緣於古人的解剖發現，這一解剖發現是在經
驗事實 "引目痛……壓兩目內脈而上循之至項（張家山漢簡《引書》）"
的啟發與引導下發生的，② 古人將這一發現的 "事實" 整合到足太陽脈的
循行之中，作為對診療經驗的解釋："膀胱足太陽之脈．……其直者，從
巔入絡腦，還出別下項（《靈樞・經脈》）"。實際上，"目系" 這一解剖
事實與臨床之間的關係如何，仍然值得考量，但這一方法畢竟是古人認識
身體以及生理病理的一條途徑。當解剖的發現整合入經脈描述之後，這一

---

　　①　山田慶兒先生語，見廖育群《我所認識的山田慶兒先生》，《國際漢學》2000
年第 2 期，第 53 頁。

　　②　黃龍祥：《經脈理論還原與重構大綱》，第 165—167 頁。

事實就被掩蓋於經脈之樹／連環的理論解釋之中了。作為診療規律的解釋，經脈循行的描述是古人在觀察與思考的基礎上結合其認識觀念而創造的，黃龍祥先生總結為內外因素，即屍體解剖、表面解剖、標本診法內驅力、陰陽法則的無形之力等四個因素，合力推動經脈學說從發生而漸趨規範的。① 其中既有實實在在的觀察，也有古人根據自身觀念的設計。

所以，對於"經脈"這一虛實交織，既有解剖認識，又有觀念想象的理論形態，若是缺乏學術史的考察，恐怕是永遠難以識得其真面目的。陳垣先生有句名言："考尋史源，有二句金言：毋信人之言，人實誆汝。"援引到中醫學文獻閱讀中同樣如此，古人所言不能盡信，有時候古人也會誆汝，誆汝的是解釋，真正的事實卻需要你去分析披揀。

其二，放下固見，發現新知。學術史的立場是進入古人之心，將今人與古人置於一個歷史的變動環境中考察，當下的理論與新知當然亦在史家的視野之中。針灸學的新知在不斷地湧現，今人對人體不同部位之間關聯的不斷發現與重新解釋，對肌筋膜解剖與功能的認識，在針刺鎮痛領域探求的成果等，都是史家關注的內容。現代針灸臨床也在努力擺脫傳統經脈學說這一一元化的解釋系統並不斷開拓，當然這一過程尚十分艱難，原因是遇到了部分傳統經脈實體論堅持者的反對甚至責斥。立場先行在學術與技術領域的負面作用很大，消除這一負面作用的唯一方法就是要借助學術史的研究。經脈理論不是一個靜態的理論，其形成過程經歷了不同時期不同學派不同力量的衝突與整合，其內涵亦在不斷地豐富與變化，直到今天，我們還不能對經脈理論的完整形態作出全面的表述。不過，將經脈理論靜態地理解為《靈樞・經脈》篇中數百字的描述，並寫入教科書作為唯一的經脈理論是不可取的。

學術史的研究將理論置於古今交流與不斷更新的空間中，可以促使臨床醫生與實驗研究者放下固有之見，以開放的心態理解與詮釋經脈理論，並可能找到一條認識人體的全新視角。

黃龍祥先生在《中國針灸學術史大綱》的後記中曾經記錄過自己的

---

① 黃龍祥：《經脈理論還原與重構大綱》，第 165—176 頁。

一次歷險，在《經脈理論還原與重構大綱》的後記中舊事重提，而且反復申述針灸理論與史學研究本身就是前途難卜的歷險。此語誠是。經脈理論是古人饋贈給今人的禮物，但接受這一禮物卻需要我們極大的智慧。經脈理論的背後不僅僅是，甚至基本上不是具體的針灸技術，而是古人思考與認識人體的方式；經脈理論的還原與重構的目的也不是重繪那些或實或虛的循行之圖，而是借此看到那些隱藏於經脈構建過程之後的思維路徑，並借助現代多學科的研究成果，對這一路徑或遵循或打破，試圖去探索不同于古人所描繪亦不同於今人所看到的新的生命圖景。在這一思路下，對古典經脈理論的還原與重構才剛剛開始，或許需要不斷地去解構與重構，才會漸漸接近針灸學術的本原。

史學研究本身就是一次遠足，未知與歷險原是題中之義。

[張樹劍，南京中醫藥大學副教授]

# CONTENTS & ABSTRACTS

**Abstract**　This article considers the method of studying Chinese medicinal history using recently excavated artifacts from the Han tomb in Lao Guan Shan. As an example, an unearthed figurine is marked with engraved text that indicates acupuncture points, and this model gives clues for the energy zones that were being imagined for the human body. The suspicion of the text's pseudo historicity is not valid. What are the forms of relying on ancient teaching that include learning from Bian Que? This article maintains that the school of Bian Que suffered gradual decline during the later period of West Han, but since the days of East Han, the number of texts about Bian Que has increased dramatically. The first step in revising the history of Bian Que's medical culture is to understand the transformation and periodization of early Chinese Medicinal history.

036　**The Significance of Bamboo and Silk Documents for Understanding the Chinese Meridian System**

Jingsheng Zhao

**Abstract**　This article summarizes and discusses the significance of unearthed Bamboo and Silk medicine books, which contain the specific texts that shed light on the understanding and theory of the Chinese meridian system. The research focus on the concept of "Meridian", its directional movement, and the sixth pedal meridian to accomplish the following goals. 1. To explain the formation, definition, and transformation of the meridian system, its close relationship with diagnosis, and the resulting accumulative experience in the "piercing" method. 2. To attribute directional movement of the meridian to changes in conceptual knowledge. In the development of theories on the meridian system, two types of narratives, one about arrow – shaped and the other circular movements, emerged. They embody differences in theoretical outlooks and they influence the relationship between Shu acupoint and the meridian system. 3. Among the 12 Meridians system, the sixth pedal meridian seems to have matured first and was put into practice widely with implications for determining the Six Meridians. The main body of acupuncture theories and concepts is a product of long historical development. Bamboo and Silk medical books offer a broad temporal perspective and provide valuable information for understanding and explicating acupuncture theory. They are a great asset for long – term research in this area.

051　**Research on Early Meridian Theory Based on Recently Unearthed Material**

Zheng Zhao

**Abstract**　There seems to be no direct textual relationship between *Zubi Shiyimai Jiu Jing* (《足臂十一脈灸經》) and *Yinyang Shiyimai Jiujing* (《陰陽十一脈灸經》), which belong to different schools. The investigation of unearthed documents indeed reveals several different types of schools of theory on the meridian system at that time, which means the overall picture is very complex. Specifically, there are not only different theories of the meridian system, but also different schools of the same theory. The meridian system in the early days displays great pluralism, and was, in essence, a product of coexistence of separate different theories and schools and their mutual influence in the form of overlapping network relations.

## 075 An Investigation of Basic Medical Theory in Qin and Han Dynasties

Choyong Jun

**Abstract** The main objective of this article is to discuss basic medical theory and their characteristics through the long – standing literary tradition and unofficial written documents in the Qin and Han dynasties. In the Qin and Han dynasties, medical writing already acquired specialized and professional property, but it had not completely detached itself from the notions of shamanism. In other words, the shamanistic treatment of diseases was one of the most important line of reasoning, because specialized knowledge of medical treatment at the time always interlaced with methods that incorporate superstitious and mediumistic beliefs. (Due to the restriction of length, I will examine the shamanistic medical activities in the Qin and Han dynasties in another article). Even so, during the time of Qin and Han, the theoretical basis of Chinese medicine began to solidify with the development of five basic medical theories, which are the meridian theory, the theory of organs, the study of herbal medicine, acupuncture therapy, the theory of health preservation, and so on. Their present enabled the rapid advancement of Chinese medicine. Therefore, my article is centered on these five basic medical theories of Chinese medicine and it discusses and analyzes their contribution to the theoretical foundation of Chinese medicine.

111　**Essay on the Meridian of Shouxinzhu**（手心主脈）**and the Evolution of Early Meridian Theory**

Weihang Zhang

**Abstract**　Centered on the Shouxinzhu Meridian, this article analyzes recently unearthed medicinal documents, human physiological meridian models and the transformation of meridian theories in the historical documents. In the early development of meridian theory, diverse views coexisted at a time when the basics of Chinese medicine were in a state of openness. Through this process, it is possible to stress the influence of natural philosophy on medical knowledge and the important role of social thinking on the study of medicine.

122　**Synthesized Analysis Based on Recently Unearthed Texts**

Ming Chen

**Abstract**　The Western Region of China ( roughly corresponding to today's Xinjiang Uyghur Autonomous Region) was the primary passageway of the Eurasian Silk Road and a direct place of exchange between Eastern and Western cultures both material – and intellectual – wise. During the Chinese Middles Ages ( from Wei, Jin, Six Dynasties to Tang and Song Dynasties) . The transmission of medical knowledge was a major component of international cultural exchange. The contact of diverse and variegated foreign cultures often accompanied diplomatic missions, economic trade, religious proselytizing, ethnic migration, military activities, and folk art performances. The medical knowledge from different systems also steadily made it way into important towns along the Silk Road, improving the health of and curing diseases for people of different skin color and ethnicity. Continuously transmitted extant sources do not offer rich descriptions of medical exchange between the Western Region and the Chinese heartland. Fortunately, newly unearthed documents from Turpan, Khotan, Kucha in the last hundred years and so provide direct evidence for understanding the state of medicine in the Western Region during the Middle Ages. When we trace the outlines behind the fragments and broken parts of written material, we maybe be able to stitch together a picture that shows different medicine knowledges being infused together. This article will examine unearthed texts from Turpan, Khotan, Kucha, and place it in the original historical context for synthesized analysis in order to demonstrate the pluralism of medical culture in the Western Region in the Chinese Middle Ages.

## 142   Gender and Taoist Medicine Consumption: Female Figures between Han and Tang Dynasties

Yuan Zhang

**Abstract**   The historian Zhao Yi of Qing dynasty raised questions about the relationship between medicine consumption and gender, but his findings are inconclusive. This article examines different types of medicine consumption among females between Han and Tang dynasties, and the influence of the custom of medicine consumption on women. It argues that in terms of medicine consumption as a theoretical concept, there was no disparity in anticipated results based on biological differences, because according to Taoist philosophy, the effectiveness of medicine does not depend on the person who consumes it. As a result, we can conclude that during the period between Tang and Han when medicine consumption was popular, the notion of gender was still in a vague and undifferentiated stage.

## 156   Examples of Identifying Fetus Gender Recording to Ancient Texts

Yuan Ding    Ruqing Zhang

**Abstract**   There is a long history of identifying the gender of the fetus in China. The various methods include divination, time calculation, position evaluation, pulse diagnosis, etc. Most of them are based on Yin Yang theory of "Yang to male and Yin to female", which comes from ancient times. The development of various gender detecting methods is the result of the strong preference for boys in a male – dominated society.

168　**Brief Commentary on the Relationship between *Book of Poetry* and the Names of the Chinese Herbs**

Ke Li

**Abstract**　The names of things in *Book of Poetry* and the names of the Chinese Herbs overlap with each other in terms of their contents. Their academic traditions of are different, but through philology and knowledge of natural phenomena, the study of the Names of the Chinese Herbs seem to use and quote the study of the names of things in the *Book of Poetry*. These usages and quotations in turn influenced the study of the names of things in *Book of Poetry*. Categorical books collect studies of the names of things in both the *Book of Poetry* and the Herbals together and exert influence on the exchange and fusion of these two works. The growing influence of Confucianism on the study of medical herbs itself caused the rejection of mysterious descriptions of the herbs that derive from the religion of Taosim and increase the research into the the names of things in the *Book of Poetry*, which even exceed the research on the names of things in the *Book of Poetry*. Under such circumstances, Confucian scholars such as Zheng Qiao realized the significance of studies on the names of Herbals and used them in the study of the names of things in the *Book of Poetry*. Later in the Song, Yuan, Ming and Qing dynasties, studies on the names of things in the *Book of Poetry* that used studies on the names of herbs were many, which made the study on the names of things in the *Book of Poetry* more detailed. At the same time, the studies on the names of things in the *Book of Poetry* deviated further away from its original purpose, and studies on the names of things even become completely irrelevant for the meanings of the poetry.

**Textual Analysis**

213　**Investigation of the Fragments of Manuscript Copy *Treatise on Febrile Diseases* from Khara – Khoto**

Shunong Shen

CONTENTS & ABSTRACTS

**Book Reviews**

315　**A Challenging Academic Inquiry：**

**A Review of** *Discovery and Re – creation of Meridian Theory* **by Longxiang Huang**

Shujian Zhang